ArtroRM do Ombro
&
Correlação Artroscópica

ArtroRM do Ombro
&
Correlação Artroscópica

Patrícia Martins e Souza
Membro Titular do Colégio Brasileiro de Radiologia (CBR)
Mestrado em Radiologia pela Universidade Federal do Rio de Janeiro (UFRJ)
Médica-Radiologista da Rede Labs D'Or, RJ
Médica-Radiologista do Instituto Nacional de Traumatologia e Ortopedia (INTO), RJ

REVINTER

ArtroRM do Ombro & Correlação Artroscópica
Copyright © 2009 by Livraria e Editora Revinter Ltda.

ISBN 978-85-372-0223-4

Todos os direitos reservados.
É expressamente proibida a reprodução
deste livro, no seu todo ou em parte,
por quaisquer meios, sem o consentimento
por escrito da Editora.

Contato com a autora:
patartrorm1@hotmail.com

A precisão das indicações, as reações adversas e as relações de dosagem para as drogas citadas nesta obra podem sofrer alterações.
Solicitamos que o leitor reveja a farmacologia dos medicamentos aqui mencionados.
A responsabilidade civil e criminal, perante terceiros e perante a Editora Revinter, sobre o conteúdo total desta obra, incluindo as ilustrações e autorizações/créditos correspondentes, é do(s) autor(es) da mesma.

Livraria e Editora REVINTER Ltda.
Rua do Matoso, 170 – Tijuca
20270-135 – Rio de Janeiro – RJ
Tel.: (21) 2563-9700 – Fax: (21) 2563-9701
livraria@revinter.com.br – www.revinter.com.br

Dedicatória

Dedico este livro à minha família,

cujo amor e apoio incondicionais são a base da minha vida.

Aos meus filhos Deborah e Matheus,

Ao meu marido Rodson,

À minha irmã Christiane,

Aos meus pais Adilson e Tereza (in memoriam) e

À Anadéia.

Agradecimentos

Ao Paulo Manuel de Barros Bernardes, pela amizade e confiança, e por servir de inspiração não só para mim, mas para todos os radiologistas que têm a oportunidade de conviver com a sua genialidade.

Ao Ricardo Andrade Pinheiro ('Tché'), que, além de exemplo e mestre para todos os radiologistas da Rede Lab's D'Or, nos presenteou com carinhosa "participação afetiva".

Ao André Moll, que, desde o início, acreditou neste projeto e deu todo o apoio necessário.

À Suzana de Aquino Cavallieri, cuja generosidade e apoio foram decisivos para o meu desenvolvimento pessoal e profissional.

Ao Felipe D'Almeida, pelo "apoio digital" e pela oportunidade de conhecer Ana Paula Sampaio, nossa querida professora de projetos gráficos, cujos ensinamentos foram fundamentais.

Ao Antônio Eiras, cuja experiência editorial foi decisiva para o bom andamento deste projeto.

À equipe da ressonância magnética da unidade Lab's Ipanema, sem a qual não teria sido possível a obtenção das imagens de excelente qualidade técnica utilizadas neste livro: Adriano Luiz A. França, Carlos dos Santos Garcia, Diego de Araújo, Fábio B. Diniz, Leandro Barbosa da Cunha, Maria Lúcia Oliveira, Rogério Natalino de Souza e Núbia Siqueira. Da mesma forma, gostaria, também, de agradecer a todos os demais funcionários desta unidade, sempre com boa vontade e prontos a me auxiliar no que fosse preciso.

Ao Jacob Szejnfeld (Clínica C.U.R.A. – São Paulo, SP) e à Sônia Vilela Mitraud, pela generosa acolhida.

Ao professor Carlos Giesta, sempre solícito e gentil, pelo carinhoso e inestimável auxílio.

Aos amigos Anna Patrícia Riello, Elisa Araújo Apa, Karen Amaral do Vabo e Marcelo Pereira Chaves, pelo apoio e pelas palavras de incentivo, e Jaime A. Oliveira Neto, pela contribuição com diversos casos.

Nenhum agradecimento estaria completo sem a presença de Paulo Miguel Hemais, pioneiro da radiologia musculoesquelética no Rio de Janeiro, mestre e exemplo de vida para todos nós, com quem tenho o privilégio de conviver no Instituto Nacional de Traumatologia e Ortopedia (INTO).

Patrícia Martins e Souza

Apresentação

Foi com orgulho que recebi o convite para apresentar o livro feito pela minha amiga e colega Patrícia, que oferece aos profissionais interessados em entender esta articulação – tão complexa e que tanta importância exerce no cotidiano – um texto claro e com imagens que mostram o respeito com que devem ser tratadas.

A obra é concisa e mostra a dedicação da autora, que conseguiu condensar os aspectos principais em uma obra abrangente e, ao mesmo tempo, despojada, que caracteriza quem se dedica e conhece o assunto.

Acho que todos nós, interessados no tema, teremos algo a aprender com ela.

Li o trabalho e recomendo.

"Ninguém vai ao mar sem conhecer a carta náutica."

Ricardo Andrade Pinheiro
Médico-Radiologista da Rede Lab's D'Or

Prefácio

A Ortopedia incorporou, nos últimos anos, avanços tecnológicos como poucas especialidades médicas, experimentando transformações que necessitam de profunda investigação. Inúmeros exames subsidiários de última geração passaram a ser utilizados para o esclarecimento diagnóstico e a obtenção de demonstrações objetivas que permitam maior precisão nas decisões terapêuticas, justificando, desta forma, a realização de procedimentos médicos específicos.

Cabe ressaltar que todos os avanços da ciência aplicados à medicina necessitam de comprovação científica, hoje obtida por meio de metodologia científica extremamente sofisticada. Uma vez que isto tenha sido obtido, é essencial o esforço e a dedicação de profissionais em divulgar o conhecimento.

A investigação das doenças que acometem a articulação do ombro, apesar de ser rica em manobras clínicas para sua avaliação, necessita, por conta de sua complexidade, da utilização de exames complementares, sendo o mais útil a ressonância magnética.

A determinação da Dra. Patrícia Martins e Souza e de seus colaboradores em divulgar seu conhecimento e experiência permitiu o preparo dos capítulos deste livro, que propiciará ao leitor aprofundar seus conhecimentos, possibilitando melhor utilização das imagens de ressonância magnética em suas decisões terapêuticas e planejamento do ato cirúrgico.

Os capítulos foram organizados de maneira uniforme, abordando desde os conceitos básicos de anatomia, da doença e das imagens de ressonância magnética, abrangendo as doenças mais freqüentes que acometem a articulação do ombro. Utilizando inúmeras ilustrações, imagens de ressonância e artrorressonância magnética e procedimentos cirúrgicos que utilizam técnica artroscópica, proporcionam ao leitor fácil compreensão e assimilação do que está sendo abordado.

A valiosa ajuda dos colaboradores, cirurgiões especializados em cirurgia do ombro, permitiu à autora direcionar a publicação para, de forma sistematizada, divulgar conhecimento que permitirá o aperfeiçoamento técnico e científico dos leitores.

Esta é uma obra que, temos certeza, será de imensa importância em nosso mundo, pela qualidade de seu conteúdo e pelo formato de sua apresentação, além de ser iniciativa única em nosso meio.

É com este grau de consciência, competência profissional e dedicação à divulgação científica, facilitando o aprendizado e aperfeiçoamento de um grande número de colegas, que nós, médicos, poderemos acabar com a máxima de que o paciente é o grande esquecido da Medicina e que os médicos estão envolvidos por demais pelos avanços tecnológicos, preocupando-se em demasia com as doenças e esquecendo o ser humano.

Geraldo Motta Filho
Diretor-Geral do Instituto Nacional de Traumatologia e Ortopedia (INTO), RJ
Mestrado em Medicina pela Universidade Federal de São Paulo

Colaboradores

BRUNO LOBO BRANDÃO
Membro Titular da Sociedade de Ortopedia e Traumatologia
Membro Titular da Sociedade Brasileira de Cirurgia do Ombro e Cotovelo
Mestrado em Ortopedia pela Universidade Federal do Rio de Janeiro
Médico do Grupo de Cirurgia do Ombro do Instituto Nacional de Traumatologia e Ortopedia (INTO), RJ

MARCELO COSTA DE OLIVEIRA CAMPOS
Membro Titular da Sociedade de Ortopedia e Traumatologia
Membro Titular da Sociedade Brasileira de Cirurgia do Ombro e Cotovelo
Coordenador do Ambulatório de Cirurgia do Ombro e Cotovelo do
Hospital Universitário Pedro Ernesto da Universidade Estadual do Rio de janeiro
Diretor da Sociedade Brasileira de Ortopedia e Traumatologia (2005-2010)
Presidente da Sociedade Brasileira de Cirurgia do Ombro e Cotovelo – Regional Sudeste (2008 e 2009)

PAULO MANUEL DE BARROS BERNARDES
Membro Titular do Colégio Brasileiro de Radiologia
Médico-Radiologista da Rede Labs D'Or, RJ

Abreviaturas

aac	=	articulação acromioclavicular
accl	=	articulação coracoclavicular
acr	=	acrômio
aec	=	articulação esternoclavicular
agu	=	articulação glenoumeral
ANT	=	anterior
BSAD	=	bursa subacromial-subdeltóidea
CB	=	coracobraquial
CCB	=	cabeça curta do bíceps
CLB	=	complexo labral-bicipital
CLGUI	=	complexo ligamentar glenoumeral inferior
CLLI	=	complexo labral-ligamentar inferior
clv	=	clavícula
DP	=	densidade protônica
E	=	escápula
EE	=	espinha da escápula
est	=	esterno
FIE	=	fossa infra-espinhal
FSE	=	fossa supra-espinhal
gl	=	glenóide
IE	=	infra-espinhoso
IR	=	intervalo rotador
LACI	=	ligamento acromioclavicular inferior
LACS	=	ligamento acromioclavicular superior
LCA	=	ligamento coracoacromial
LCC	=	ligamento coracoclavicular
LCU	=	ligamento coracoumeral
LEIT	=	ligamento escapular inferior transverso
LEST	=	ligamento escapular superior transverso
LGUI	=	ligamento glenoumeral inferior
LGUM	=	ligamento glenoumeral médio
LGUS	=	ligamento glenoumeral superior
LUT	=	ligamento umeral transverso
PC	=	processo coracóide
POST	=	posterior
RM	=	ressonância magnética
RMa	=	redondo maior
RMe	=	redondo menor
RX	=	raios X
SE	=	supra-espinhoso
SG	=	supressão de gordura
SUB	=	subescapular
T	=	tuberosidade maior
t	=	tuberosidade menor
TC	=	tomografia computadorizada
TCCB	=	tendão da cabeça curta do bíceps
TCLB	=	tendão da cabeça longa do bíceps
TIE	=	tendão do infra-espinhoso
TRIC	=	tríceps
TRMa	=	tendão do redondo maior
TRMe	=	tendão do redondo menor
TSE	=	tendão do supra-espinhoso
TSUB	=	tendão do subescapular
U	=	úmero
US	=	ultra-sonografia

Sumário

Capítulo 1

Artrografia por Ressonância Magnética 1
Considerações gerais 1
Considerações técnicas 2
    Ponderações mais utilizadas na artroRM 2
    Administração intra-articular do meio de contraste 4
    Posicionamento do paciente e marcação dos
        planos das imagens 5
    Marcação do plano axial 7
    Marcação do plano coronal oblíquo 8
    Marcação do plano sagital oblíquo 9
    Marcação do plano ABER 10
    Papel das ponderações adicionais na artroRM 13
Leituras Sugeridas 14

Capítulo 2

Artroscopia do Ombro 15
Considerações gerais 15
Considerações técnicas 15
    Posicionamento do paciente 15
    Portais 17
Leituras Sugeridas 26

Capítulo 3

Anatomia Óssea 27
Cintura escapular 27
    Clavícula 27
    Porção proximal do úmero 28
    Escápula 31
Articulações do ombro 43
Leituras sugeridas 46

Capítulo 4

Anatomia Músculo-Tendínea 47
Tendão da cabeça longa do bíceps 47
Manguito rotador 54
    Conceito do *footprint* 62
Leituras sugeridas 64

Capítulo 5

Anatomia Capsular e Ligamentar 65
Cápsula articular 65
Ligamentos glenoumerais 66
    Ligamento glenoumeral superior 68
    Ligamento glenoumeral médio 70
    Ligamento glenoumeral inferior 74

Ligamentos superficiais 78
    Ligamento acromioclavicular superior e inferior 79
    Ligamento coracoumeral 79
    Ligamento coracoacromial 80
    Ligamento coracoclavicular 80
    Ligamento umeral transverso 81
    Ligamento escapular superior transverso (LEST) 81
    Ligamento escapular inferior transverso (LEIT) 81
Leituras sugeridas 81

Capítulo 6

Anatomia Labral 83
Morfologia labral 83
Topografia labral 85
Complexo labral-bicipital 86
    Recesso ou sulco sublabral 89
    Forame sublabral 91
Complexo labral-ligamentar inferior 95
Leituras sugeridas 96

Capítulo 7

Anatomia das Bursas e dos Recessos Articulares . 97
Principais bursas e recessos articulares do ombro 97
Aberturas normais na cápsula articular 101
Leituras sugeridas 104

Capítulo 8

Definições Anatômicas Relevantes 105
Espaço subacromial 105
Intervalo coracoumeral 106
Arco coracoacromial 106
Intervalo dos rotadores 107
Polia do tendão da cabeça longa do bíceps 110
Espaços quadrilátero e triangular 112
Leituras sugeridas 113

Capítulo 9

Anatomia Seccional Normal do Ombro na ArtroRM . 115
Anatomia óssea e músculo-tendínea
    Plano axial 116
    Plano coronal oblíquo 118
    Plano sagital oblíquo 120
    Plano ABER 122
Anatomia labral-ligamentar
    Plano axial 124
    Plano coronal oblíquo 126
    Plano sagital oblíquo 128
    Plano ABER 130

Capítulo 10

Lesões do Manguito Rotador 133

RUPTURAS PARCIAIS DO MANGUITO ROTADOR   134

Tipos e classificação das rupturas parciais do
  manguito rotador. 134
    Classificação com relação à topografia da ruptura . . 134
    Classificação com relação às dimensões da ruptura . 139
    Lesão do tipo "PASTA" 144
Ruptura parcial do tendão do subescapular. 149

RUPTURA COMPLETA DO MANGUITO ROTADOR   151

Definição de ruptura completa do manguito rotador . . . 151
Tipos e classificação das rupturas completas do
  manguito rotador. 153
    Rupturas completas do manguito rotador
      sem retração 153
    Rupturas completas do manguito rotador
      com retração 156
    Classificação das rupturas completas com
      relação às dimensões 161
    Classificação das rupturas completas com
      relação à forma 162
Atrofia muscular do manguito rotador. 169
Sinais indiretos de ruptura do manguito rotador 172
Considerações sobre o manguito rotador operado. 174
Leituras sugeridas. 176

Capítulo 11

**Lesão da Polia e Instabilidade do Tendão da
Cabeça Longa do Bíceps**. 177
Estabilizadores do tendão da cabeça longa do bíceps . . 177
Instabilidade do tendão da cabeça longa do bíceps. . . . 179
    Lesões associadas à instabilidade do TCLB. 182
Outras alterações do TCLB 189
    Tendinose. 189

Lesões longitudinais 190
Lesão completa do TCLB. 192
Leituras sugeridas. 193

Capítulo 12

Lesão Labral 195
Considerações gerais 195
Lesão labral e instabilidade glenoumeral. 197
    Lesão de Hill-Sachs. 197

LESÃO DE BANKART   203

Lesão de Bankart óssea. 207
    Avaliação da perda óssea 209
Variantes da lesão de Bankart 210

LESÃO DO *LABRUM* SUPERIOR E LESÃO SLAP   219

Lesão labral tripla. 232
Lesão labral e ruptura do manguito rotador 232
Cistos paralabrais 235
Corpos livres intra-articulares 237
Leituras sugeridas. 239

Capítulo 13

Capsulite Adesiva. 241
Estágios evolutivos da capsulite adesiva 241
Avaliação por imagem da capsulite adesiva 242
    Achados na RM e artroRM relacionados com a
      capsulite adesiva 243
    RM × artroRM na capsulite adesiva 248
Leituras sugeridas. 252

Índice Remissivo. 255

ArtroRM do Ombro
&
Correlação Artroscópica

Artrografia por Ressonância Magnética

1

CONSIDERAÇÕES GERAIS

A artrografia por ressonância magnética (artroRM) consiste na realização de ressonância magnética (RM) após administração intra-articular de meio de contraste. A artroRM é a modalidade de escolha na investigação dos pacientes com instabilidade glenoumeral, pois é o método de imagem com maior sensibilidade e especificidade para a identificação de lesões do complexo labral-ligamentar e lesões no intervalo dos rotadores. Além disso, também melhora a acuidade diagnóstica das lesões completas e das lesões parciais da superfície articular do manguito rotador, pois a distensão articular permite a distinção das diversas estruturas capsulares e a análise da distribuição do líquido intra e extra-articular.

Apesar destes benefícios, a artroRM é um procedimento invasivo, de maior custo e potencial causa de desconforto para o paciente. Por este motivo, é comum a ocorrência de dúvidas em relação a quando indicá-lo. De maneira geral, a artroRM é direcionada para a avaliação das estruturas intra-articulares, enquanto que na RM são utilizadas seqüências para uma avaliação mais global do ombro. Existem trabalhos científicos que apontam grupos de pacientes que tendem a se beneficiar mais da artroRM, enquanto outros da RM convencional, o que pode servir como parâmetro inicial (Quadros 1-1 e 1-2).

Existem duas situações especiais – o ombro operado e a capsulite adesiva – que merecem algumas considerações, visto que não existe consenso na literatura em relação a qual o método de imagem ideal nestes casos (artroRM ou RM convencional, com ou sem administração de contraste venoso). Estes tópicos serão discutidos, com mais detalhes, nos capítulos relacionados com a lesão do manguito rotador e no capítulo específico sobre capsulite adesiva, respectivamente.

CONTEÚDO

CONSIDERAÇÕES GERAIS
CONSIDERAÇÕES TÉCNICAS
Ponderações mais utilizadas na artroRM
Administração intra-articular do meio de contraste
Posicionamento do paciente e marcação dos planos das imagens
Marcação do plano axial
Marcação do plano coronal oblíquo
Marcação do plano sagital oblíquo
Marcação do plano ABER
Papel das ponderações adicionais na artroRM
LEITURAS SUGERIDAS

Quadro 1-1 Pacientes que se beneficiam mais da artroRM

- Instabilidade glenoumeral, com luxação recidivante
- Suspeita de lesão labral-ligamentar
- Atletas (principalmente os de alta *performance* e de arremesso) – além da alta freqüência de lesões labrais, é descrita uma incidência maior de falso-negativo para ruptura completa do manguito rotador nesta população, provavelmente em virtude de as rupturas serem secundárias a microtraumas repetidos, o que leva à formação de tecido de granulação na topografia da ruptura, dificultando a sua identificação na RM
- Jovens (idade inferior a 40 anos) – rupturas labrais pequenas e lesão sutil do manguito rotador ou em localização atípica são mais freqüentes
- RM normal em pacientes com alto índice de suspeição para lesão do manguito rotador ou labral-ligamentar
- Casos duvidosos na RM em relação à tendinose x ruptura do manguito rotador, com implicação na conduta terapêutica

Quadro 1-2 Pacientes que se beneficiam mais da RM convencional

- Luxação traumática recente – a alta incidência de derrame articular nestes casos funciona como um contraste intra-articular natural, o que pode substituir a artroRM na maioria dos casos
- Osteólise pós-traumática da clavícula – as seqüências básicas da artroRM não são sensíveis ao edema da medula óssea
- Artrose acromioclavicular e glenoumeral
- Bursites e artropatias inflamatórias
- Pacientes com idade superior a 40 anos
- Suspeita de lesão completa importante do manguito rotador – nestes casos, a sensibilidade da RM é bastante alta, não havendo necessidade do emprego da artroRM
- Tenossinovite do tendão da cabeça longa do bíceps – não é possível este diagnóstico com a artroRM, em virtude da passagem normal do meio de contraste para a bainha tendínea
- Pacientes com atrofia muscular – maior probabilidade de lesão maciça do manguito rotador ou de compressão nervosa por lesões expansivas extra-articulares, onde a RM é mais sensível que a artroRM para o diagnóstico

CONSIDERAÇÕES TÉCNICAS

Ponderações mais utilizadas na artroRM

Não está entre os objetivos deste livro a análise da física da RM, porém serão discutidos de forma bastante simplificada alguns conceitos úteis para a compreensão das imagens, principalmente para aqueles não familiarizados com o método. Nas imagens geradas pelos raios X, a diferenciação de estruturas é obtida por diferenças de densidade. As densidades básicas são metal, osso, partes moles, gordura e ar, sendo o metal o extremo do branco, o ar o extremo do preto e as demais estruturas situando-se nas diversas escalas do cinza. Na RM, a formação das imagens depende da presença de prótons de água, e o contraste ocorre por diferenças no seu comportamento, que varia conforme a composição dos tecidos e os parâmetros da seqüência de pulso utilizada. A seleção dos tempos de relaxamento (TR) e tempo de eco (TE) proporciona as ponderações *T1* (TR e TE curtos), *T2* (TR e TE longos) e *densidade protônica* ou *DP* (TR longo e TE curto), e em cada ponderação os tecidos terão um comportamento de sinal diferente. A água, por exemplo, tem sinal baixo (preto) em T1 e sinal elevado (branco) na ponderação T2. São utilizados os termos *hiperintenso* para as estruturas com sinal mais elevado que o músculo e *hipointenso* para aquelas com sinal inferior ao do músculo. O cálcio e o metal têm sinal muito reduzido em todas as seqüências, e este último costuma gerar artefatos de suscetibilidade magnética.

O meio de contraste utilizado em RM no estudo do ombro é o gadolínio, que basicamente promove elevação do sinal na ponderação T1 nas estruturas onde se deposita; por este motivo, as seqüências pós-contraste são quase sempre ponderadas em T1. Na artroRM, após a injeção de contraste, a articulação fica preenchida por líquido composto por uma mistura de gadolínio e solução salina geralmente na concentração de 1:200. Dessa forma, ele apresenta sinal bastante elevado em T1 (pois esta é uma ponderação muito sensível mesmo a pequenas concentrações de gadolínio), sinal elevado em T2 (pela alta concentração de água da solução salina, que compensa a presença do gadolínio) e sinal também bem elevado em DP. Um recurso bastante utilizado é a supressão do tecido gorduroso, onde o sinal da gordura é anulado, destacando ainda mais o sinal do contraste. São as seqüências SG (supressão de gordura) ou FS (do inglês *Fat Suppression* ou *Fat Saturation*).

Existem inúmeras seqüências de pulso utilizadas para a obtenção de imagens ponderadas em T1, T2 ou DP. As mais conhecidas são as seqüências com as técnicas *spin*-eco, turbo *spin*-eco (ou *fast spin*-eco) e gradiente-eco, sendo a técnica turbo/*fast spin*-eco a mais amplamente utilizada. No Quadro 1-3 estão as principais características das ponderações mais comumente utilizadas, e a Figura 1-1 exemplifica as diversas ponderações no plano coronal.

Quadro 1-3 Características das principais ponderações utilizadas na artroRM do ombro

Ponderação	TE	TR	Líquido	Gordura	Músculo	Ca^{++}	Gd 2 mmol/L
T1	curto	curto	↓	↑	↔	↓↓↓	↑
T1 SG	curto	curto	↓	↓↓	↓	↓↓↓	↑↑
T2	longo	longo	↑	↑	↔/↓	↓↓↓	↑
T2 SG	longo	longo	↑	↓↓	↓	↓↓↓	↑↑
DP	curto	longo	↑	↑	↔	↓↓↓	↑
DP SG	curto	longo	↑	↓↓	↓	↓↓↓	↑↑

SG = supressão de gordura; DP = densidade protônica; TE = tempo de eco; TR = tempo de repetição; Ca^{++} = cálcio; Gd 2 mmol/L = solução de gadolínio na concentração de 2 mmol/L; ↑ = alto sinal; ↓ = baixo sinal; ↔ = sinal intermediário.

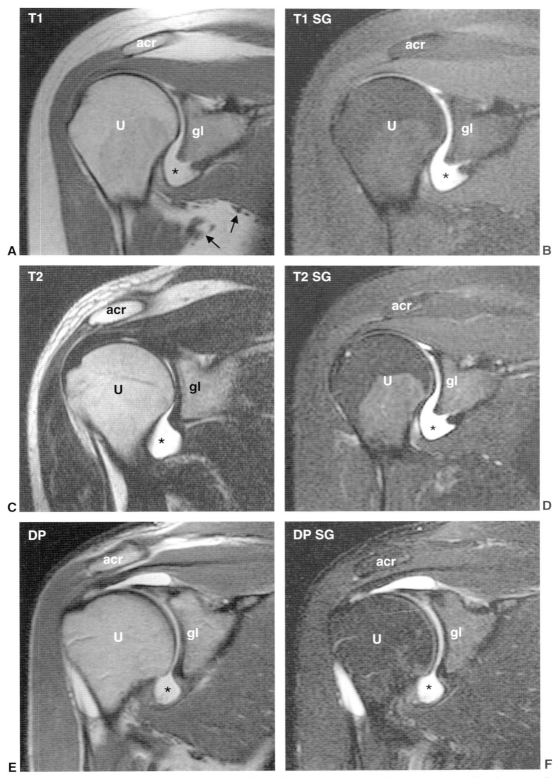

Fig. 1-1. Imagens de artroRM no plano coronal oblíquo, exemplificando as ponderações mais comumente utilizadas. Na coluna da esquerda, estão as ponderações T1, T2 e DP sem supressão de gordura e na coluna da direita estão as imagens com supressão de gordura (SG), para comparação. A gordura habitualmente apresenta sinal elevado, permitindo contraste com os músculos que têm sinal intermediário e melhor identificação da interface com as estruturas vásculo-nervosas (setas em **A**). Quando a gordura é suprimida, a medula óssea do úmero (U), acrômio (acr) e glenóide (gl), assim como a gordura subcutânea e os músculos apresentam baixo sinal, dificultando a sua diferenciação. Por outro lado, como apenas o líquido articular apresenta sinal elevado, a presença de lesões fica mais evidente. Note como a solução de gadolínio apresenta sinal alto em todas as seqüências, porém é mais intenso nas seqüências com supressão de gordura. (*) = líquido articular (solução de gadolínio).

Administração intra-articular do meio de contraste

A injeção intra-articular de gadolínio é considerada pela FDA (*Food and Drug Administration*) norte-americana uma aplicação fora de padrão. Entretanto, desde o início do seu uso, há mais de 20 anos, não foram observados efeitos colaterais nem alterações histopatológicas na sinóvia ou na cápsula articular atribuídos a sua utilização. A artrografia é considerada um método seguro, bem tolerado pelos pacientes e com baixo índice de complicações. Entre as complicações descritas na literatura estão: dor local após o procedimento, reação vasovagal, hipotensão arterial, hematoma local, reações alérgicas (desde urticária até choque anafilático, geralmente atribuídos ao uso concomitante do iodo para orientação de punção pela fluoroscopia ou tomografia computadorizada), sinovite química estéril, celulite, sepse e artrite séptica. Até o momento não há relato de morte relacionada com a artrografia. A dor local é a complicação mais comum, cujo pico ocorre cerca de 12 horas após a punção, melhorando na maioria dos casos após, no máximo, 24 a 48 horas. Hugo *et al.* avaliaram o relato de 262.000 artrografias realizadas por 84 radiologistas experientes e encontraram uma incidência de cerca de 0,03% de complicações graves como celulite, sepse, artrite séptica e anafilaxia.

A administração do contraste é feita através da introdução de uma agulha de 18 a 22 Gauge (G) em condições estéreis, após anestesia local e também no interior da articulação com lidocaína a 1 ou 2% para minimizar a dor durante e após o procedimento. A introdução da agulha, dependendo da preferência, disponibilidade e experiência de cada serviço, pode ser por via anterior ou posterior, tradicionalmente guiada por fluoroscopia, mas podendo também ser utilizadas a ultra-sonografia (US), tomografia computadorizada (TC), ressonância magnética (RM) ou até mesmo apenas palpação direta, cada método apresentando vantagens e desvantagens (Quadro 1-4). Nos métodos que utilizam radiação ionizante (fluoroscopia e TC), é necessário adicionar à solução salina cerca de 1 a 2 mL de contraste iodado (preferencialmente não-iônico) para confirmação do correto posicionamento da agulha, já que a solução de gadolínio não é radiopaca.

O tempo entre o término da injeção do contraste e o início da aquisição das imagens na RM não deve ser muito longo para que não ocorra grande reabsorção da solução de contraste e perda da distensão da cápsula articular, sendo aceitável uma espera de até 30 a 45 minutos para soluções de gadolínio na concentração habitual de 2 mmol/L. Alguns autores adicionam à solução de contraste 0,3 mL de epinefrina (concentração de 1:1.000) com o objetivo de diminuir a absorção da solução, no caso de haver demora entre a punção e o início da realização da RM. O ideal é que haja uma perfeita sincronia entre o setor onde é realizada a punção e o setor da RM, para que não ocorra demora excessiva, pois a epinefrina tem um risco potencial de aumentar a incidência de sinovite química, sendo, por isso, não aconselhada por diversos autores. O volume final da solução de contraste administrado varia geralmente de 12 a 20 mL, porém nos casos de instabilidade recorrente, quando a cápsula articular é complacente, este volume pode ser maior, com alguns autores preconizando até 40 mL de solução de contraste.

Quadro 1-4 — Vantagens e desvantagens da utilização da fluoroscopia (FL), ultra-sonografia (US), tomografia computadorizada (TC), ressonância magnética (RM) e palpação direta (PD) para guiar a punção articular. Na primeira linha estão as vantagens, e na segunda linha estão as desvantagens de cada método

Vantagens e desvantagens dos métodos utilizados para guiar a punção articular	
FL	☺ Método tradicional; fácil aprendizado; ↑↑↑ acurácia da punção intra-articular
	☹ Radiação ionizante; atualmente pouco disponível; necessita do uso de iodo (risco de alergia)
US	☺ Não usa radiação ionizante; amplamente disponível; não usa iodo
	☹ Operador dependente; maior curva de aprendizado; difícil ver o líquido articular
TC	☺ Razoavelmente disponível; geralmente próximo à sala da RM; fácil aprendizado
	☹ ↑↑↑ Radiação ionizante; necessita do uso de iodo (risco de alergia); ocupa sala da TC
RM	☺ Não usa radiação ionizante; não precisa da sincronia de setores diferentes; não usa iodo
	☹ Necessita de material especial; ocupa a sala da RM por tempo longo; ↑↑↑ custo
PD	☺ Não usa radiação ionizante; não usa iodo; rápido; menor custo; não ocupa outro setor
	☹ Maior chance de punção extra-articular; alguns autores não aconselham o uso do gadolínio

Posicionamento do paciente e marcação dos planos das imagens

Após a introdução intra-articular do meio de contraste, o paciente é colocado na mesa do exame em posição supina, com o braço em rotação externa ou em posição neutra (Fig. 1-2).

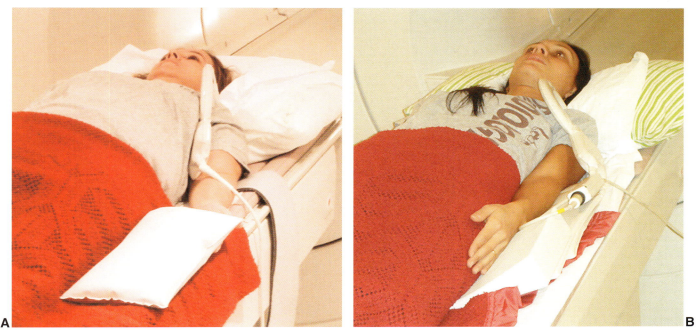

Fig. 1-2. Fotos mostrando o posicionamento do paciente na mesa de exame. (**A**) Braço em rotação externa. (**B**) Braço em posição neutra.

O exame de RM inicia-se com a obtenção de imagens localizadoras com a técnica gradiente-eco ponderada em T1 (GRE T1) – imagens de baixa resolução espacial, porém com aquisições extremamente rápidas, de cerca de 10 a 15 segundos – nos planos axial, coronal e sagital verdadeiros (Fig. 1-3).

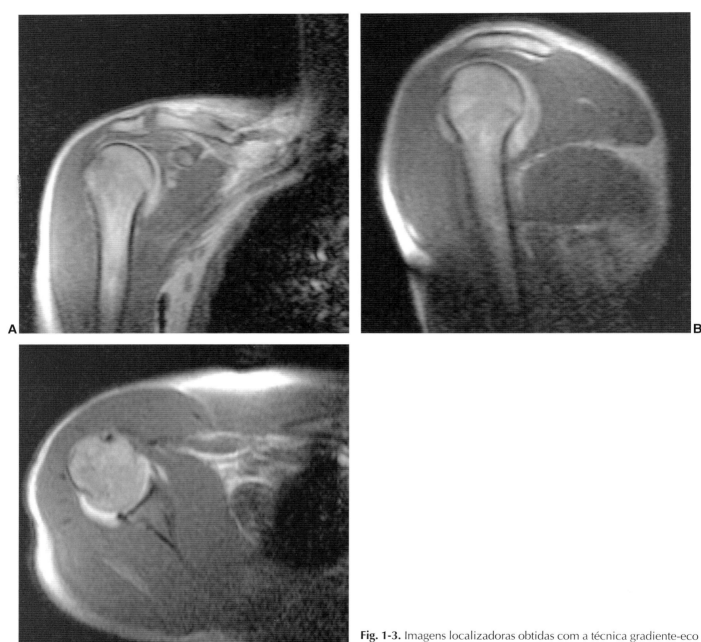

Fig. 1-3. Imagens localizadoras obtidas com a técnica gradiente-eco ponderada em T1. (**A**) Plano coronal. (**B**) Plano sagital. (**C**) Plano axial.

Marcação do plano axial

A partir das imagens localizadoras, são marcadas as seqüências do exame propriamente dito, geralmente com a técnica *turbo spin*-eco ponderada em T1 com supressão de gordura (T1 SG), nos planos axial, coronal oblíquo e sagital oblíquo, nesta ordem. O plano axial deve iniciar-se imediatamente acima da articulação acromioclavicular e estender-se até abaixo da glenóide (Figs. 1-4 e 1-5).

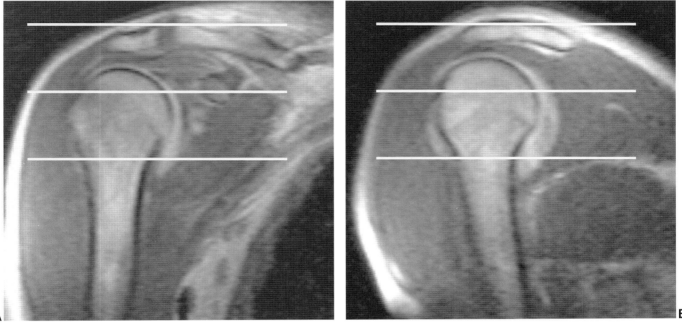

Fig. 1-4. Marcação do plano axial. (**A**) Plano coronal localizador mostrando os limites da região a ser examinada e o plano das imagens (linhas amarelas), iniciando-se logo acima da articulação acromioclavicular e estendendo-se até abaixo da glenóide. (**B**) No plano sagital localizador, são feitos apenas pequenos ajustes de centralização ântero-posterior. Os planos das imagens (linhas amarelas) são semelhantes ao observado na marcação no plano coronal.

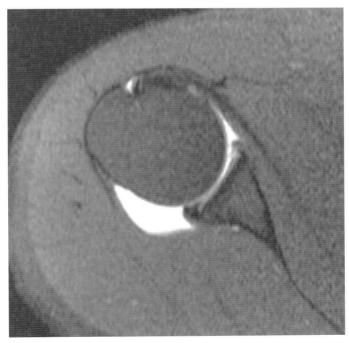

Fig. 1-5. Exemplo da imagem final no plano axial ponderada em T1 SG.

Marcação do plano coronal oblíquo

O plano coronal oblíquo utiliza como parâmetro o plano do tendão do supra-espinhoso (TSE). Dificilmente o TSE será identificado nas imagens localizadoras, por isso é recomendável esperar as imagens axiais para fazer a marcação de forma mais precisa. O plano coronal oblíquo deve englobar desde o tendão do subescapular (TSUB) anteriormente até o tendão do infra-espinhoso (TIE) posteriormente (Figs. 1-6 e 1-7).

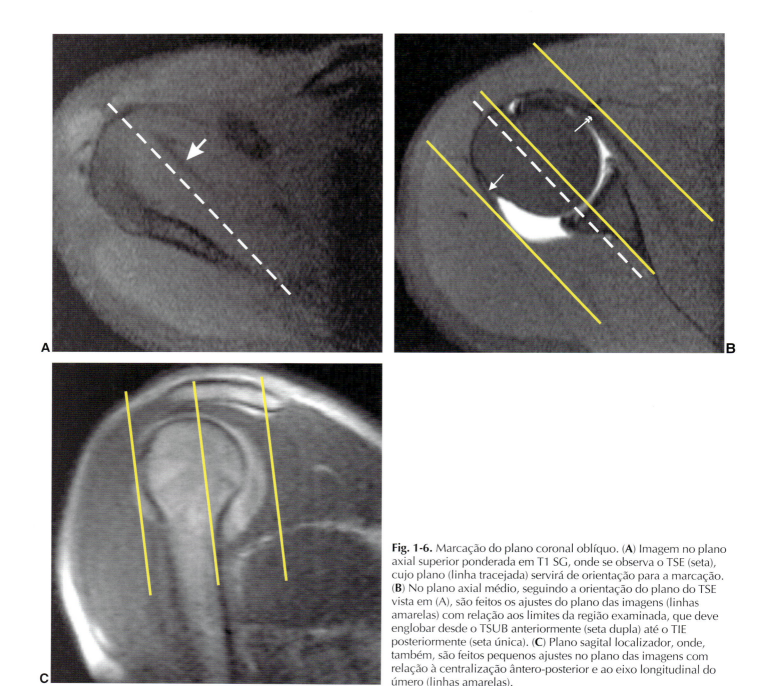

Fig. 1-6. Marcação do plano coronal oblíquo. (**A**) Imagem no plano axial superior ponderada em T1 SG, onde se observa o TSE (seta), cujo plano (linha tracejada) servirá de orientação para a marcação. (**B**) No plano axial médio, seguindo a orientação do plano do TSE vista em (A), são feitos os ajustes do plano das imagens (linhas amarelas) com relação aos limites da região examinada, que deve englobar desde o TSUB anteriormente (seta dupla) até o TIE posteriormente (seta única). (**C**) Plano sagital localizador, onde, também, são feitos pequenos ajustes no plano das imagens com relação à centralização ântero-posterior e ao eixo longitudinal do úmero (linhas amarelas).

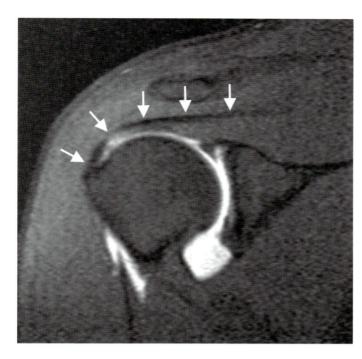

Fig. 1-7. Exemplo da imagem final no plano coronal oblíquo ponderada em T1 SG, mostrando o TSE em toda a sua extensão (setas).

Marcação do plano sagital oblíquo

O plano sagital oblíquo é perpendicular ao plano do TSE, geralmente paralelo à glenóide. Esse plano deve englobar desde a margem anterior da cabeça umeral até a porção mais lateral da escápula (Figs. 1-8 e 1-9).

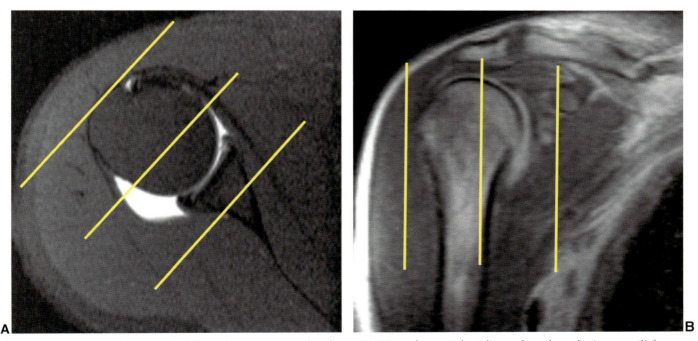

Fig. 1-8. Marcação do plano sagital oblíquo. (A) Imagem ponderada em T1 SG no plano axial médio, onde o plano das imagens (linhas amarelas) fica perpendicular ao plano coronal oblíquo visto na Fig. 1-6, englobando desde a margem da cabeça umeral até a porção mais lateral da escápula. (B) Plano coronal localizador, onde também são feitos pequenos ajustes de centralização látero-lateral (linhas amarelas).

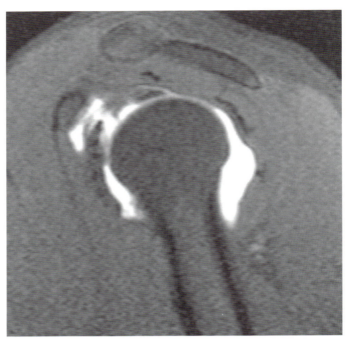

Fig. 1-9. Exemplo da imagem final no plano sagital oblíquo com a técnica *turbo spin-eco* ponderada em T1 SG.

Marcação do plano ABER

É recomendado também acrescentar ao exame convencional a realização de aquisição com o braço em abdução e em rotação externa, posição conhecida como ABER (acrônimo do inglês *ABduction External Rotation*) (Fig. 1-10). A posição ABER aumenta a sensibilidade na detecção e na demonstração do componente horizontal das rupturas parciais do manguito rotador e em certas lesões labrais, pois o complexo labral-ligamentar é estirado, transmitindo tensão ao *labrum*. A posição ABER também é a que melhor se correlaciona com os cortes anatômicos para a avaliação da inserção capsular anterior e pode evidenciar o impacto póstero-superior da glenóide ou translação anterior da cabeça umeral aumentada. Após a realização das seqüências de rotina, o paciente é posicionado com o braço em abdução e rotação externa, e são adquiridas novas seqüências localizadoras nos planos coronal, sagital e axial verdadeiros (Fig. 1-11).

Uma vez que o plano da imagem na posição ABER é transversal à articulação glenoumeral, no maior eixo longitudinal do úmero, o plano coronal é o plano fundamental para a marcação, sendo dispensável a realização de várias seqüências localizadoras para a identificação perfeita dos planos axial e sagital, o que apenas aumenta desnecessariamente o tempo do exame. Nesses planos, são apenas feitos pequenos ajustes de centralização, sem angulações, que podem causar distorções anatômicas, dificultando a interpretação das imagens (Figs. 1-12 e 1-13).

Existem algumas desvantagens relacionadas com a posição ABER: implica em acréscimo de tempo ao exame, oferece um risco potencial de induzir uma luxação anterior nos ombros instáveis (Fig. 1-14), e cerca de 20 a 25% dos pacientes não conseguem tolerar esta posição em função da dor, limitação funcional ou apreensão. Dessa forma, a marcação do exame deve ser o mais rápido possível, pois esta é uma posição muitas vezes desconfortável para o paciente.

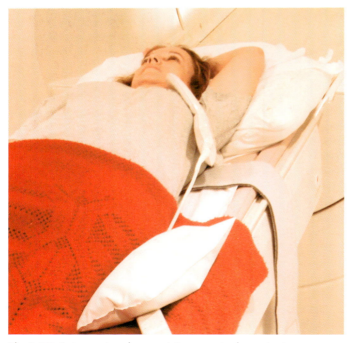

Fig. 1-10. Foto mostrando o posicionamento do paciente em abdução e rotação externa, com o antebraço atrás da cabeça.

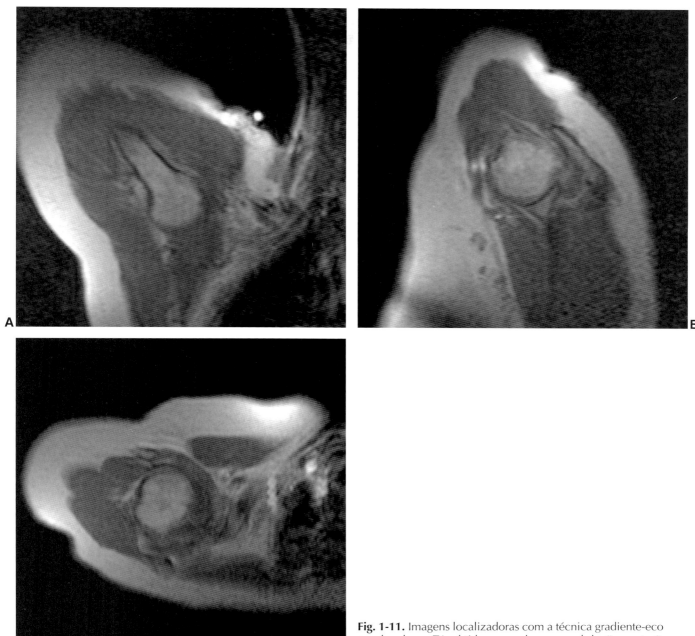

Fig. 1-11. Imagens localizadoras com a técnica gradiente-eco ponderada em T1, obtidas com o braço em abdução e rotação externa. (**A**) Plano coronal. (**B**) Plano sagital. (**C**) Plano axial.

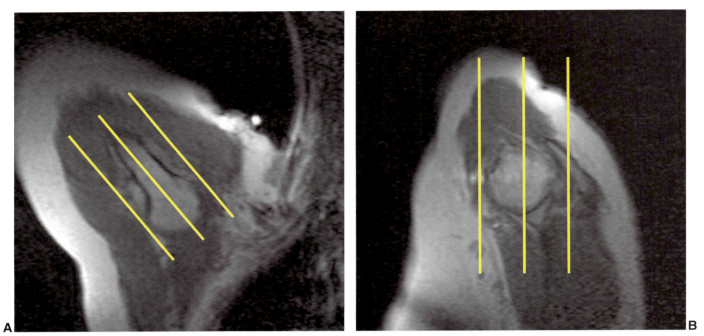

Fig. 1-12. Marcação do plano ABER. (**A**) Imagem no plano coronal localizador, onde é realizada a marcação com o plano da imagem (linhas amarelas) paralelo ao eixo longitudinal do úmero. (**B**) Plano sagital localizador, onde são feitos apenas pequenos ajustes de centralização, sem angulações.

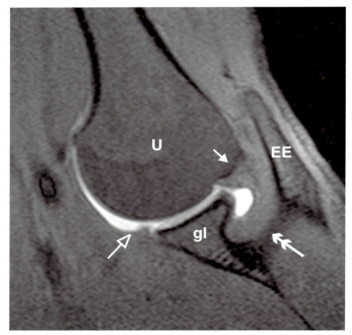

Fig. 1-13. Exemplo da imagem final no plano ABER com a técnica de TSE ponderada em T1 SG. Quando o paciente está bem posicionado, identifica-se a glenóide em continuidade com a espinha da escápula, formando um "U" (seta dupla), a inserção do TSE (seta pequena) e a inserção do ligamento glenoumeral inferior (seta aberta). U = úmero; gl = glenóide; EE = espinha da escápula.

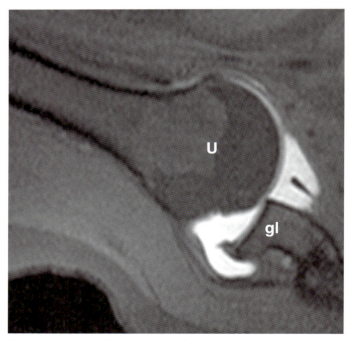

Fig. 1-14. Imagem de artroRM no plano ABER, mostrando subluxação anterior desencadeada pelo posicionamento em abdução e rotação externa, em paciente com instabilidade recorrente. Compare-a com a Fig. 1-13.

Papel das ponderações adicionais na artroRM

As seqüências ponderadas em T1 com supressão de gordura são as classicamente utilizadas em todos os planos na artroRM, pois são as que oferecem a melhor individualização das estruturas intra-articulares, aumentando a conspicuidade na detecção de lesões labrais-ligamentares e da superfície articular do manguito rotador. Entretanto, geralmente são acrescidas outras ponderações adicionais, que variam entre as instituições, visando à detecção de outras alterações concomitantes extra-articulares ou na estrutura óssea. As mais utilizadas são as ponderadas em T1 sem supressão de gordura e T2 e DP, ambas podendo também ser sem ou com supressão de gordura.

As ponderações adicionais são úteis na detecção de atrofia muscular, para a avaliação de alterações intra-substanciais e na superfície bursal dos tendões, identificação de cistos paralabrais, detecção de edema/hiperemia da medula óssea, além de distinguir líquido intra e extra-articular. As Figs. 1-15 a 1-17 mostram exemplos de alterações mais bem identificadas nas ponderações adicionais em comparação à ponderação T1 com supressão de gordura (T1 SG).

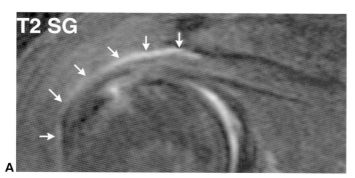
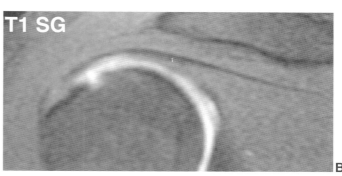

Fig. 1-15. Bursite subacromial-subdeltóidea. (**A**) Líquido na bursa subacromial-subdeltóidea (setas), identificado apenas na ponderação T2 SG. (**B**) Na ponderação T1 SG, no mesmo paciente, o líquido extra-articular não é identificado.

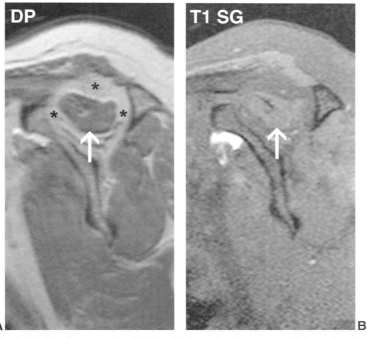

Fig. 1-16. Atrofia muscular. (**A**) Atrofia do músculo supra-espinhoso (seta), mais bem quantificada na seqüência DP sem supressão de gordura, onde se observa a gordura circundando o músculo (*). (**B**) Seqüência T1 SG do mesmo paciente para comparação, onde a atrofia não é bem identificada.

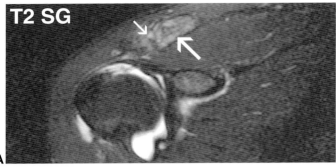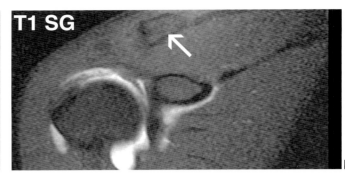

Fig. 1-17. Osteólise pós-traumática da clavícula. (**A**) Na ponderação T2 SG observa-se aumento do sinal secundário a edema/hiperemia da medula óssea (seta grande), assim como sinais de artrose acromioclavicular (seta pequena). (**B**) Na ponderação T1 SG no mesmo paciente a clavícula distal parece normal (seta), e a artrose acromioclavicular também não é bem identificada.

LEITURAS SUGERIDAS

Binkert CA, Verdun FR, Zanetti M et al. CT arthrography of glenohumeral joint: CT fluoroscopy versus conventional CT and fluoroscopy – comparison of image – guidance techniques. Radiology 2003;229:153-158.

Binkert CA, Zanetti M, Gerber C et al. MR arthrography of the glenohumeral joint: two concentrations of gadoteridol versus ringer solution as the intraarticular contrast material. Radiology 2001;220:219-224.

Binkert CA, Zanetti M, Gerber C et al. Patient´s assessment of discomfort during MR arthrography of the shoulder. Radiology 2001;221:775-778.

Brenner ML, Morrison WB, Carrino JA et al. Direct MR arthrography of the shoulder: is exercise prior to imaging beneficial or detrimental? Radiology 2000;215:491-496.

Brown RR, Clarke DW, Daffner RH. Is a mixture of gadolinium and iodinated contrast material safe during MR arthrography? AJR 2000;175:1087-1090.

Carlson SK, Bender CE, Classsic KL et al. Benefits and safety of CT fluoroscopy in interventional radiologic procedures. Radiology 2001;219:515-520.

Carrol KW, Helms CA. Magnetic resonance imaging of the shoulder: a review of potential sources of diagnostic errors. Skeletal Radiol 2002;31:373-383.

Catalano OA, Manfredi R, Vanzulli A et al. MR arthrography of the glenohumeral joint: modified posterior approach without imaging guidance. Radiology 2007;241:550-554.

Chung CB, Qwek JR, Feng S et al. MR arthrography of the glenohumeral joint: a tailored approached. AJR 2001;177:217-219.

Cicak N, Matasovic T, Barraktarvic T. Ultrasonographic guidance of needle placement for shoulder arthrography. J Ultrasound Med 1992;11:135-137.

DeMouy EH, Menendez CV, Bodin CJ. Palpation-directed (non-fluoroscopically guided) saline-enhanced MR arthrography of the shoulder. AJR 1997;169:229-231.

Dépelteau H, Bureau NJ, Cardinal E et al. Arthrography of the shoulder: a simple fluoroscopically guided approach for targeting the rotator cuff interval. AJR 2004;182:329-332.

Farmer KD, Hughes PM. MR arthrography of the shoulder: fluoroscopically guided technique using a posterior approach. AJR 2002;178:433-434.

Flannigan B, Kursunoglu-Brahme S, Snyder S et al. MR arthrography of the shoulder: comparison with conventional MR imaging. AJR 1990;155:829-832.

Froelich JJ, Saar B, Hoppe M, et al. Real-time CT fluoroscopy for guidance of percutaneous drainage procedures. J Vasc Interv Radiol 1998;9:734-740.

Hajak PC, Sartoris DJ, Newmann CH et al. Potential contrast agents for MR arthrography: in vitro evaluation and practical observations. AJR 1987;149:97-104.

Helgason JW, Chandnani VP, Yu JS. MR arthrography: a rewiew of current technique and applications. AJR 1997;168:1473-1480.

Hugo PC, Newberg AH, Newman JS et al. Complications of arthrography. Sem Musculoskel Radiol 1998;2:345-348.

Jacobson JA, Lin J, Famadar DA et al. Aids to successful shoulder arthrography performed with a fluoroscopically guided anterior approach. Radiographics 2003;23:373-378.

Jbara M, Chen Q, Marten P et al. Shoulder MR arthrography: how, why, when. Radiol Clin N Am 2005;43:683-692.

Lee SY, Lee JK. Horizontal component of partial-thickness tears of rotator cuff: imaging characteristics and comparison of ABER view with obliqüe coronal view at MR arthrography – initial results. Radiology 2002;224:470-476.

Magee T, Williams D, Mani M. Shouder MR arthrography: which patient group benefits most? AJR 2004;183:969-974.

Mengiardi B, Pfirrmnn CWA, Gerber C et al. Frozen shoulder: MR arthrographic findings. Radiology 2004;233:486-492.

Mohana-Borges AVR, Chung CB, Resnick D. MR imaging and MR arthrography of the postoperative shoulder: spectrum of normal and abnormal findings. Radiographics 2004;24:69-85.

Newberg AH, Munn CS, Robbins AH. Complications of arthrography. Radiology 1985;155:605-606.

Petersilge CA, Lewin JS, Duerk JL et al. MR arthrography of the shoulder: rethinking traditional imaging procedures to meet the technical requirements of MR imaging guidance. AJR 1997;169:1453-1457.

Schneider R, Ghelman B, Kaye JJ. A simplified injection technique for shoulder arthrography. Radiology 1975;114:738-739.

Spielmann AL, Forster BB, Kokan P et al. Shoulder after rotator cuff repair: MR imaging findings in asymptomatic individuals – initial experience. Radiology 1999;213:705-708.

Steinbach LS, Palmer WE, Schweitzer ME. MR arthrography. Radiographics 2002;22:1223-1246.

Trattnig S, Breitenseher M, Rand T et al. MR imaging-guided MR arthrography of the shoulder: clinical experience on a conventional closed high-field system. AJR 1999;172:1572-1574.

Willemsen UF, Wiedemann E, Brunner U et al. Prospective evaluation of MR arthrography performed with high-volume intraarticular saline enhancement in patients with recurrent anterior dislocations of the shoulder. AJR 1998;170:79-84.

Artroscopia do Ombro

CONSIDERAÇÕES GERAIS

A artroscopia do ombro é um procedimento cirúrgico que, a partir dos avanços ocorridos na década de 1980, tem sido cada vez mais empregado no tratamento da síndrome do impacto, nas lesões do manguito rotador e na instabilidade glenoumeral, com menor morbidade e resultados clínicos iguais ou melhores em relação à cirurgia aberta convencional. É também um poderoso instrumento diagnóstico, uma vez que quase todas as estruturas da articulação glenoumeral e do espaço subacromial podem ser visualizadas.

A correlação entre as imagens da RM e as imagens artroscópicas costuma ser de extremo valor para os ortopedistas, pois permite uma localização e compreensão mais exatas das lesões labrais-ligamentares e tendíneas, ajudando no planejamento do acesso para tratar a lesão e fornecendo informações valiosas em relação ao prognóstico. Nas rupturas do manguito rotador, por exemplo, a identificação de uma lesão mais anterior ou posterior pode alterar a escolha do acesso cirúrgico, e no caso de lesões extensas do manguito com atrofia e grandes retrações, o ortopedista tem uma expectativa prévia do prognóstico e da dificuldade de fixar a lesão, assim como da eventual necessidade de *release* (liberação cirúrgica). Todavia, algumas dificuldades podem se apresentar na correlação entre as duas técnicas, não só em virtude de a RM apresentar imagens estáticas em duas dimensões e a artroscopia imagens dinâmicas em três dimensões, mas também em virtude dos planos anatômicos partirem de referenciais e posicionamento do paciente distintos.

CONTEÚDO
CONSIDERAÇÕES GERAIS
CONSIDERAÇÕES TÉCNICAS
Posicionamento do paciente
Portais
    Portal posterior
    Portal anterior
    Portal lateral
LEITURAS SUGERIDAS

CONSIDERAÇÕES TÉCNICAS

Posicionamento do paciente

Na RM do ombro, o paciente é posicionado em decúbito dorsal com o braço em posição neutra ou leve rotação externa, como visto no Capítulo 1. Na artroscopia, os dois posicionamentos básicos do paciente são a posição de "cadeira de praia" e o decúbito lateral (Figs. 2-1 e 2-2), cada um apresentando vantagens e desvantagens. Há uma tendência a considerar a posição em "cadeira de praia" vantajosa nos reparos do manguito rotador, enquanto que o posicionamento em decúbito lateral facilitaria as cirurgias de instabilidade glenoumeral. No entanto, ambas as posições permitem o reparo das principais lesões no ombro, não existindo até o momento um consenso em relação a adotar um posicionamento em prol do outro em todas as cirurgias ou escolher um deles de acordo com o tipo de lesão a ser reparada, até porque lesões labrais e do manguito rotador podem coexistir. Dessa forma, a escolha do posicionamento depende geralmente da preferência e do treinamento de cada cirurgião.

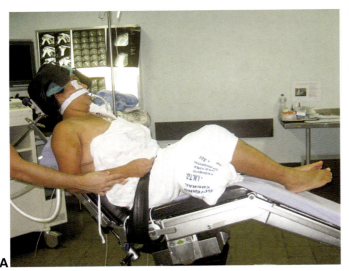

Fig. 2-1. Posicionamento do paciente em posição de "cadeira de praia". (**A**) Visão lateral do posicionamento do paciente. (**B**) Visão posterior, mostrando que na cadeira própria para artroscopia do ombro é possível a retirada da porção superior do encosto no lado a ser operado, para facilitar a abordagem cirúrgica. (**C**) Visão lateral, após a colocação dos campos cirúrgicos.

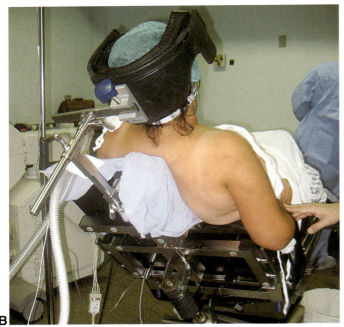

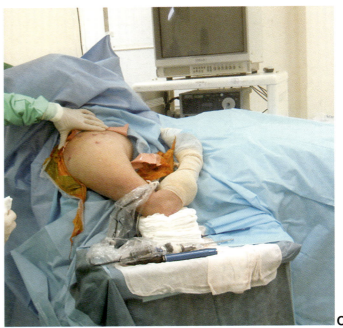

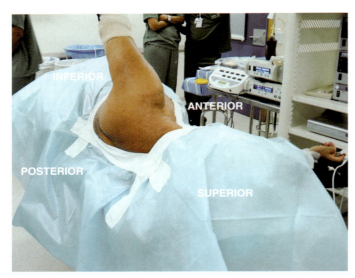

Fig. 2-2. Posicionamento do paciente na artroscopia do ombro em decúbito lateral.

Por questões didáticas, todas as fotos de procedimentos artroscópicos deste livro são com o paciente em decúbito lateral, para facilitar a compreensão das imagens e dos referenciais anatômicos. Na posição em decúbito lateral, o paciente fica inclinado cerca de 10° a 15° posteriormente, de modo que a escápula fique perpendicular, e a glenóide, paralela ao solo (Fig. 2-3). O braço a ser operado é colocado em abdução e com leve tração lateral para promover afastamento das superfícies articulares da cabeça umeral e da glenóide (Fig. 2-4). Esta maior abertura da articulação glenoumeral facilita a visualização e o reparo das lesões labrais-ligamentares.

Os planos básicos das imagens de RM do ombro são os planos axial, coronal oblíquo e sagital oblíquo em relação à glenóide. Por sua vez, na artroscopia é possível visualizar a mesma estrutura em vários planos diferentes, com uma simples modificação da posição do artroscópio dentro da articulação. Outro diferencial entre as imagens de RM e as imagens artroscópicas decorre do fato de que, como nas artroscopias realizadas em decúbito lateral, a glenóide fica posicionada paralela ao solo, boa parte dos ortopedistas mantém esta referência anatômica, de forma que a glenóide ocupe a metade inferior do monitor, e a cabeça umeral, a porção superior. Isso seria o equivalente, por exemplo, a "rodar" uma imagem de RM no plano coronal oblíquo 90° no sentido anti-horário (Fig. 2-5).

As referências dependem também da angulação da óptica, que aumenta o campo de visão do artroscopista sem a necessidade de alterar significativamente o posicionamento do artroscópio. Os artroscópios com angulação de 30° são os mais freqüentemente utilizados e familiares aos cirurgiões, mas quando disponíveis, também podem ser utiliza-

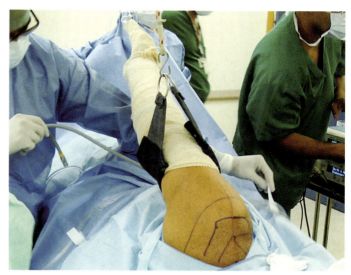

Fig. 2-4. Posicionamento do braço no aparelho de tração. O braço a ser operado é colocado em abdução e é exercida leve tração lateral, de modo a permitir maior afastamento da cabeça umeral da glenóide.

dos os artroscópios com angulação de 70°, principalmente nos procedimentos mais avançados e complexos.

Portais

Os portais são as vias de acesso para a introdução do artroscópio e da instrumentação. Os portais básicos na avaliação artroscópica do ombro são as vias posterior, anterior e lateral ou bursal (Fig. 2-6), apesar de existir uma série de portais acessórios que podem ser utilizados em casos selecionados. Não está entre os objetivos deste livro a descrição minuciosa de todos os portais que podem ser empregados na artroscopia do ombro, e serão abordados, por questões didáticas, apenas os três portais principais. A escolha dos portais depende das alterações presentes em cada paciente, podendo ser utilizados os três portais principais, apenas um ou dois portais ou outros portais acessórios adicionais. De maneira geral, o portal posterior é o ideal para o acesso das estruturas mais anteriores, o portal anterior para as estruturas mais posteriores e o lateral para as estruturas localizadas no espaço subacromial. Entretanto, deve ser lembrado que a artroscopia é um método dinâmico, e os artroscópios são passíveis de angulações; dessa forma, através do portal anterior é também possível a individualização de algumas estruturas mais anteriores e vice-versa.

Antes da introdução do equipamento, são desenhados na pele do paciente alguns marcos anatômicos com caneta dermográfica, que servirão como referência para o cirurgião, como a clavícula, o acrômio, o processo coracóide e o ligamento coracoacromial (Fig. 2-7).

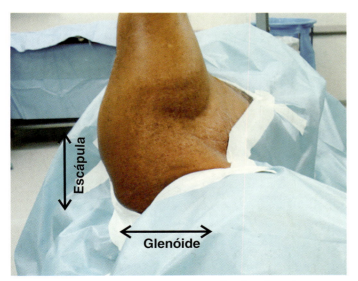

Fig. 2-3. Posicionamento do paciente em decúbito lateral, com inclinação posterior de cerca de 10° a 15°. Nesta posição, a escápula fica perpendicular, e a glenóide, paralela ao solo.

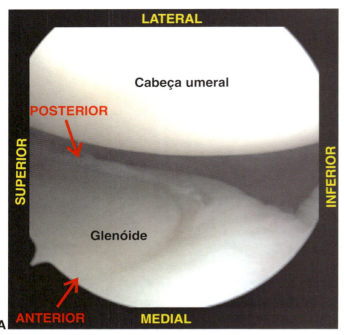
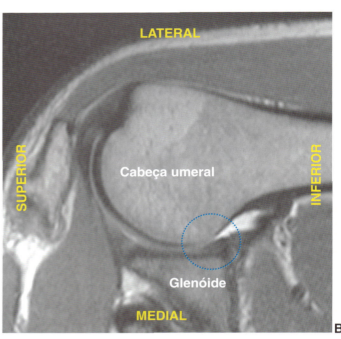

Fig. 2-5. Diferenças no plano das imagens da artroscopia e da RM. (**A**) Imagem de artroscopia, mostrando o posicionamento da glenóide paralela ao solo, identificada na porção mais inferior da foto. (**B**) Imagem de RM ponderada em DP no plano coronal oblíquo, rodada 90° no sentido anti-horário, para mostrar equivalência aproximada com a visão artroscópica. O círculo tracejado mostra o local avaliado na artroscopia (margem inferior da glenóide). Note o aumento do espaço articular glenoumeral na artroscopia, secundário à tração lateral exercida, permitindo a visualização também de parte das porções anterior e posterior da glenóide simultaneamente.

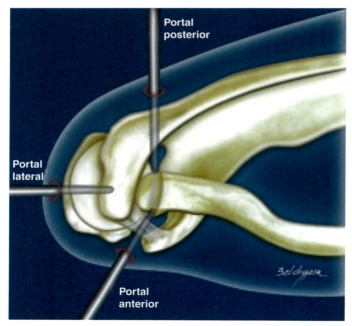

Fig. 2-6. Representação esquemática dos principais portais utilizados na artroscopia do ombro.

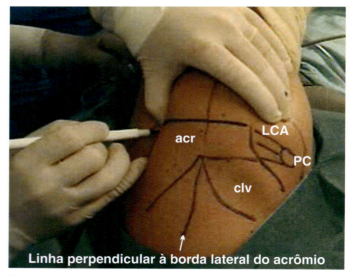

Fig. 2-7. Desenho dos marcos anatômicos de referência com caneta dermográfica, antes da introdução do artroscópio. LCA = ligamento coracoacromial; PC = processo coracóide; acr = acrômio; clv = clavícula.

Portal posterior

Geralmente, inicia-se a artroscopia do ombro criando um portal posterior (Fig. 2-8), localizado aproximadamente 1-2 cm inferior e 1-2 cm medial ao ângulo póstero-lateral do acrômio. O artroscópio atravessa em primeiro lugar o deltóide e, a seguir, o manguito rotador posterior é perfurado, para a introdução do artroscópio no espaço articular, geralmente no quadrante póstero-inferior da articulação glenoumeral. As principais estruturas avaliadas através do portal posterior são o TCLB e a goteira bicipital; os ligamentos glenoumerais superior e médio e o intervalo rotador; o *labrum* anterior; a glenóide e a cabeça umeral; o ligamento glenoumeral inferior e o recesso axilar e o manguito rotador (Fig. 2-9).

É o portal mais amplamente utilizado, uma vez que permite o reparo das alterações mais comuns do ombro, como as lesões labrais superiores e anteriores.

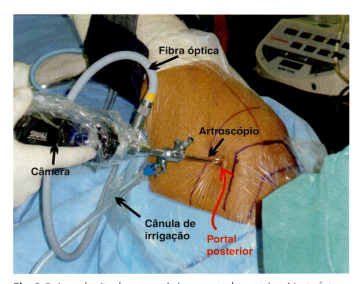

Fig. 2-8. Introdução do artroscópio no portal posterior. Nesta foto, também são identificados alguns dos seus componentes principais, como a cânula de irrigação, a câmera de vídeo e a fibra óptica.

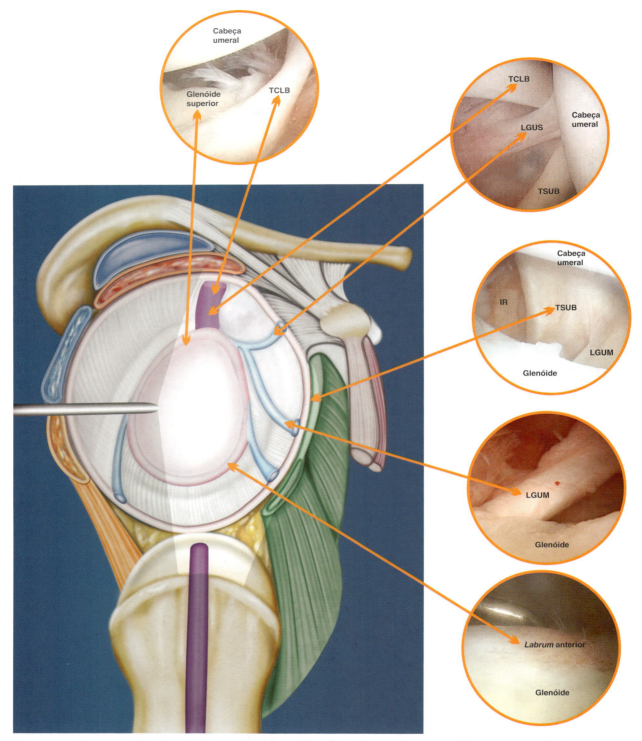

Fig. 2-9. Representação esquemática da articulação glenoumeral (visão lateral, com o braço em abdução) e exemplos de imagens artroscópicas do portal posterior – a área mais clara representa as estruturas que são mais bem avaliadas por este portal (as estruturas anteriores): o TCLB (em roxo, seccionado) e a goteira bicipital; LGUS, LGUM e o intervalo rotador; o *labrum* anterior; a glenóide e a cabeça umeral; LGUI e o recesso axilar e o manguito rotador. *Continua na página 21.*

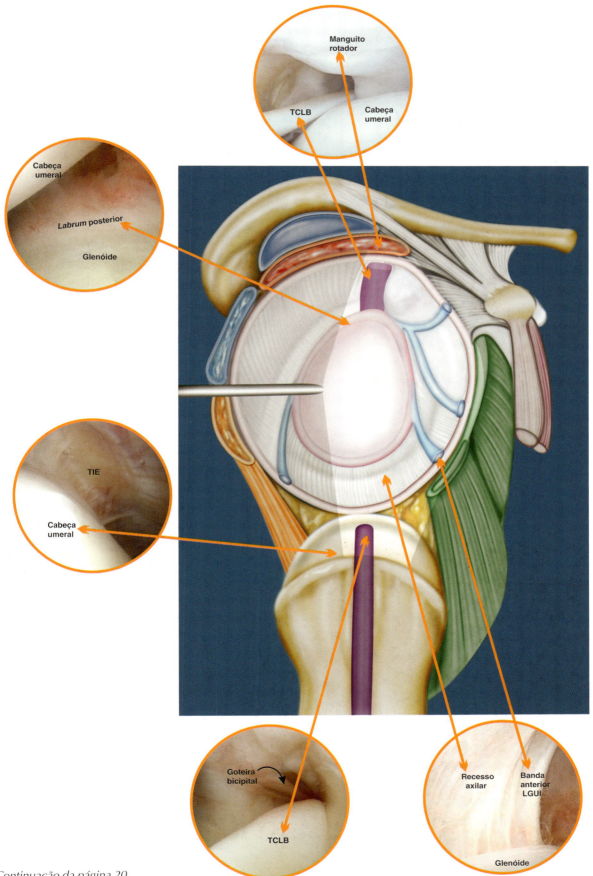

Fig. 2-9. *Continuação da página 20.*

Portal anterior

O segundo portal a ser realizado é o anterior, que pode ser utilizado para visualização com o artroscópio ou apenas para instrumentação cirúrgica (Fig. 2-10). O artroscópio é introduzido acima do tendão do subescapular e inferior ao TCLB e, a seguir, perfura a cápsula articular do intervalo rotador. As principais estruturas avaliadas por este portal são o TCLB e o *labrum* póstero-superior; *labrum* póstero-inferior e banda posterior do LGUI; glenóide; cabeça umeral; recesso subescapular; cápsula articular posterior e o manguito rotador (Fig. 2-11).

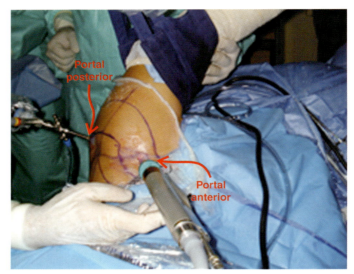

Fig. 2-10. Foto do paciente mostrando o portal anterior, criado após o portal posterior.

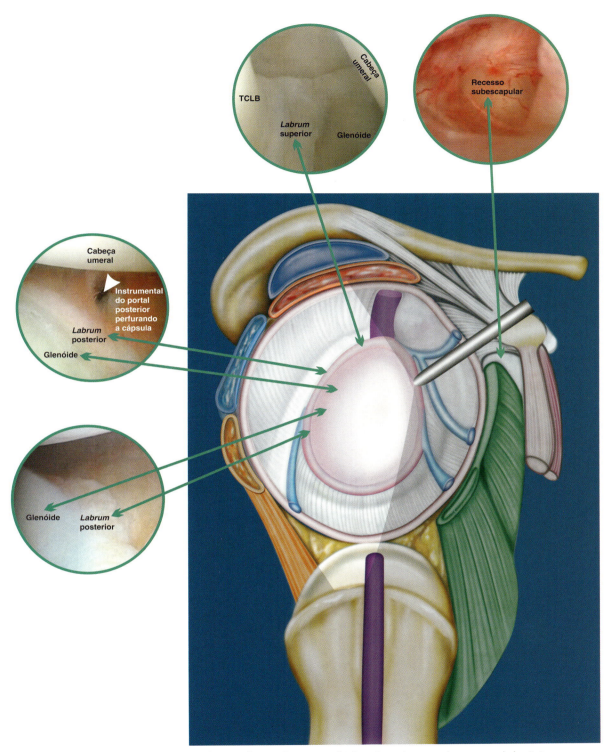

Fig. 2-11. Representação esquemática da articulação glenoumeral (visão lateral, com o braço em abdução) e exemplos de imagens artroscópicas do portal anterior – a área mais clara representa as estruturas que são mais bem avaliadas por este portal (as estruturas mais posteriores): o *labrum* póstero-superior; *labrum* póstero-inferior; glenóide; cabeça umeral e cápsula articular posterior. Algumas estruturas anteriores, como o tendão da cabeça longa do bíceps (em roxo, seccionado), também podem ser individualizadas pelo portal anterior, porém sua visualização não é tão ampla quanto pelo portal posterior. O recesso subescapular também pode ser avaliado por este portal.

Portal lateral

A avaliação do espaço da bursa subacromial-subdeltóidea está indicada em todos os casos em que há suspeita clínica de doença subacromial. Uma das manobras artroscópicas mais importantes é a entrada na bursa subacromial-subdeltóidea de maneira atraumática, o que requer conhecimento de sua anatomia para evitar a introdução do artroscópio fora da cavidade bursal. Podem ser usados vários portais para a visualização e instrumentação da bursa subacromial-subdeltóidea, sendo o portal lateral o mais utilizado (Fig. 2-12). O portal lateral é extra-articular, criado a partir da introdução do artroscópio cerca de 4 cm lateral ao acrômio. As principais estruturas avaliadas por este portal são a bursa subacromial-subdeltóidea, a articulação acromioclavicular, a superfície inferior do acrômio, o ligamento coracoacromial, o processo coracóide e o manguito rotador (Fig. 2-13). Em virtude da natureza dinâmica da artroscopia, e da possibilidade do portal lateral ser mais anterior ou posterior, é possível também com este portal a avaliação tanto da porção mais superior do tendão subescapular anteriormente, até estruturas mais posteriores como a espinha da escápula. Por convenção, a câmera de vídeo é orientada de forma que o acrômio fique na porção superior do monitor, e o manguito rotador, na porção inferior.

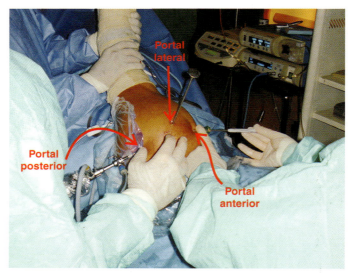

Fig. 2-12. Portal lateral para a avaliação do espaço subacromial. Observe também os portais posterior e anterior, criados previamente.

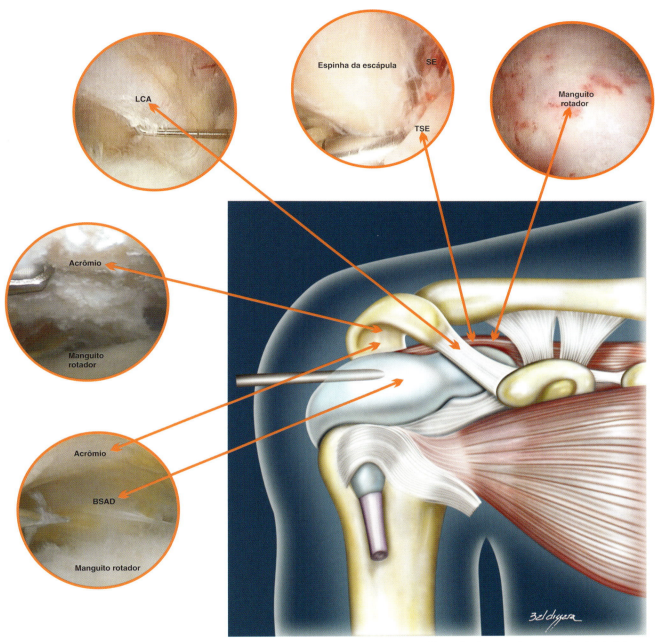

Fig. 2-13. Representação esquemática e exemplos de imagens artroscópicas do portal lateral: a bursa subacromial-subdeltóidea, a superfície inferior do acrômio, o ligamento coracoacromial, o processo coracóide e o manguito rotador. É também possível a identificação da espinha da escápula por este portal, caso o artroscópio seja orientado mais posteriormente.

Deve ser ressaltado que durante a artroscopia do ombro nem sempre são utilizados todos os portais. A realização dos mesmos depende da suspeita pré-operatória das lesões. Por exemplo, o portal lateral normalmente só é realizado na suspeita de alteração subacromial. Em um paciente com lesão apenas do *labrum* anterior, o portal principal a ser utilizado para a visualização com o artroscópio é o posterior, podendo o portal anterior ser utilizado apenas para a instrumentação cirúrgica e não para a passagem do artroscópio. Dessa forma, parte do *labrum* posterior não será visualizada. Por este motivo, é fundamental uma avaliação clínica minuciosa, assim como a adequada descrição da topografia das lesões nos exames de imagem. Com todas as informações diagnósticas analisadas em conjunto, é possível o correto planejamento cirúrgico, evitando que uma lesão possa passar despercebida na avaliação artroscópica e seja causa de persistência dos sintomas no pós-operatório.

LEITURAS SUGERIDAS

Andrews JR, Guerra JJ, Fox GM. Anatomia artroscópica normal e patológica do ombro. In: Andrews JR, Timmerman LA. *Artroscopia – diagnóstico e cirurgia*. Rio de Janeiro: Revinter, 2000. p. 60-76.

Burkhart SS, Lo IKY, Brady PC. Burkhart's view of the shoulder: a cowboy guide to advanced shoulder arthroscopy. Philadelphia: Lippincott Williams & Wilkins, 2006.

Meister K. Artroscopia diagnóstica do ombro. In: Andrews JR, Timmerman LA. *Artroscopia – diagnóstico e cirurgia*. Rio de Janeiro: Revinter, 2000. p. 35-59.

Snyder SJ. *Shoulder arthroscopy*. New York: McGraw-Hill, 1994.

Anatomia Óssea

3

CINTURA ESCAPULAR

O ombro é composto basicamente por três estruturas ósseas, que formam a **cintura escapular**: a clavícula, a porção proximal do úmero e a escápula (Fig. 3-1).

Clavícula

A **clavícula** é um osso tubular conectado ao esqueleto axial e apendicular do membro superior, sendo comumente dividida em terços proximal, médio e distal. A porção proximal da clavícula articula-se com o esterno, e a porção distal, com o acrômio (Fig. 3-2). Nas imagens de ressonância magnética (RM) e artrografia por ressonância magnética (artroRM) do ombro de rotina apenas a parte mais distal da clavícula e a articulação acromioclavicular são individualizadas (Fig. 3-3).

CONTEÚDO
CINTURA ESCAPULAR
Clavícula
Porção proximal do úmero
Escápula
Acrômio
Processo coracóide
Glenóide
ARTICULAÇÕES DO OMBRO
LEITURAS SUGERIDAS

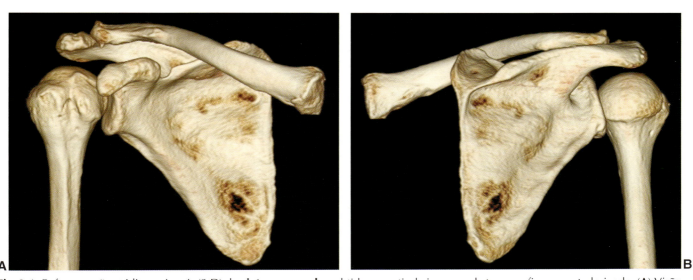

Fig. 3-1. Reformatações tridimensionais (3 D) da **cintura escapular**, obtidas a partir de imagens de tomografia computadorizada. (**A**) Visão anterior. (**B**) Visão posterior.

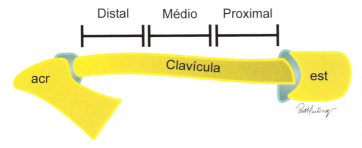

Fig. 3-2. Representação esquemática da **clavícula** no plano coronal, visão anterior, mostrando a sua divisão em terços proximal, médio e distal. A clavícula articula-se com o acrômio (acr) e o esterno (est), formando duas articulações sinoviais, a acromioclavicular e a esternoclavicular.

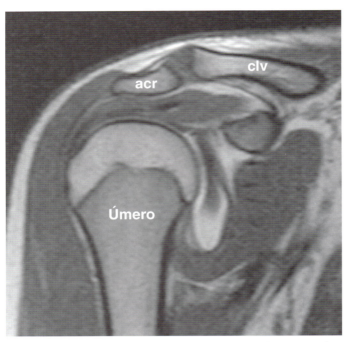

Fig. 3-3. Imagem de artroRM ponderada em T1 no plano coronal, mostrando o segmento mais distal da **clavícula** (clv) e sua relação com o acrômio (acr).

Porção proximal do úmero

A **porção proximal do úmero** inclui a **cabeça umeral**, as **tuberosidades ou tubérculos** maior (lateralmente) e menor (medialmente), que se continuam inferiormente como protuberâncias ósseas (cristas das tuberosidades maior e menor, respectivamente), que delimitam o **sulco bicipital ou intertuberositário** (reentrância óssea onde fica localizado o tendão da cabeça longa do bíceps); o **colo anatômico** (área de discreta reentrância óssea que separa a cabeça umeral das tuberosidades maior e menor, com localização intra-articular) e o **colo cirúrgico** (região da transição metadiafisária proximal do úmero, com localização extra-articular) (Figs. 3-4 e 3-5).

Na artroscopia, a porção intra-articular da cabeça umeral é identificada como uma superfície arredondada lisa, recoberta pela cartilagem articular (Fig. 3-6).

Na face póstero-inferior da cabeça umeral existe uma área desprovida de cartilagem, denominada "**área nua**", identificada como uma depressão óssea na topografia da inserção do tendão do infra-espinhoso, que não deve ser confundida com fratura por impactação (Figs. 3-7 e 3-8).

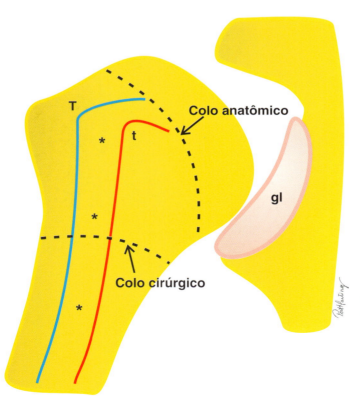

Fig. 3-4. Representação esquemática da **porção proximal do úmero** no plano coronal, visão anterior. Em azul, linha representando a crista da tuberosidade maior lateralmente, e em vermelho, linha representando a crista da tuberosidade menor medialmente, delimitando um sulco onde se localiza o tendão da cabeça longa do bíceps (asteriscos). As linhas tracejadas mostram a topografia dos colos anatômico e cirúrgico. T = tuberosidade maior; t = tuberosidade menor.

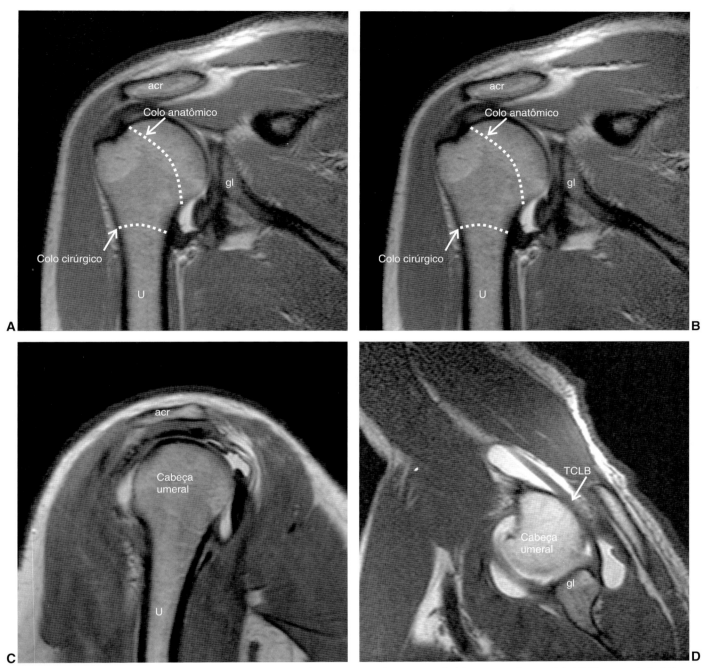

Fig. 3-5. Imagens de artroRM mostrando a **porção proximal do úmero**. (**A**) Plano coronal oblíquo. (**B**) Plano axial. (**C**) Plano sagital oblíquo. (**D**) Plano ABER.

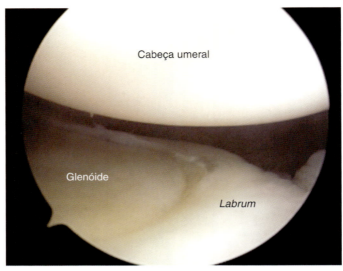

Fig. 3-6. Imagem artroscópica, portal posterior, mostrando a **cabeça umeral** normal.

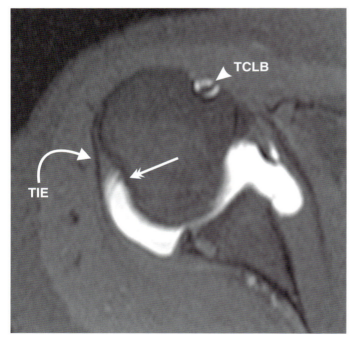

Fig. 3-7. Imagem de artroRM ponderada em T1 SG, mostrando a depressão óssea em correspondência com a **"área nua" na cabeça umeral** (seta dupla), na topografia da inserção do TIE.

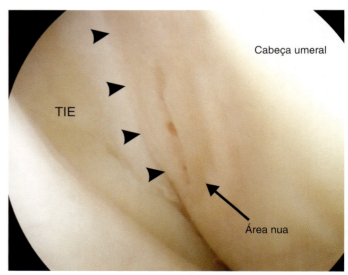

Fig. 3-8. Imagem artroscópica, portal posterior, mostrando também a **"área nua" na cabeça umeral** (seta) e a inserção do TIE (pontas de seta).

Escápula

A **escápula** é composta pelo **corpo** (a sua maior porção), a **glenóide** (a porção mais lateral da escápula, que se articula com a cabeça umeral), o **colo** (situado entre o corpo e a glenóide, dividido em **colo cirúrgico** – mais medial, na transição com o corpo, e em **colo anatômico** – mais distal, entre a margem da glenóide e o colo cirúrgico), a **espinha da escápula** (proeminência óssea situada posteriormente, dividindo o corpo em **fossas supra e infra-espinhal**, respectivamente acima e abaixo da espinha da escápula), a **incisura supra-escapular** (entalhe na superfície superior da escápula, medial ao processo coracóide), o **acrômio** (continuação lateral da espinha da escápula, que se articula com a clavícula distal, formando a articulação acromioclavicular) e o **processo coracóide** (proeminência óssea anterior situada no nível do colo da escápula) (Fig. 3-9).

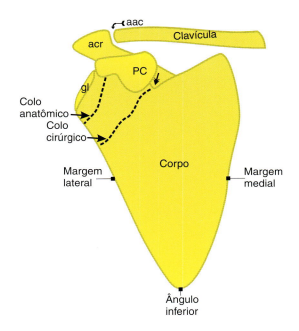
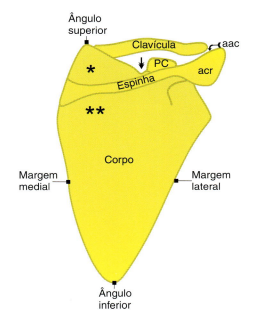

Fig. 3-9. Representações esquemáticas dos principais reparos anatômicos da escápula. (**A**) Plano coronal, visão anterior. (**B**) Plano coronal, visão posterior. (**C**) Plano sagital, visão lateral, mostrando a cavidade glenóide, que é recoberta por cartilagem (rosa claro) e margeada pelo *labrum* glenóide (rosa mais escuro).
Seta dupla = incisura supra-escapular; (*) = fossa supra-espinhal; (**) = fossa infra-espinhal. Modificado de Greenspan A. Orthopedic imaging – a practical approach. 4th ed. Philadelphia, PA: Lippincott Williams & Wilkins, 2004.

Acrômio

O **acrômio** pode apresentar variações na sua forma, e algumas características morfológicas parecem estar relacionadas com a fisiopatologia de condições dolorosas do ombro, como a síndrome do impacto subacromial. Por este motivo, existem várias classificações dos tipos de acrômio, baseadas na sua forma. Em 1986, ele foi classificado por Bigliani em três tipos, baseados na configuração de sua superfície inferior. Posteriormente, foi descrito o tipo IV, em que o acrômio forma uma superfície inferior convexa, porém sua relevância clínica ainda não foi estabelecida (Quadro 3-1 e Figs. 3-10 e 3-11). Deve ser ressaltado que a classificação original de Bigliani foi descrita com base em estudos em cadáveres e radiografias simples e, posteriormente, extrapolada para a ressonância magnética, com considerável variabilidade interobservador e também influenciada pela seleção das imagens para a análise do acrômio. O plano sagital oblíquo é o mais utilizado na prática diária, porém alguns autores recomendam a utilização do plano parassagital, com a análise combinada da imagem obtida a 4 mm da margem lateral do acrômio e da imagem imediatamente lateral à articulação acromioclavicular, pois estas seriam as imagens que mais se correlacionariam com a incidência radiográfica "de saída" (*outlet view*), ainda o "padrão-ouro" na análise da forma do acrômio.

Outra classificação, proposta por Snyder, considera a **espessura do acrômio** útil para avaliar os pacientes candidatos à acromioplastia e estimar o risco de fratura durante a descompressão, que é maior nos casos de acrômio fino (Quadro 3-2 e Figs. 3-12 e 3-13).

Além de sua morfologia, o acrômio é avaliado em relação à presença ou não de inclinação. Normalmente, o acrômio apresenta seu maior eixo longitudinal praticamente alinhado com o eixo longitudinal da clavícula no plano coronal. Quando o acrômio está **inclinado lateralmente**, sua margem lateral localiza-se abaixo da medial, e as linhas imaginárias que passam pelos eixos longitudinais do acrômio e da clavícula no plano coronal se cruzam, formando um ângulo. É considerada inclinação lateral significativa quando este ângulo é maior que 10°, e isto pode ser fator predisponente para o impacto subacromial (Figs. 3-14 e 3-15).

Quadro 3-1 Tipos de acrômio baseados na característica morfológica da sua superfície inferior (tipos I a IV). A classificação de Bigliani engloba apenas os tipos I a III

	Superfície inferior
Tipo I	Reta
Tipo II	Ligeiramente curva
Tipo III	Forma um gancho anterior
Tipo IV	Convexa

Quadro 3-2 Tipos de acrômio baseados na sua espessura, conforme proposto por Snyder (tipos A, B e C)

	Espessura
Tipo A (fino)	< 8 mm
Tipo B (médio)	8 a 12 mm
Tipo C (espesso)	> 12 mm

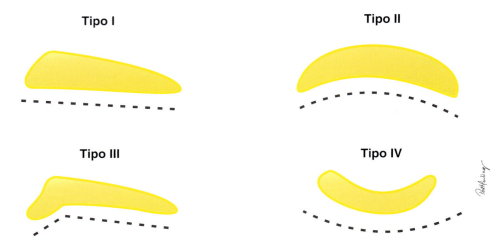

Fig. 3-10. Representação esquemática dos **tipos de acrômio com relação à configuração de sua superfície inferior** no plano sagital. Acrômio tipo I, com a superfície inferior reta; tipo II, com a superfície inferior ligeiramente curva; tipo III, onde se observa um gancho anterior; tipo IV, com a superfície inferior convexa.

ANATOMIA ÓSSEA

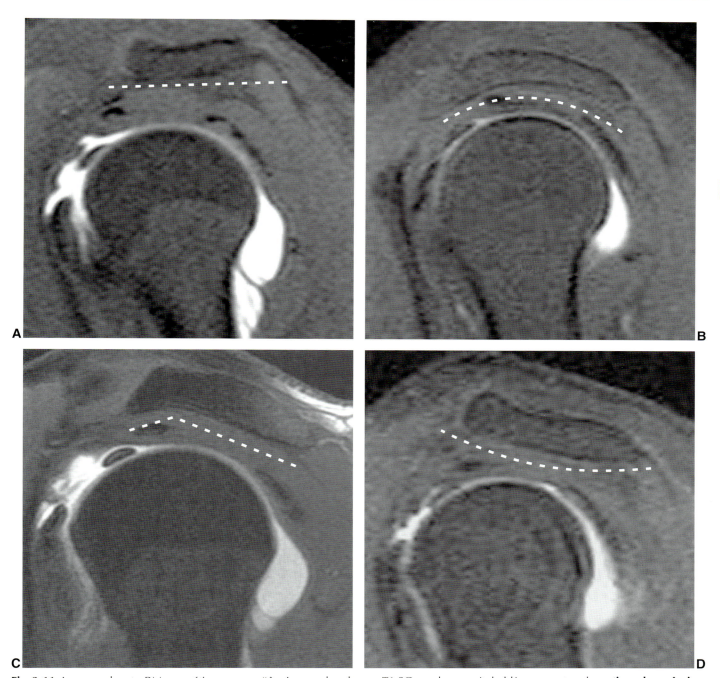

Fig. 3-11. Imagens de artroRM magnética com seqüências ponderadas em T1 SG no plano sagital oblíquo, mostrando os **tipos de acrômio com relação à configuração de sua superfície inferior**. (**A**) Exemplo de acrômio tipo I. (**B**) Exemplo de acrômio tipo II. (**C**) Exemplo de acrômio tipo III. (**D**) Exemplo de acrômio tipo IV.

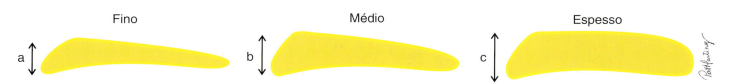

Fig. 3-12. Representação esquemática dos **tipos de acrômio com relação à espessura**. No tipo A (acrômio fino), a altura (a) é inferior a 8 mm; no tipo B (acrômio médio), a altura (b) fica entre 8 e 12 mm e no tipo C (acrômio espesso), a altura (c) é superior a 12 mm.

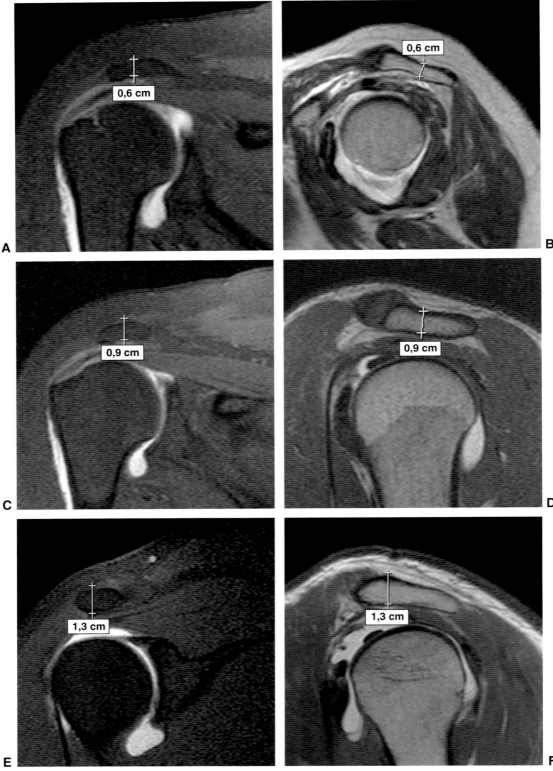

Fig. 3-13. Exemplos dos **tipos de acrômio com relação à espessura**, que pode ser estimada tanto no plano coronal (coluna da esquerda; seqüências ponderadas em T1 com supressão de gordura com contraste intra-articular), quanto no plano sagital (coluna da direita; seqüências ponderadas em DP com contraste intra-articular). (**A**) Acrômio fino (< 8 mm) no plano coronal. (**B**) Acrômio fino no plano sagital do mesmo paciente em A. (**C**) Acrômio médio (entre 8 e 12 mm) no plano coronal. (**D**) Acrômio médio no plano sagital do mesmo paciente em C. (**E**) Acrômio espesso (> 12 mm) no plano coronal. (**F**) Acrômio espesso no plano sagital do mesmo paciente em E.

ANATOMIA ÓSSEA

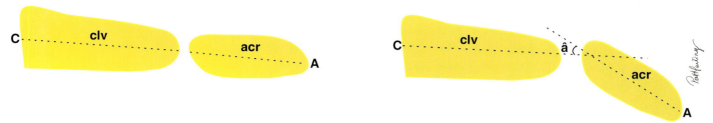

Fig. 3-14. Representação esquemática da **inclinação lateral do acrômio**. À esquerda, alinhamento normal do acrômio com a clavícula, onde a linha tracejada "C" representa o eixo da clavícula, e a linha tracejada "A" representa o eixo do acrômio, praticamente alinhado. À direita, inclinação lateral do acrômio, onde o eixo do acrômio, representado pela linha tracejada "A", cruza com o eixo da clavícula, representado pela linha tracejada "C", formando o ângulo "â", valorizado quando maior que 10°. clv = clavícula; acr = acrômio.

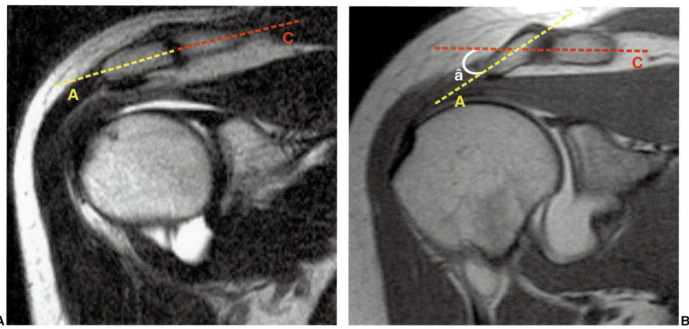

Fig. 3-15. Exemplo de **acrômio com inclinação lateral**. (**A**) ArtroRM na ponderação T2 no plano coronal oblíquo, mostrando o eixo normal do acrômio para comparação, coincidindo com o eixo da clavícula. (**B**) ArtroRM na ponderação T1 no plano coronal oblíquo, mostrando o acrômio inclinado lateralmente, formando ângulo "â" com a clavícula, neste caso estimado em 36°. Linhas tracejadas mostrando os eixos imaginários do acrômio (linha amarela A) e da clavícula (linha vermelha C).

No plano sagital, geralmente as margens anterior e posterior do acrômio estão no mesmo plano horizontal (posição neutra). Entretanto, a margem anterior pode estar abaixo ou mais elevada que a posterior. Quando a margem anterior está mais baixa, o acrômio está **inclinado anteriormente**; quando é a margem posterior que está mais baixa, o acrômio está **inclinado posteriormente** (Figs. 3-16 e 3-17).

O acrômio tipo III e a presença de inclinação, principalmente lateral e anterior, parecem ter relação com impacto subacromial, porém o diagnóstico de síndrome do impacto é clínico, e não radiológico, devendo-se ter o cuidado de não valorizar determinados achados de imagem se não houver correlação com a sintomatologia do paciente, já que uma parcela considerável de pacientes com acrômio tipo III e/ou inclinados podem ser assintomáticos. Além disso, nas imagens de RM no plano coronal oblíquo, habitualmente observa-se uma suave impressão do acrômio sobre a junção miotendínea do supra-espinhoso, sem significado clínico.

Na artroscopia, o acrômio é avaliado através do portal lateral, e a sua superfície inferior só é identificada após a remoção da bursa subacromial-subdeltóidea (bursectomia), com posterior exposição do periósteo acromial (Fig. 3-18). Nem sempre é fácil a diferenciação entre os diversos tipos e as inclinações do acrômio, sendo os tipos I e II os mais freqüentemente encontrados (Fig. 3-19). Nos pacientes com quadro clínico de síndrome do impacto, o importante é a identificação do acrômio tipo III e sua relação com o manguito rotador, pois, em casos selecionados, é realizada a acromioplastia, com remoção do gancho anterior e retificação da superfície inferior do acrômio (Fig. 3-20).

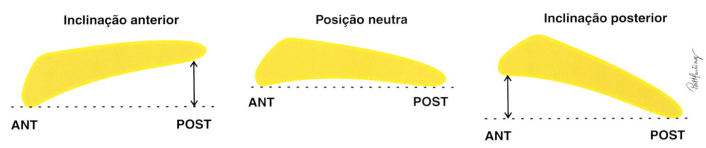

Fig. 3-16. Representação esquemática das **margens anterior e posterior do acrômio no plano sagital**: em posição neutra (imagem central), com as margens anterior e posterior no mesmo plano horizontal (linha pontilhada). Na imagem da esquerda, o acrômio está inclinado anteriormente, com a margem anterior abaixo da posterior e na imagem da direita, acrômio inclinado posteriormente, com a margem anterior acima da posterior. ANT = anterior; POST = posterior.

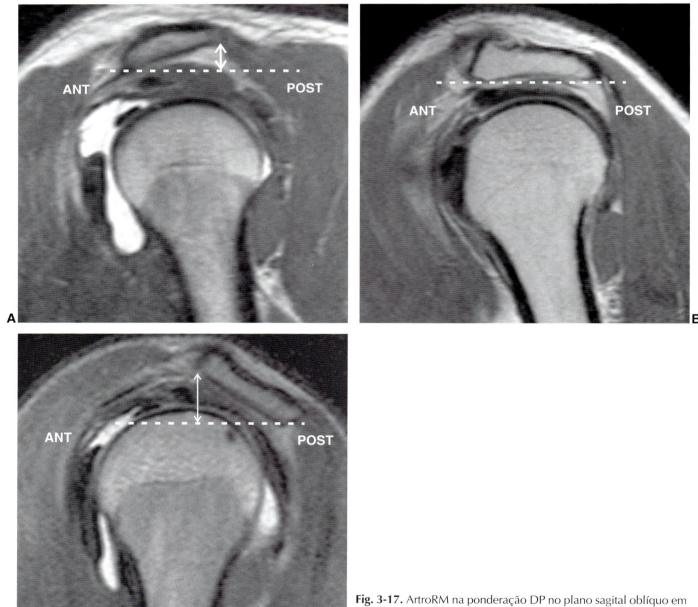

Fig. 3-17. ArtroRM na ponderação DP no plano sagital oblíquo em três pacientes diferentes, mostrando exemplos das **inclinações das margens anterior e posterior do acrômio**. (**A**) Acrômio inclinado anteriormente. (**B**) Acrômio em posição neutra. (**C**) Acrômio inclinado posteriormente. ANT = anterior; POST = posterior.

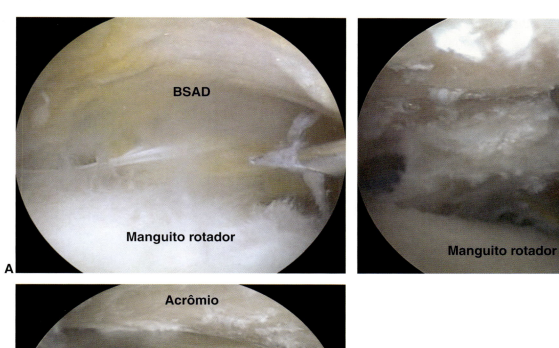

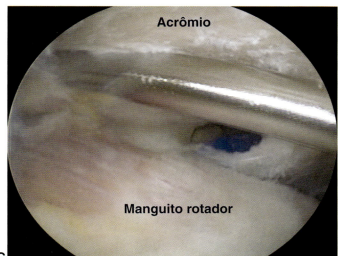

Fig. 3-18. Bursectomia. (**A**) Visão da bursa subacromial-subdeltóidea através do portal lateral. (**B**) Bursectomia, com exposição da margem inferior do acrômio. (**C**) É possível a identificação da superfície inferior do acrômio.

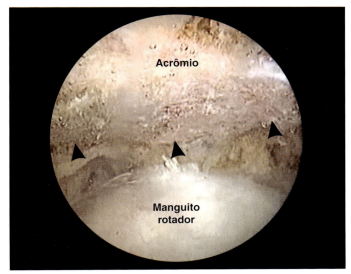

Fig. 3-19. Imagem artroscópica, portal lateral, mostrando a visão da **superfície inferior do acrômio** (pontas de seta) e sua relação com o manguito rotador. Neste caso, a superfície do acrômio é retificada, caracterizando o tipo I.

O **osso acromial** (*os acromiale*) representa um centro de ossificação acessório que não se fundiu ao acrômio (Fig. 3-21). Essa fusão pode ocorrer até os 25 anos, razão pela qual o diagnóstico de osso acromial só pode ser feito após esta idade. Ocorre em até 15% da população, podendo ser bilateral em mais de 60% dos casos. Entre o osso acromial e o acrômio podem existir tecido fibroso, cartilagem, periósteo e/ou sinóvia, o que acarreta graus variáveis de mobilidade neste segmento, com sintomatologia também variável ou ausente. O osso acromial é classificado de acordo com a região onde ele se articula com o acrômio: pré-acrômio (porção mais anterior do acrômio), mesoacrômio (porção média do acrômio, aproximadamente no nível da clavícula), metacrômio (posterior ao mesoacrômio) e na base do acrômio (porção mais posterior do acrômio) (Fig. 3-22). Os tipos mais comuns são o meso e o metacrômio.

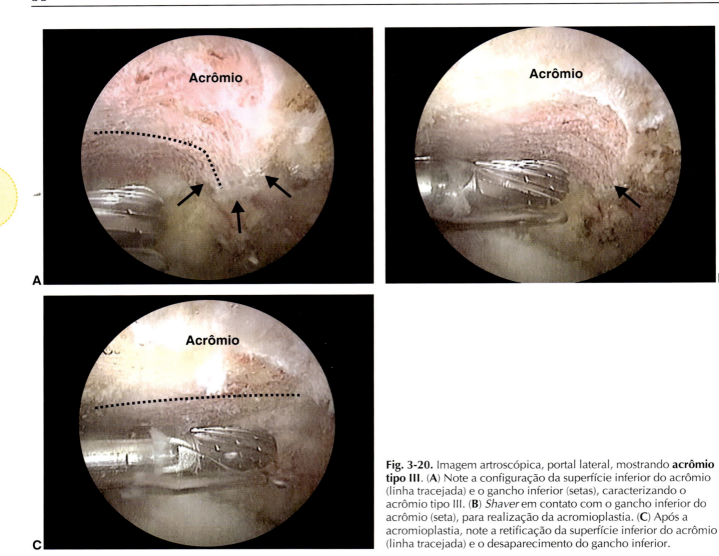

Fig. 3-20. Imagem artroscópica, portal lateral, mostrando **acrômio tipo III**. (**A**) Note a configuração da superfície inferior do acrômio (linha tracejada) e o gancho inferior (setas), caracterizando o acrômio tipo III. (**B**) *Shaver* em contato com o gancho inferior do acrômio (seta), para realização da acromioplastia. (**C**) Após a acromioplastia, note a retificação da superfície inferior do acrômio (linha tracejada) e o desaparecimento do gancho inferior.

Fig. 3-21. Exemplo de **osso acromial**. (**A**) Imagem de RM no plano axial ponderada em T1 mostrando o osso acromial (seta branca) não fundido ao restante do acrômio. (**B**) Para comparação, imagem de RM no plano axial ponderada em T1 mostrando o acrômio normal em paciente jovem, onde é possível notar tênue imagem linear de baixo sinal no local da fusão recente do núcleo de ossificação (setas brancas). (*) = articulação acromioclavicular.

ANATOMIA ÓSSEA

■ Processo coracóide

O processo coracóide é uma proeminência óssea anterior, situada no nível do colo da escápula, que se insinua entre o supra-espinhoso e o subescapular, criando o intervalo rotador e formando o seu limite medial. Os melhores planos para a avaliação do processo coracóide na RM são o axial e o sagital oblíquo (Figs. 3-23 e 3-24). O processo coracóide também é o sítio da inserção do tendão conjunto formado pela cabeça curta do bíceps braquial e o coracobraquial, que pode ser identificado na artroscopia (Fig. 3-25).

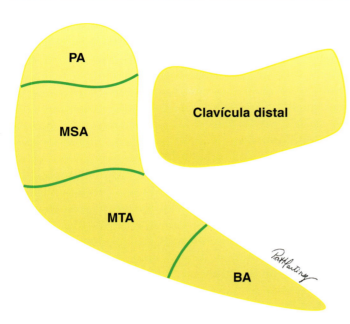

Fig. 3-22. Representação esquemática no plano axial dos **tipos de osso acromial**. PA = pré-acrômio; MSA = mesoacrômio; MTA = metacrômio; BA = base do acrômio.

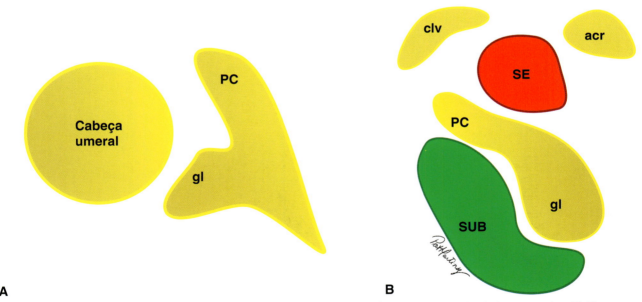

Fig. 3-23. Representações esquemáticas do **processo coracóide**, caracterizado como proeminência óssea anterior. (**A**) Plano axial. (**B**) Plano sagital. SE = supra-espinhoso; SUB = subescapular.

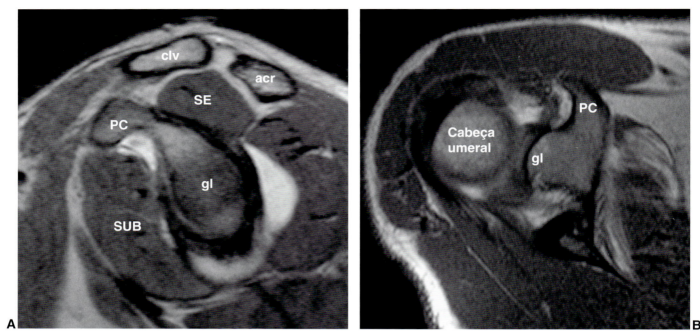

Fig. 3-24. Imagens de artroRM ponderada em T1, mostrando o **processo coracóide**. (**A**) Plano axial. (**B**) Plano sagital oblíquo.

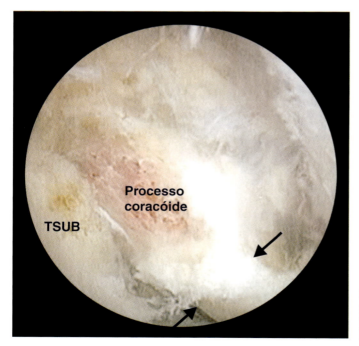

Fig. 3-25. Imagem artroscópica, mostrando o **processo coracóide** e sua relação com o TSUB e a inserção do tendão conjunto da cabeça curta do bíceps e do coracobraquial (setas).

Glenóide

A **fossa ou cavidade glenóide** é a porção mais medial da escápula, que se articula com a cabeça umeral e é circundada pelo *labrum* glenóide (Figs. 3-26 e 3-27). A cabeça umeral é cerca de quatro vezes maior que a fossa glenóide, porém apenas 30% de sua cartilagem articula-se com a cartilagem da glenóide. Isto faz com que o ombro seja a articulação do corpo humano com o maior arco de movimento, porém a mais suscetível à instabilidade. A superfície da glenóide é suavemente côncava, podendo existir graus variáveis de retificação, que caracterizam a glenóide hipoplásica (Fig. 3-28). Ao longo da margem anterior da glenóide existe uma reentrância que demarca o ponto de fusão dos dois centros de ossificação da glenóide, localizados entre os 2/5 superiores e os 3/5 inferiores, o que pode mimetizar fratura antiga.

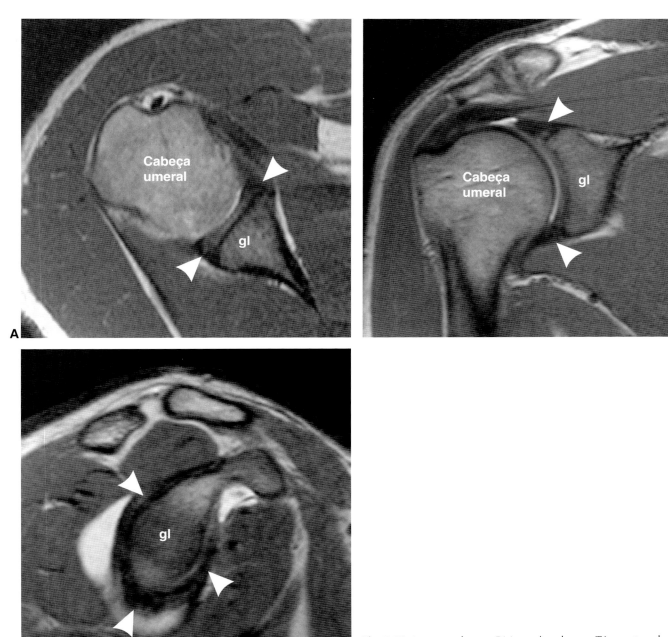

Fig. 3-26. Imagens de artroRM ponderadas em T1, mostrando a **glenóide**. (**A**) Plano axial. (**B**) Plano coronal oblíquo. (**C**) Plano sagital oblíquo. Pontas de seta = *labrum*.

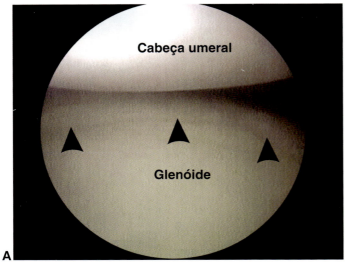
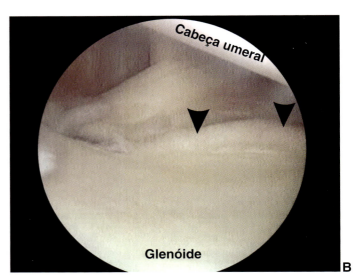
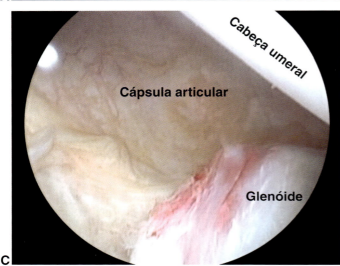

Fig. 3-27. Imagens artroscópicas da **glenóide**. (**A**) Portal posterior, mostrando a relação glenoumeral e o *labrum* (pontas de seta). (**B**) Portal posterior, onde é possível perceber a suave concavidade da glenóide. Pontas de seta = *labrum* anterior. (**C**) Visão superior, onde se identificam a margem da glenóide e a cápsula articular.

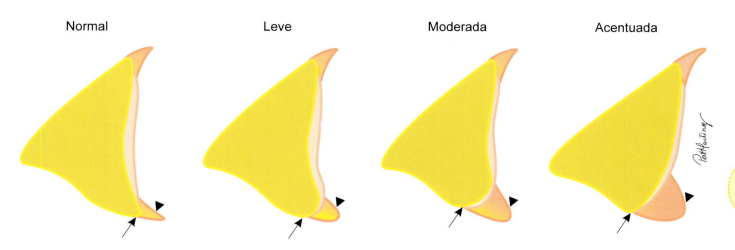

Fig. 3-28. Representação esquemática dos **tipos morfológicos da glenóide no plano axial**. **Glenóide normal**, cuja superfície articular é revestida por cartilagem e suavemente côncava, com suas margens terminando em ângulo agudo, continuando-se com o *labrum* glenóide, que apresenta formato geralmente triangular. **Glenóide levemente hipoplásica**, onde se observa discreta retificação da sua margem posterior, associada ao *labrum* menos triangular, com borda ligeiramente arredondada. **Glenóide com displasia moderada**, onde há maior retificação da sua margem posterior, associada a *labrum* hipertrófico e mais arredondado. **Glenóide com displasia acentuada**, com sua margem posterior retificada e encurtada, associada a *labrum* bastante hipertrófico e com borda romba. Note que as dimensões labrais são inversamente proporcionais ao grau de displasia da glenóide, em uma tentativa de aumentar a margem articular glenoumeral. Seta = margem posterior da glenóide; ponta de seta = *labrum* glenóide posterior.

ARTICULAÇÕES DO OMBRO

As **principais articulações do ombro** são a glenoumeral, a acromioclavicular, a esternoclavicular e a coracoclavicular, esta última presente em apenas 0,1 a 1,2% da população, articulando o processo coracóide à clavícula (Fig. 3-29).

Na artroRM do ombro são analisadas rotineiramente as articulações acromioclavicular e glenoumeral. A articulação acromioclavicular é avaliada nos planos axial, sagital e coronal oblíquos (Fig. 3-30). Já a articulação glenoumeral é mais bem avaliada nos planos axial, coronal oblíquo e em abdução e rotação externa (posição ABER) (Fig. 3-31).

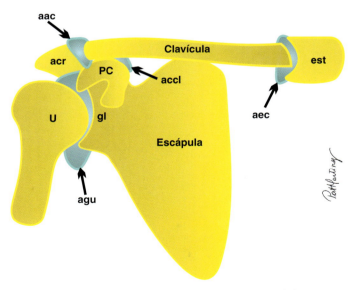

Fig. 3-29. Representação esquemática no plano coronal das **principais articulações do ombro**: articulação glenoumeral (agu); articulação acromioclavicular (aac); articulação esternoclavicular (aec); articulação coracoclavicular (accl).

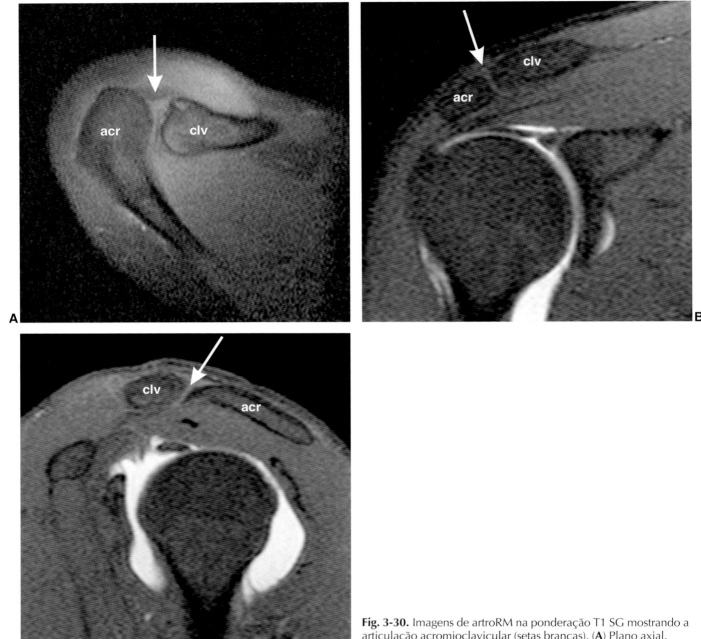

Fig. 3-30. Imagens de artroRM na ponderação T1 SG mostrando a articulação acromioclavicular (setas brancas). (**A**) Plano axial. (**B**) Plano coronal oblíquo. (**C**) Plano sagital oblíquo.

ANATOMIA ÓSSEA

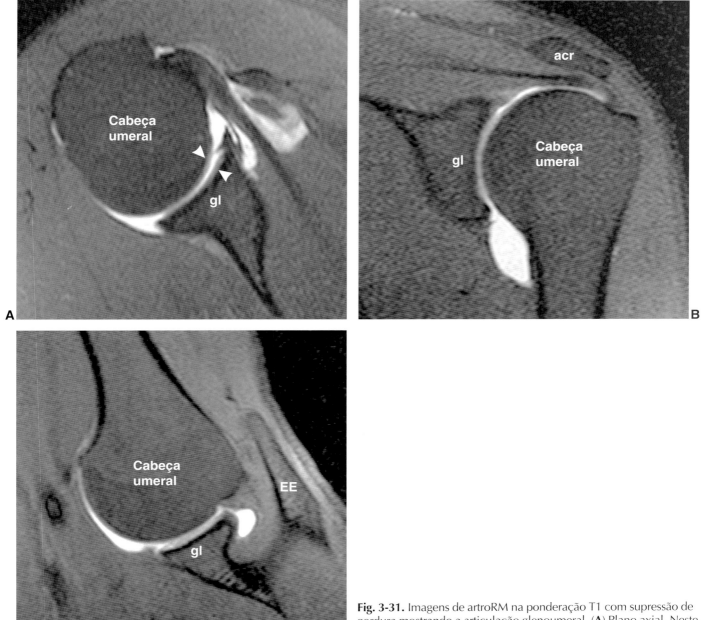

Fig. 3-31. Imagens de artroRM na ponderação T1 com supressão de gordura mostrando a articulação glenoumeral. (**A**) Plano axial. Neste plano, as cartilagens articulares (pontas de seta) são bem individualizadas. (**B**) Plano coronal oblíquo. (**C**) Plano ABER.

LEITURAS SUGERIDAS

Agur AMR, Dalley AF. *Grant's atlas of anatomy*. 11th ed. Philadelphia, PA: Lippincott Williams & Wilkins, 2005. p. 457-517.

Berquist TH, Peterson JJ. Shoulder and arm. In: Berquist TH. *MRI of the musculoskeletal system*. 5th ed. Philadelphia, PA: Lippincott Williams & Wilkins, 2006. p. 555-656.

Brasil Filho R, Filardi Filho CS, Menniti EL. Investigação do ombro. *Rev Bras Ortop* 1993;28:635-639.

Chen AL, Rokito AS, Zuckermen JD. The role of the acromioclavicular joint in impingement syndrome. *Clin Sports Med* 2003;22:343-357.

Edelson JG, Taitz C. Anatomy of the coraco-acromial arch: relation to degeneration of the acromion. *J Bone Joint Surg Br* 1992;74:589-594.

Edelson JG, Zuckerman J, Hershkovitz I. Os acromiale: anatomy and surgical implications. *J Bone Joint Surg Br* 1993;74:551-555.

Epstein RE, Schweitzer ME, Frieman BG et al. Hooked acromion: prevalence on MR images of painful shoulders. *Radiology* 1993;187:479-481.

Getz JD, Recht MP, Piraino DW et al. Acromial morphology: relation to sex, age, symmetry, and subacromial enthesophytes. *Radiology* 1996;199:737-742.

Greenspan A. *Orthopedic imaging – a practical approach*. 4th ed. Philadelphia, PA: Lippincott Williams & Wilkins, 2004:93-133.

Harper KW, Helms CA, Haystead CM et al. Glenoid dysplasia: incidence and association with posterior labral tears as evaluated on MRI. *AJR* 2005;184:984-988.

Haygood TM, Langlotz CP, Kneeland JB et al. Categorization of acromial shape: interobserver variability with MR imaging and conventional radiography. *AJR* 1994;162:1377-1382.

Manaster BJ, Andrews CL, Petersilge CA et al. Shoulder. In: *Diagnostic and surgical anatomy – musculoskeletal*. Salt Lake City, Utah. Amirsys Inc, 2006. p. 1-151.

Mayerhoefer ME, Breitenseher MJ, Roposch A et al. Comparison of MRI and conventional radiography for assessment of acromial shape. *AJR* 2005;184:671-675.

Munshi M, Davidson JM. Unilateral glenoid hypoplasia: unusual findings on MR arthrography. *AJR* 2000;175:646-648.

Neumann CH, Tirman PFJ, Steinbach LS et al. Normal anatomy. In: Steinbach LS, Tirman PFJ, Peterfy CG et al. (Eds.). *Shoulder Magnetic Resonance Imaging*. Philadelphia, PA: Lippincott-Raven, 1998. p. 1-36.

Park JG, Lee JK, Phelps CT. Os acromiale associated with rotator *cuff* impingement: MR imaging of the shoulder. *Radiology* 1994;193:255-257.

Prescher A. Anatomical basics, variations, and degenerative changes of the shoulder joint and shoulder girdle. *Eur J Radiol* 2000;35:88-102.

Stoller DW, Wolf EM, Li AE et al. The Shoulder. In: Stoller DW. *Magnetic resonance imaging in orthopaedics & sports medicine*. 3rd ed. Philadelphia: PA. Lippincott Williams & Wilkins, 2007 p. 1131-1461.

Uri DS, Kneeland JB, Herzog R. Os acromiale: evaluation of markers for identification on sagital and coronal oblique MR images. *Skeletal Radiol* 1997;26:31-34.

Anatomia Músculo-Tendínea

4

CONTEÚDO
TENDÃO DA CABEÇA LONGA DO BÍCEPS
MANGUITO ROTADOR
Conceito do *footprint*
LEITURAS SUGERIDAS

Do ponto de vista clínico, os músculos mais importantes na avaliação do ombro são a cabeça longa do bíceps braquial e aqueles que formam o manguito rotador. Os tendões normais têm baixo sinal em todas as seqüências de ressonância magnética (RM).

TENDÃO DA CABEÇA LONGA DO BÍCEPS

O **bíceps braquial** é formado pela cabeça curta, que se origina em conjunto com o músculo coracobraquial, no processo coracóide, e pela cabeça longa, que se origina geralmente no tubérculo supraglenóide. A **cabeça curta do bíceps** tem íntima relação com o músculo coracobraquial (CB), e o tendão da cabeça curta do bíceps (TCCB) insere-se juntamente com o tendão do coracobraquial no processo coracóide (Figs. 4-1 e 4-2). O **tendão da cabeça longa do bíceps** (TCLB) apresenta uma porção extra-articular que repousa no sulco intertuberositário ou bicipital, onde é circundado por uma bainha sinovial, e uma porção intra-articular extra-sinovial, localizada entre os tendões do supra-espinhoso e do subescapular (Figs. 4-3 e 4-4). A principal função motora do TCLB é atuar como flexor e supinador do antebraço, permanecendo ainda incerto o seu papel funcional no ombro. Entretanto, pela sua íntima relação anatômica com o manguito rotador, o *labrum* glenóide e os ligamentos glenoumerais e coracoumeral, é freqüente a associação de lesões nestas topografias.

No posicionamento em abdução e rotação externa (ABER), o TCLB é estirado e pode ser identificado junto à cabeça umeral, no mesmo plano da espinha da escápula. Também é possível identificar a sua inserção no tubérculo supraglenóide (Figs. 4-5 e 4-6).

Na artroscopia, podem ser bem individualizadas a inserção conjunta do coracobraquial e do TCCB no processo coracóide e a porção intra-articular do TCLB, identificada como uma estrutura tendínea com trajeto semivertical com relação à glenóide (Fig. 4-7), sendo possível avaliar desde a sua inserção na glenóide até a sua entrada no sulco intertuberositário (Fig. 4-8). Um recurso útil para a avaliação artroscópica do segmento extra-articular mais proximal do TCLB é a realização da manobra de tração, artifício que permite que parte do segmento extra-articular do TCLB (aproximadamente 2 cm) possa ser avaliada no interior da articulação (Fig. 4-9).

Nem sempre o TCLB se origina do tubérculo supraglenóide; ele também pode originar-se da base do processo coracóide ou do *labrum* glenóide, tanto anterior quanto posterior (Figs. 4-10 e 4-11).

O TCLB pode ser bífido no sulco bicipital, e um dos segmentos do tendão pode se localizar anteriormente ao tendão do subescapular. É importante distinguir estas variantes anatômicas de ruptura ou deslocamento traumático do tendão secundário à ruptura tendínea ou ligamentar (Figs. 4-12 e 4-13).

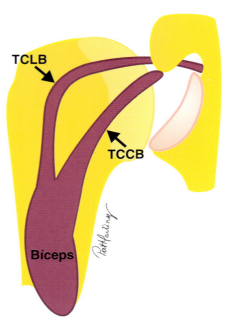

Fig. 4-1. Representação esquemática do **músculo bíceps braquial**, que se divide na cabeça longa, cuja inserção mais comum é no tubérculo supraglenóide, e na cabeça curta, que se insere no processo coracóide.

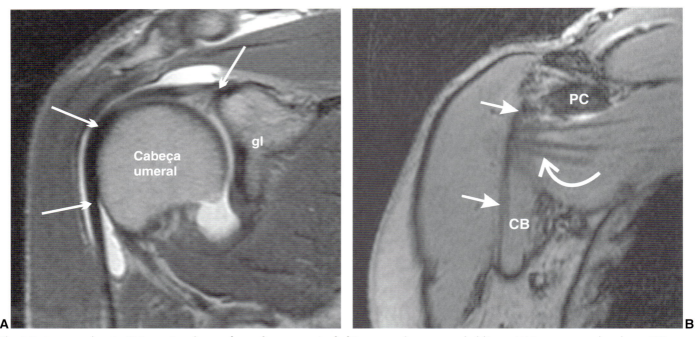

Fig. 4-2. Imagens de artroRM, mostrando as **cabeças longa e curta do bíceps** no plano coronal oblíquo. (**A**) Imagem ponderada em DP, mostrando o trajeto do TCLB (setas), até sua inserção na glenóide. (**B**) Seqüência gradiente-eco em plano anterior à imagem (A), mostrando a relação do TCCB (setas) com as fibras do TSUB (seta curva) e o músculo CB, e a sua inserção no PC.

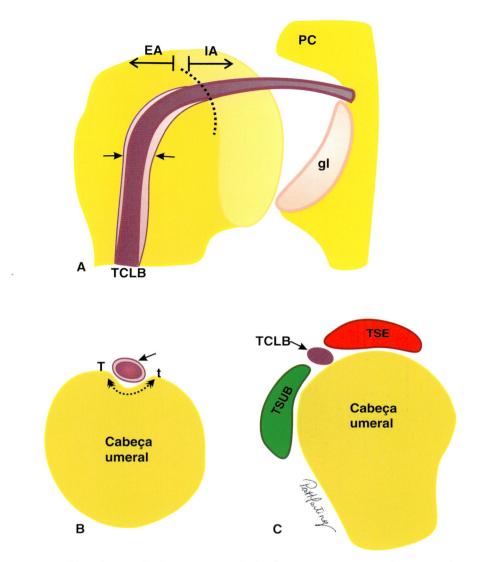

Fig. 4-3. Representações esquemáticas das **porções intra e extra-articular do TCLB**. (**A**) TCLB no plano coronal, visão anterior, mostrando suas porções extra-articular (EA), onde apresenta uma bainha sinovial (setas) e intra-articular (IA); linha tracejada – limite aproximado das porções extra e intra-articular do TCLB. (**B**) Porção extra-articular do TCLB no plano axial, circundado pela bainha sinovial (seta); seta dupla tracejada – goteira bicipital, limitada pelas tuberosidades maior (T) e menor (t). (**C**) Porção intra-articular do TCLB no plano sagital, mostrando sua relação com o TSE e o TSUB.

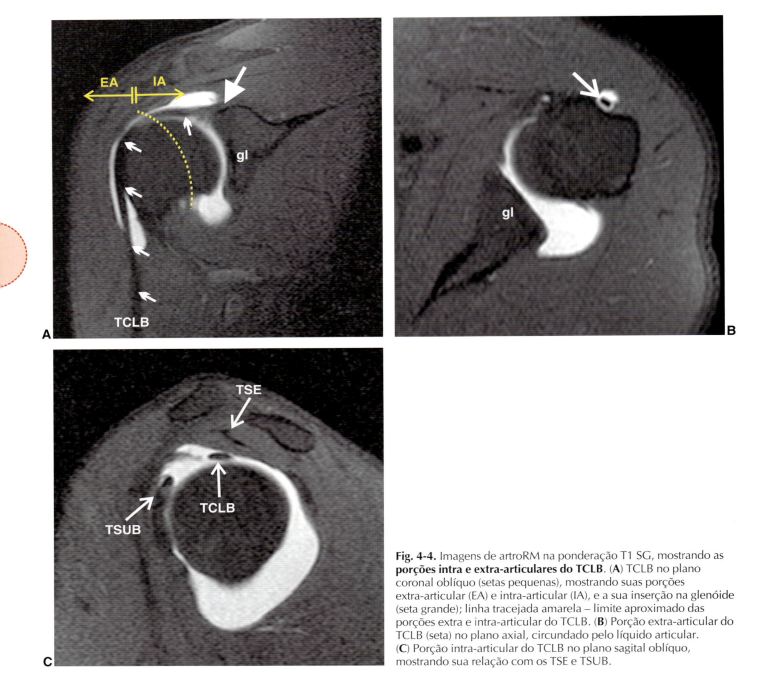

Fig. 4-4. Imagens de artroRM na ponderação T1 SG, mostrando as **porções intra e extra-articulares do TCLB**. (**A**) TCLB no plano coronal oblíquo (setas pequenas), mostrando suas porções extra-articular (EA) e intra-articular (IA), e a sua inserção na glenóide (seta grande); linha tracejada amarela – limite aproximado das porções extra e intra-articular do TCLB. (**B**) Porção extra-articular do TCLB (seta) no plano axial, circundado pelo líquido articular. (**C**) Porção intra-articular do TCLB no plano sagital oblíquo, mostrando sua relação com os TSE e TSUB.

Anatomia Músculo-Tendínea

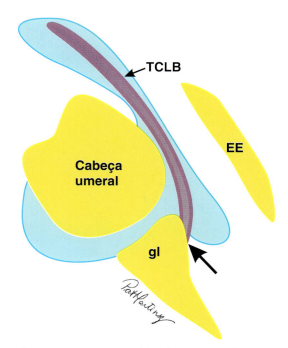

Fig. 4-5. Representação esquemática do **TCLB no plano ABER**, mostrando o TCLB junto à cabeça umeral, no mesmo plano da espinha da escápula, circundado pela bainha sinovial que se comunica com a cavidade articular. Seta preta – inserção do TCLB no tubérculo supraglenóide.

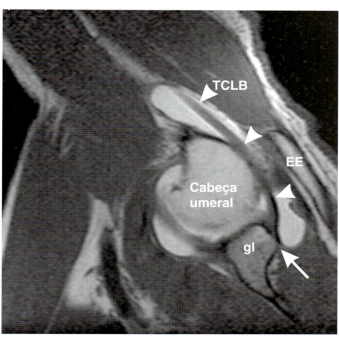

Fig. 4-6. Imagem de artroRM ponderada em T1, mostrando o **TCLB no plano ABER** (pontas de setas) e sua inserção no tubérculo supraglenóide (seta branca). Note que o contraste intra-articular estende-se também para a bainha do TCLB.

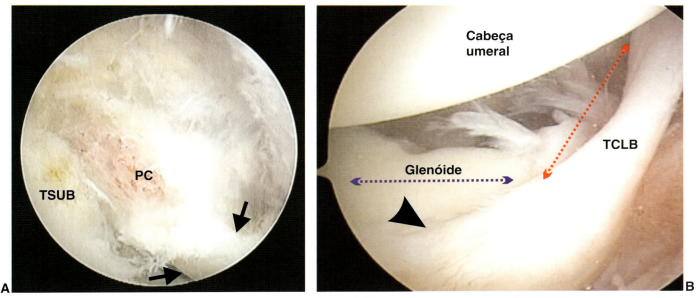

Fig. 4-7. Imagens artroscópicas da **inserção das cabeças curta e longa do bíceps**. (**A**) Inserção conjunta do CB/TCCB (setas) no processo coracóide. (**B**) TCLB próximo à sua inserção na glenóide (ponta de seta). Com o paciente em decúbito lateral e a glenóide paralela ao solo, o eixo normal do TCLB (linha pontilhada vermelha) é quase perpendicular ao eixo da glenóide (linha pontilhada azul).

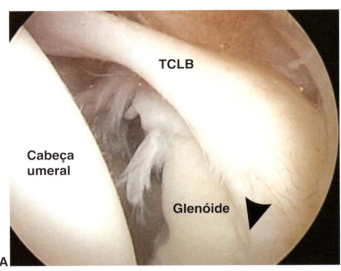 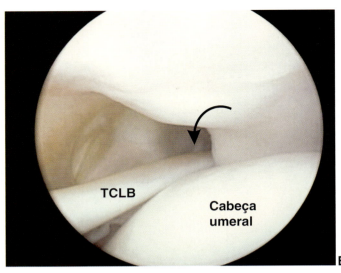

Fig. 4-8. Imagens artroscópicas do **TCLB**, portal posterior. (**A**) TCLB próximo à sua inserção na glenóide (ponta de seta). (**B**) Sulco intertuberositário (seta curva), a partir do qual o TCLB tem localização extra-articular.

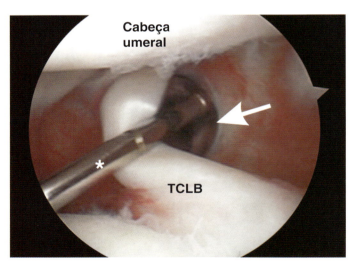

Fig. 4-9. Imagem artroscópica, portal posterior, mostrando a **manobra de tração do TCLB**. Com o instrumental artroscópico (asterisco), o TCLB é tracionado, permitindo que pequena parte da sua porção extra-articular seja avaliada no interior da articulação. A seta branca mostra o sulco intertuberositário.

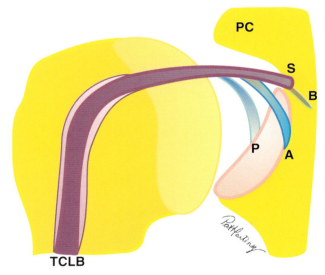

Fig. 4-10. Representação esquemática dos **tipos de origem do TCLB** no plano coronal: no tubérculo supraglenóide (S), na base do processo coracóide (B), no *labrum* anterior (A) ou no *labrum* posterior (P). Baseado em Detrisac DJ, Johnson LL. Biceps and subscapularis tendons. In Detrisac DJ, Johnson LL eds. Arthroscopic shoulder anatomy: pathologic and surgical implications. Thorofare, NJ: Slack, 1986:21-34.

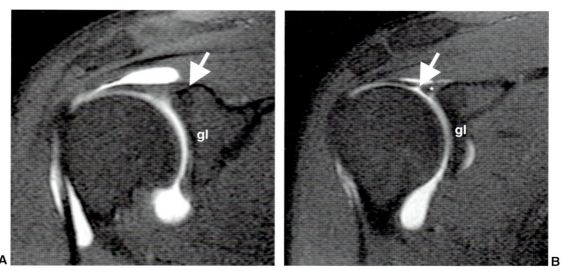

Fig. 4-11. Imagens de artroRM na ponderação T1 com supressão de gordura, mostrando **alguns tipos de origem do TCLB** no plano coronal. (**A**) Inserção de base larga no tubérculo supraglenóide. (**B**) Inserção no *labrum* anterior (asterisco). Setas brancas – inserção do TCLB.

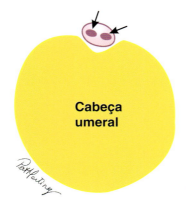

Fig. 4-12. Representação esquemática do **TCLB bífido** (setas).

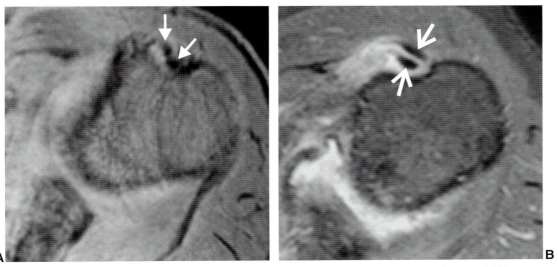

Fig. 4-13. (**A**) Imagem de RM no plano axial com técnica GRE ponderada em T2, mostrando **TCLB bífido** na goteira bicipital (setas). Note que é possível a identificação do TCLB mesmo sem líquido articular. (**B**) Imagem ponderada em DP SG em paciente com derrame articular, mostrando **TCLB com aspecto bífido** (setas), secundário à ruptura longitudinal, para comparação.

MANGUITO ROTADOR

O **manguito rotador** é um grupo de quatro músculos (supra-espinhoso, infra-espinhoso, subescapular e redondo menor) que, além de exercerem as funções motoras de adução, abdução e rotação, são os estabilizadores ativos da articulação glenoumeral (Quadro 4-1 e Figs. 4-14 a 4-21).

Os **tendões do manguito rotador** se originam da escápula e formam inserções tendíneas nas tuberosidades umerais, criando um envoltório que recobre a cabeça umeral, mais bem caracterizado no plano sagital (Figs. 4-22 a 4-27).

O tendão do supra-espinhoso (TSE), ou supra-espinal, origina-se na face póstero-superior da escápula, acima da espinha da escápula. Insere-se na faceta superior da tuberosidade maior, e sua principal função é a abdução, além de funcionar como um depressor da cabeça umeral.

O tendão do infra-espinhoso (TIE), ou infra-espinal, origina-se na face póstero-inferior da escápula, abaixo da espinha da escápula. Insere-se na faceta média da tuberosidade maior, e suas principais funções são a abdução e rotação lateral.

O tendão do redondo menor (TRMe) origina-se na face póstero-lateral da escápula, logo abaixo do tendão do infra-espinhoso. Insere-se na faceta inferior da tuberosidade maior, e sua principal função é a rotação externa.

O tendão do subescapular (TSUB) origina-se como um leque na face anterior da escápula, e suas fibras convergem lateralmente para formar um tendão largo que se insere na pequena tuberosidade umeral. Sua principal função é a rotação interna.

Nas imagens artroscópicas, nem sempre é fácil a identificação precisa do limite entre os tendões do supra e do infra-espinhoso. Um dado útil é a presença da "área nua" da cabeça umeral, que corresponde ao local da inserção do TIE. O tendão do subescapular, por sua vez, é bem individualizado apenas na sua porção mais superior (Fig. 4-28).

Quadro 4-1 Origem, inserção e principais funções dos tendões do manguito rotador

Tendão	Origem	Inserção	Função principal
Supra-espinhoso	Escápula póstero-superior (fossa supra-espinhal)	Faceta superior da grande tuberosidade	Abdução e elevação do braço no plano da escápula
Infra-espinhoso	Escápula póstero-inferior (fossa infra-espinhal)	Faceta média da grande tuberosidade	Rotação lateral (externa)
Redondo menor	Escápula látero-inferior	Faceta inferior da grande tuberosidade	Rotação lateral (externa)
Subescapular	Escápula anterior (fossa subescapular)	Pequena tuberosidade	Adução e rotação medial (interna)

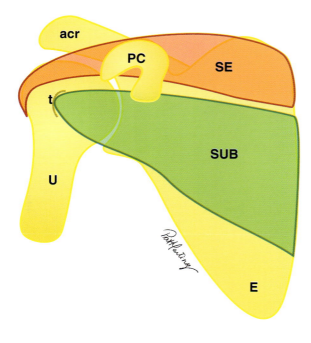

Fig. 4-14. Representação esquemática da **porção mais anterior do manguito rotador no plano coronal**, onde se identificam os ventres musculares do supra-espinhoso e do subescapular, separados pelo processo coracóide.

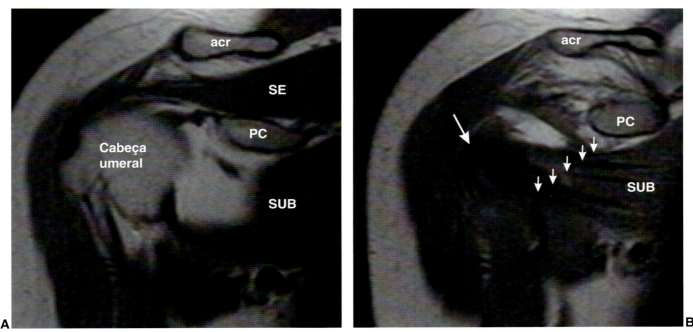

Fig. 4-15. Imagens de artroRM ponderada em T1 da **porção mais anterior do manguito rotador no plano coronal oblíquo**. (**A**) Plano no nível da cabeça umeral, mostrando os ventres musculares do supra-espinhoso e do subescapular, separados pelo processo coracóide. (**B**) Plano mais anterior, mostrando a transição miotendínea do subescapular, onde as fibras tendíneas (setas pequenas) confluem em forma de leque para se inserirem na tuberosidade menor (seta grande).

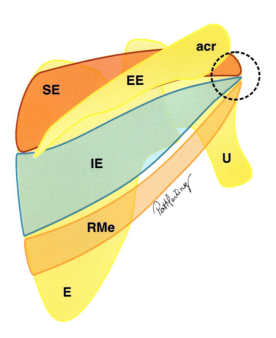

Fig. 4-16. Representação esquemática da **porção mais posterior do manguito rotador no plano coronal**, onde se identificam os ventres musculares do infra-espinhoso e do redondo menor e parte do supra-espinhoso.

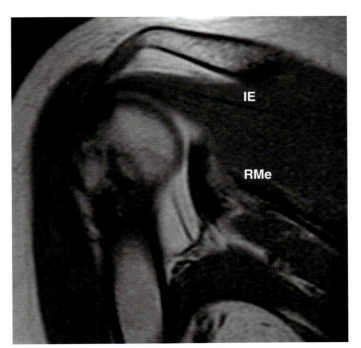

Fig. 4-17. Imagem de artroRM ponderada em T1 da **porção mais posterior do manguito rotador no plano coronal oblíquo**. Os ventres musculares do infra-espinhoso e do redondo menor são bem próximos, dificultando a sua diferenciação.

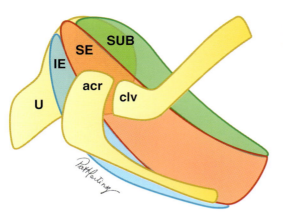

Fig. 4-18. Representação esquemática do **manguito rotador no plano axial**.

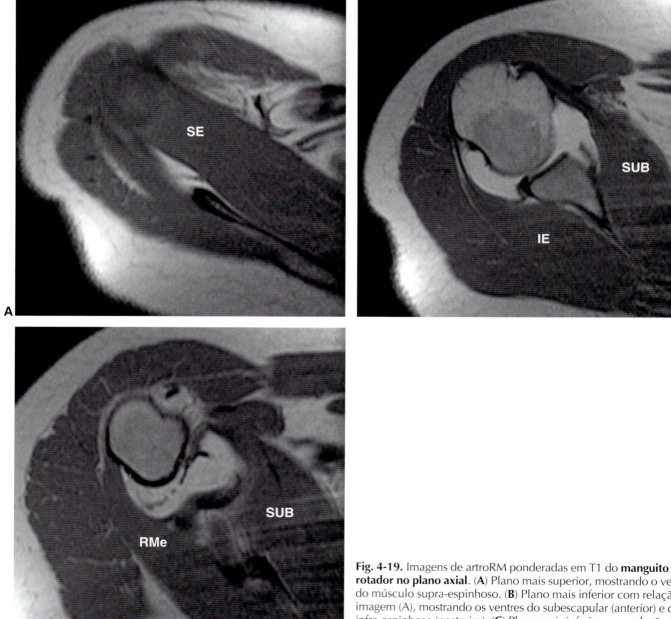

Fig. 4-19. Imagens de artroRM ponderadas em T1 do **manguito rotador no plano axial**. (**A**) Plano mais superior, mostrando o ventre do músculo supra-espinhoso. (**B**) Plano mais inferior com relação à imagem (A), mostrando os ventres do subescapular (anterior) e do infra-espinhoso (posterior). (**C**) Plano mais inferior com relação à imagem (B), mostrando os ventres do subescapular (anterior) e do redondo menor (posterior).

ANATOMIA MÚSCULO-TENDÍNEA

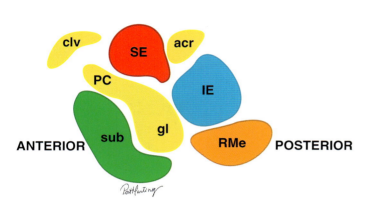

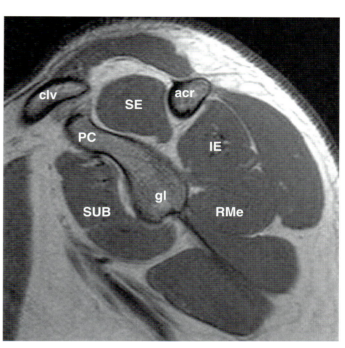

Fig. 4-20. Representação esquemática do **manguito rotador no plano sagital**, mostrando a relação dos músculos do manguito com a glenóide, processo coracóide, clavícula e acrômio.

Fig. 4-21. Imagem de artroRM ponderada em T1 do **manguito rotador no plano sagital**.

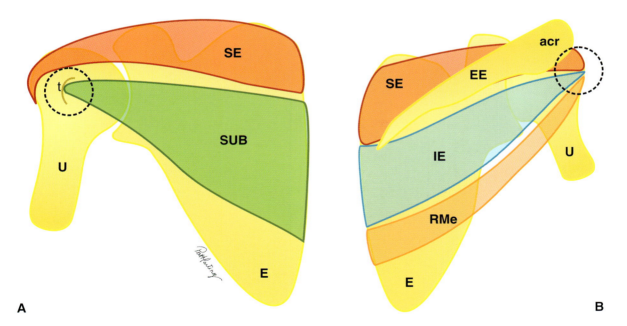

Fig. 4-22. Representações esquemáticas dos **tendões do manguito rotador no plano coronal**. (**A**) Porção mais anterior, mostrando a inserção do TSUB na tuberosidade menor. (**B**) Porção mais posterior, mostrando a inserção dos TSE, TIE e do TRMe.

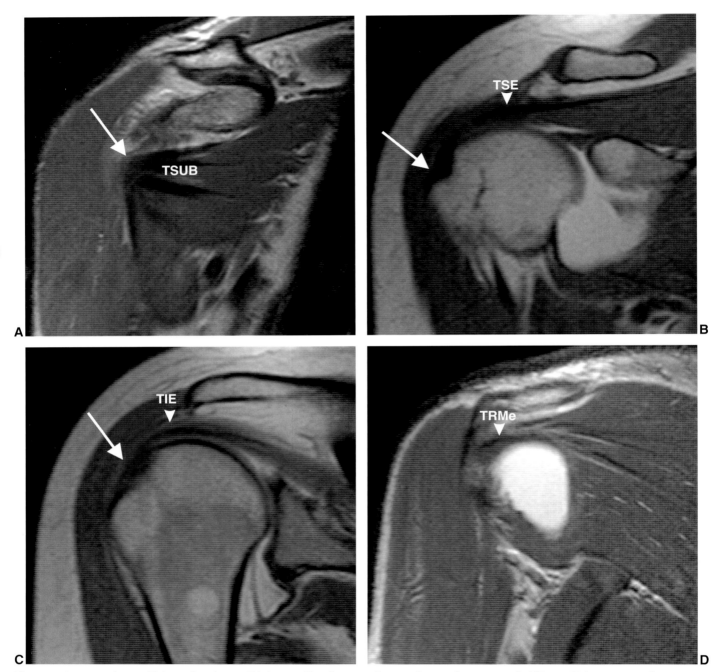

Fig. 4-23. Imagens de artroRM ponderadas em T1 dos **tendões do manguito rotador no plano coronal oblíquo**. (**A**) Imagem no plano coronal oblíquo mais anterior, mostrando a inserção do TSUB (seta). (**B**) Imagem posterior a (A), mostrando a inserção do TSE (seta). (**C**) Imagem imediatamente posterior a (B), mostrando a inserção do TIE (seta). (**D**) Imagem posterior a (C), mostrando o TRMe, cuja inserção nem sempre é bem vista no plano coronal.

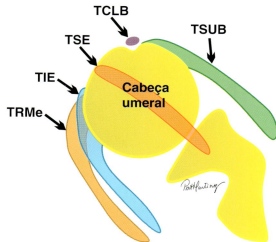

Fig. 4-24. Representação esquemática dos **tendões do manguito rotador no plano axial**, mostrando a relação dos tendões do manguito com a cabeça umeral. O TSE localiza-se no plano mais superior; o TSUB é identificado anteriormente, no mesmo plano do TIE (mais superior) e do TRMe (mais inferior).

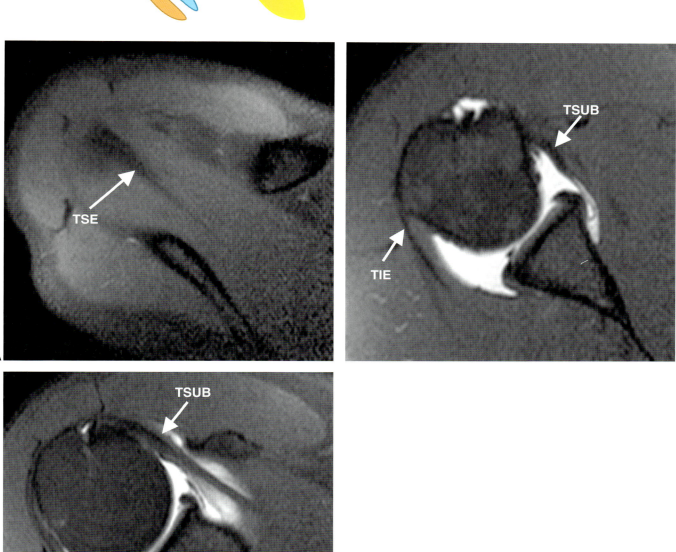

Fig. 4-25. Imagens de artroRM ponderadas em T1 SG, mostrando os **tendões do manguito rotador no plano axial**. (**A**) Plano axial mais superior, mostrando o TSE de permeio ao seu ventre muscular. (**B**) Plano axial imediatamente inferior a (A), mostrando o TIE posteriormente e o TSUB anteriormente. (**C**) Plano axial inferior a (B), mostrando o TRMe posteriormente e o TSUB anteriormente.

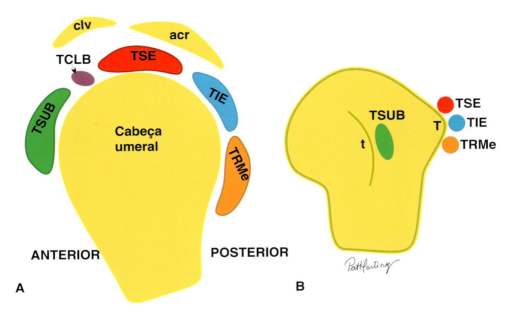

Fig. 4-26. Representações esquemáticas dos **tendões do manguito rotador no plano sagital**. (**A**) Relação dos tendões do manguito com a cabeça umeral, onde formam um envoltório, e com a glenóide, processo coracóide, clavícula e acrômio. (**B**) Sítios de inserção, respectivamente, do TSE na faceta superior, do TIE na faceta lateral e do TRMe na faceta inferior da tuberosidade maior, e também do TSUB subescapular na tuberosidade menor.

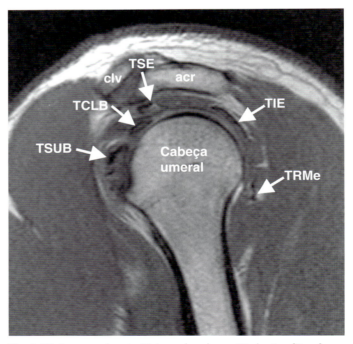

Fig. 4-27. Imagem de artroRM ponderada em T1 dos **tendões do manguito rotador no plano sagital oblíquo**.

ANATOMIA MÚSCULO-TENDÍNEA 61

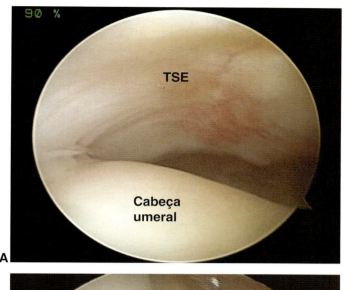

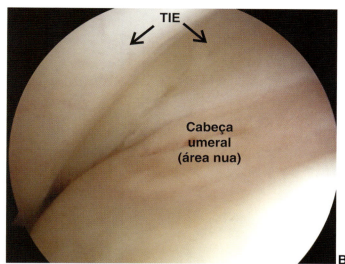

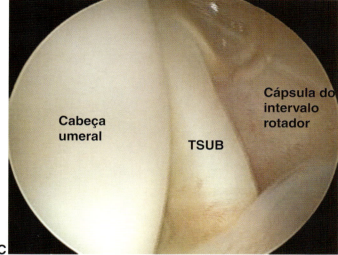

Fig. 4-28. Imagens artroscópicas, portal posterior, mostrando os **tendões do manguito rotador**. (**A**) TSE inserindo-se na cabeça umeral. (**B**) TIE e sua inserção na "área nua" da cabeça umeral. (**C**) Visão superior do TSUB, mostrando também sua relação com o intervalo rotador.

Conceito do *footprint*

O termo inglês *footprint* (cuja tradução literal é "pegada") é bastante utilizado na literatura ortopédica para designar o sítio da inserção tendínea. Inicialmente, referia-se apenas à inserção do TSE, porém, posteriormente, esta definição foi estendida aos outros tendões do manguito rotador. As imagens de artroRM na posição ABER são as ideais para a avaliação da inserção dos TSE e TIE (Figs. 4-29 e 4-30). Esta posição permite avaliar a extensão ântero-posterior da inserção, e como transmite tensão aos tendões do manguito rotador, algumas rupturas ficam mais evidentes em comparação aos planos convencionais. O TSE é identificado acima e junto à porção mais superior da espinha da escápula e o TIE abaixo e junto à porção mais inferior da espinha da escápula. No nível da espinha da escápula, ocorre a transição entre os dois tendões, cujos limites não são muito precisos, o que levou ao emprego do termo

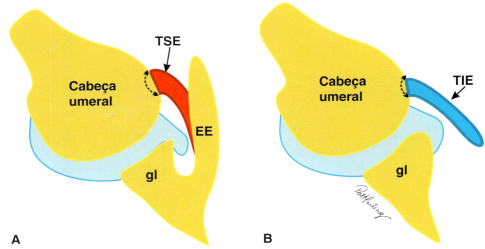

Fig. 4-29. Representações esquemáticas dos **tendões do manguito rotador no plano ABER**.
(**A**) Plano mais superior, mostrando o TSE, identificado no nível mais superior da espinha da escápula.
(**B**) Plano mais inferior, mostrando o TIE, identificado abaixo do nível da espinha da escápula.
O *footprint* é representado pela linha pontilhada.

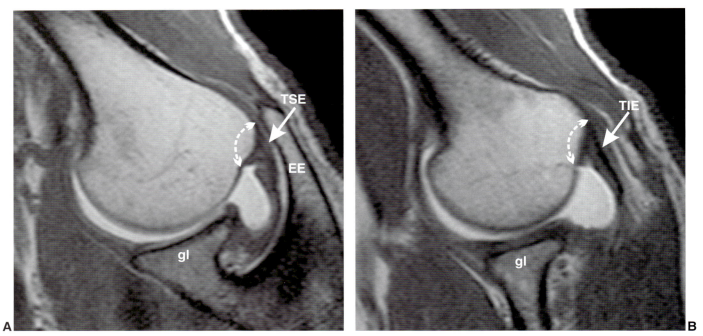

Fig. 4-30. Imagens de artroRM ponderadas em T1 dos **tendões do manguito rotador no plano ABER**. (**A**) Plano mais superior, mostrando o TSE, identificado no nível mais superior da espinha da escápula. (**B**) Plano mais inferior, mostrando o TIE, identificado abaixo do nível da espinha da escápula. O *footprint* é representado pela linha pontilhada.

"tendão conjunto" por vários autores, para denominar o tendão localizado nesta região de transição do manguito.

Deve ser lembrado que o *footprint* não é uma simples estrutura linear, mas sim uma complexa estrutura tridimensional que recobre boa parte da superfície da cabeça umeral. Na artroscopia, são identificadas as faces articulares dos tendões do manguito rotador, em especial do TSE, TIE e TSUB, assim como as suas inserções (*footprint*), tanto pelo portal anterior, quanto pelo portal posterior (Fig. 4-31). O portal lateral, por ser extra-articular, identifica melhor as alterações na superfície bursal do manguito rotador (Fig. 4-32).

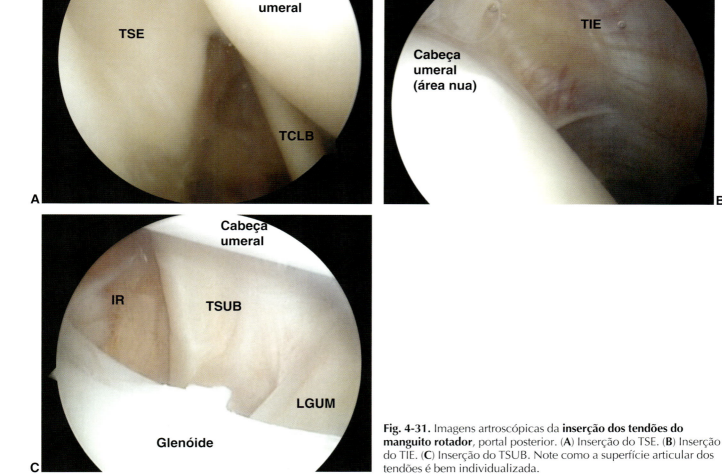

Fig. 4-31. Imagens artroscópicas da **inserção dos tendões do manguito rotador**, portal posterior. (**A**) Inserção do TSE. (**B**) Inserção do TIE. (**C**) Inserção do TSUB. Note como a superfície articular dos tendões é bem individualizada.

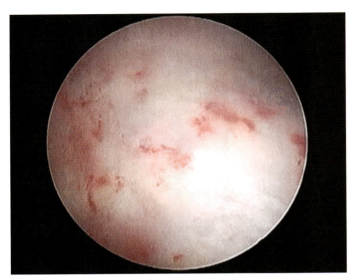

Fig. 4-32. Imagem artroscópica, portal lateral, mostrando a **superfície bursal do manguito rotador íntegro**.

LEITURAS SUGERIDAS

Agur AMR, Dalley AF. *Grant's atlas of anatomy*. 11th ed. Philadelphia, PA: Lippincott Williams & Wilkins, 2005. p. 457-517.

Bennett WF. Visualization of the anatomy of rotator interval and bicipital sheath. *Arthroscopy* 2001;17:107-111.

Berquist TH, Peterson JJ. Shoulder and arm. In: Berquist TH. *MRI of the musculoskeletal system*. 5th ed. Philadelphia, PA: Lippincott Williams & Wilkins, 2006. p. 555-656.

Bigoni BJ, Chung CB. MR imaging of the rotator cuff interval. *Magn Reson Imaging Clin N Am* 2004;12:61-73.

Chung CB, Dwek JR, Cho GJ *et al*. Rotator cuff interval: evaluation with MR imaging and MR arthrography of the shoulder in 32 cadavers. *J Comput Assist Tomogr* 2000;24:738-743.

Davis SJ, Teresi LM, Bradley WG, *et al*. Effect of arm rotation on MR imaging of the rotator cuff. *Radiology* 1991;181:265-268.

Detrisac DJ, Johnson LL. (Eds.). *Arthroscopic shoulder anatomy: pathologic and surgical implications*. Thorofare, NJ: Slack, 1986. p. 21-34.

Erickson SJ, Cox IH, Hyde JS *et al*. Effect of tendon orientation on MR imaging signal intensity: a manifestation of the "magic angle" phenomenon. *Radiology* 1991;181:389-392.

Greenspan A. *Orthopedic imaging – a practical approach*. 4th ed. Philadelphia, PA: Lippincott Williams & Wilkins, 2004. p. 93-133.

Kaplan PA, Bryan KC, Davick JP *et al*. MR imaging of the normal shoulder: variants and pitfalls. *Radiology* 1992;184:519-524.

Liou JTS, Wilson AJ, Totty WG *et al*. The normal shoulder: common variations that simulate pathologic conditions at MR imaging. *Radiology* 1993;186:435-441.

Manaster BJ, Andrews CL, Petersilge CA *et al*. Shoulder. In: *Diagnostic and surgical anatomy – musculoskeletal*. Salt Lake City, Utah: Amirsys Inc, 2006. p. 1-151.

Neumann CH, Tirman PFJ, Steinbach LS *et al*. Normal anatomy. In: Steinbach LS, Tirman PFJ, Peterfy CG *et al*. (Eds.). *Shoulder magnetic resonance imaging*. Philadelphia, PA: Lippincott-Raven, 1998. p. 1-36.

Prescher A. Anatomical basics, variations, and degenerative changes of the shoulder joint and shoulder girdle. *Eur J Radiol* 2000;35:88-102.

Rodosky MW, Harner CD, Fu FH. The role of the long head of the biceps muscle and superior glenoid labrum in anterior stability of the shoulder. *Am J Sports Med* 1994;22:121.

Saupe N, Pfirrmann CWA, Schmid MR *et al*. Association between rotator cuff abnormalities and reduced acromiohumeral distance. *AJR* 2006;187:376-382.

Stoller DW, Wolf EM, Li AE *et al*. The shoulder. In: *Magnetic resonance in orthopaedics & sports medicine*. 3rd ed. Philadelphia, PA: Lippincott Williams & Wilkins, 2007. p. 1131-1461.

Werner A, Mueller T, Boehm D *et al*. The stabilizing sling for the long head of the biceps tendon in the rotator cuff interval: a histoanatomic study. *Am J Sports Medial* 2000;28:28-31.

Anatomia Capsular e Ligamentar

5

CÁPSULA ARTICULAR

A **cápsula articular** insere-se ao longo do colo anatômico do úmero e da glenóide (Figs. 5-1 e 5-2). Enquanto a inserção posterior da cápsula não costuma mostrar variações, inserindo-se diretamente no *labrum* glenóide posterior, a sua inserção anterior é consideravelmente variável, dependendo do tamanho e da morfologia do recesso subescapular e da rotação do ombro (Quadro 5-1).

As inserções da cápsula articular, tanto na cabeça umeral quanto na glenóide, podem ser identificadas nas artroscopias de rotina (Fig. 5-3).

CONTEÚDO
CÁPSULA ARTICULAR
LIGAMENTOS GLENOUMERAIS
  Ligamento glenoumeral superior
  Ligamento glenoumeral médio
    Complexo de Buford
  Ligamento glenoumeral inferior
LIGAMENTOS SUPERFICIAIS
  Ligamento acromioclavicular superior e inferior
  Ligamento coracoumeral
  Ligamento coracoacromial
  Ligamento coracoclavicular
  Ligamento umeral transverso
  Ligamento escapular superior transverso
  Ligamento escapular inferior transverso
LEITURAS SUGERIDAS

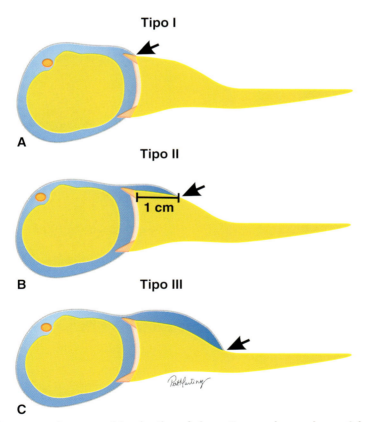

Fig. 5-1. Representação esquemática dos **tipos de inserção capsular no plano axial**. No tipo I, a cápsula insere-se, muito próxima ou diretamente, na base do *labrum* glenóide; no tipo II, a cápsula insere-se até 1 cm da base do *labrum* glenóide; e no tipo III, a cápsula insere-se a mais de 1 cm da base labral, no colo da glenóide. Setas = sítio da inserção da cápsula articular.

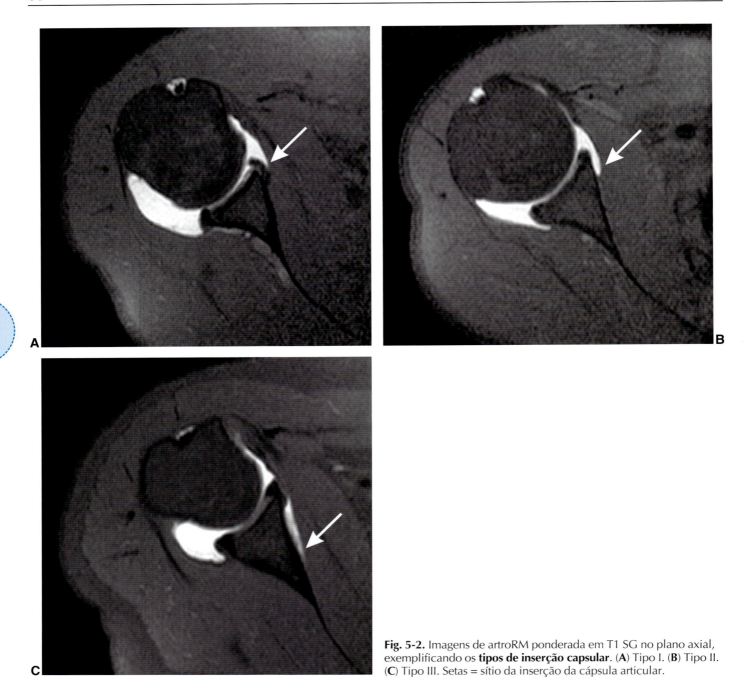

Fig. 5-2. Imagens de artroRM ponderada em T1 SG no plano axial, exemplificando os **tipos de inserção capsular**. (**A**) Tipo I. (**B**) Tipo II. (**C**) Tipo III. Setas = sítio da inserção da cápsula articular.

Os **ligamentos** representam bandas espessadas da cápsula articular. Nem todos os ligamentos estão presentes em todos os indivíduos; pelo contrário, é bastante freqüente a ausência de um ou mais ligamentos nos exames de artroRM ou nas artroscopias. A forma dos ligamentos também costuma ser variável. Alguns ligamentos são bem finos, de difícil identificação, enquanto outros são bastante espessos, podendo ser confundidos com corpos livres ou tecido labral. O trajeto dos ligamentos costuma ser relativamente previsível, porém suas origens e inserções podem variar bastante, ocorrendo tanto de forma isolada ou concomitante com outros ligamentos ou tendões, geralmente o tendão da cabeça longa do bíceps (TCLB).

LIGAMENTOS GLENOUMERAIS

Os **ligamentos glenoumerais** estendem-se das margens anterior e inferior da glenóide até a região do colo anatômico do úmero e são divididos em superior (LGUS), médio (LGUM) e inferior (LGUI) (Fig. 5-4).

Anatomia Capsular e Ligamentar

Quadro 5-1 Tipos de inserção capsular na glenóide

	Tipos de inserção capsular na glenóide
Tipo I	Muito próxima ou diretamente na base do *labrum* glenóide
Tipo II	A cerca de 1 cm da base labral
Tipo III	No colo da glenóide, a mais de 1 cm da base labral

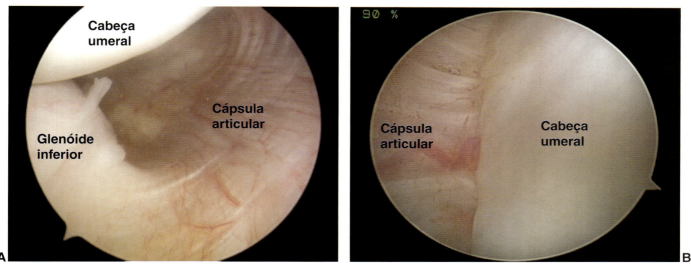

Fig. 5-3. Imagens artroscópicas da **cápsula articular**. (**A**) Inserção capsular na margem inferior da glenóide. (**B**) Inserção capsular na cabeça umeral.

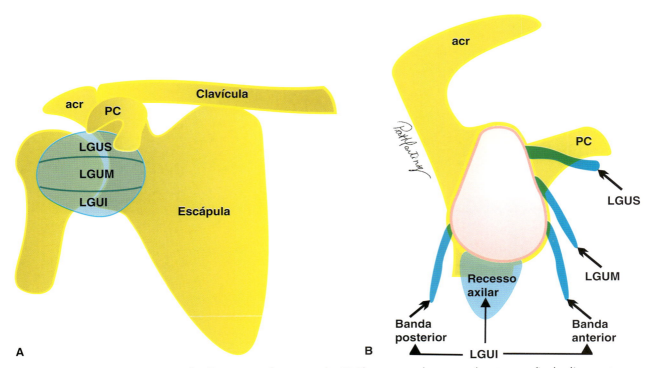

Fig. 5-4. Representação esquemática dos **ligamentos glenoumerais**. (**A**) Plano coronal, mostrando a topografia dos ligamentos glenoumerais com relação à cápsula articular anterior. (**B**) Plano sagital, mostrando os ligamentos glenoumerais superior, médio e as subdivisões do ligamento glenoumeral inferior (bandas anterior e posterior e recesso axilar).

Ligamento glenoumeral superior

O ligamento glenoumeral superior (LGUS) pode se originar no pólo superior da cavidade glenóide ou na base do processo coracóide, separadamente ou em conjunto com o TCLB, com o LGUM ou com o *labrum* glenóide ântero-superior, e insere-se superiormente à tuberosidade menor, na região do sulco bicipital. É o ligamento mais consistentemente observado, individualizado em até 97% das artroRM. Geralmente é fino, mas pode ser espesso quando o LGUM é ausente ou hipoplásico. Seu trajeto costuma ser paralelo ao processo coracóide no plano axial, e ele situa-se em topografia ântero-superior em relação ao TSUB, proximalmente e, mais distalmente, modifica a sua orientação, localizando-se abaixo do TCLB (Figs. 5-5 a 5-11).

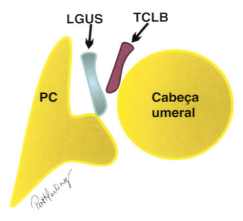

Fig. 5-5. Representação esquemática do **LGUS no plano axial**. Note como o LGUS tem um trajeto paralelo ao processo coracóide e é mais medial que o TCLB.

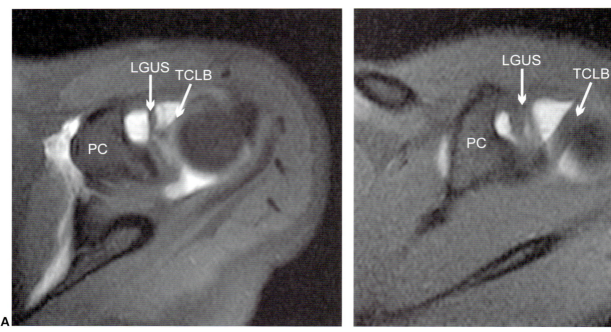

Fig. 5-6. Imagens de artroRM ponderada em T1 SG no plano axial, mostrando a localização do **LGUS no plano axial**. (**A**) LGUS fino, paralelo ao processo coracóide e medial ao TCLB. (**B**) Imagem de outro paciente, que apresenta LGUS espesso (variante anatômica).

Anatomia Capsular e Ligamentar

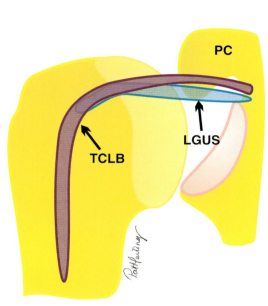

Fig. 5-7. Representação esquemática do **LGUS no plano coronal**. Note como o LGUS proximalmente é anterior ao TCLB e, mais distalmente, modifica sua orientação, localizando-se abaixo do TCLB.

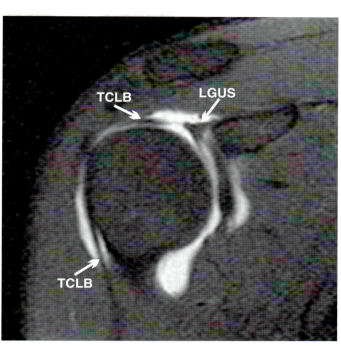

Fig. 5-8. Imagem de artroRM ponderada em T1 SG no plano coronal, mostrando o **LGUS** originando-se do tubérculo supraglenóide, imediatamente anterior ao TCLB.

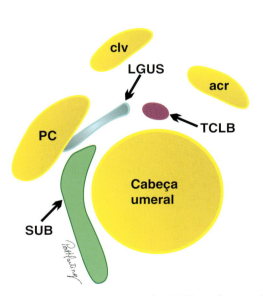

Fig. 5-9. Representação esquemática do **LGUS no plano sagital**, mostrando sua localização junto ao processo coracóide, anterior ao TCLB e ao subescapular.

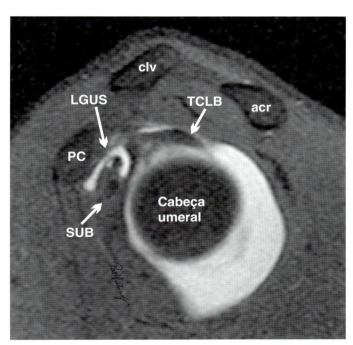

Fig. 5-10. Imagem de artroRM ponderada em T1 SG no plano sagital, mostrando o **LGUS** posterior ao processo coracóide e anterior ao TCLB e ao subescapular.

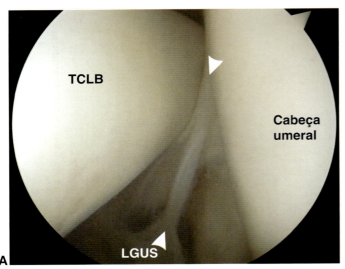 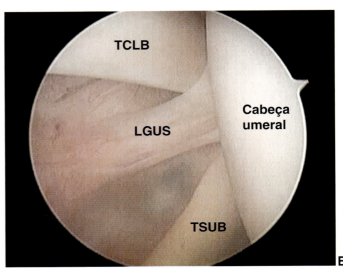

Fig. 5-11. Imagens artroscópicas do **LGUS** em pacientes diferentes, portal posterior. (**A**) LGUS (entre pontas de setas), caracterizado, neste caso, como estrutura fina, paralela à cabeça umeral, e em íntima relação com o TCLB. (**B**) LGUS mais espesso, e sua localização entre o TCLB e o TSUB.

Ligamento glenoumeral médio

O **ligamento glenoumeral médio** (LGUM) é identificado entre o tendão do subescapular (TSUB) e o *labrum* anterior. Com o braço em rotação externa, o LGUM é estirado e facilmente identificado no plano axial (Figs. 5-12 e 5-13), apesar de também poder ser identificado nos planos coronal e sagital oblíquos, dependendo da sua orientação espacial (Figs. 5-14 a 5-17). Em rotação interna, ele tem aspecto redundante e sofre migração medial, anterior ao colo da escápula, podendo mimetizar corpo livre ou LGUM ausente. É o mais variável dos ligamentos em relação a tamanho, espessura e sítio de inserção, podendo estar ausente em até 30% dos indivíduos (Fig. 5-18). Origina-se mais freqüentemente do colo da fossa glenóide ou da porção superior do *labrum* anterior, imediatamente abaixo do LGUS. O mais comum é uma origem conjunta do LGUM com o LGUS, mas ele pode também ter origem conjunta com o LGUS e o TCLB ou originar-se sozinho. Insere-se na face anterior do colo anatômico do úmero, na base da tuberosidade menor.

Na artroscopia, o LGUM também é individualizado como a única estrutura localizada entre a margem anterior da glenóide e o TSUB (Fig. 5-19).

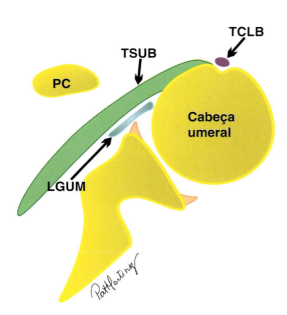 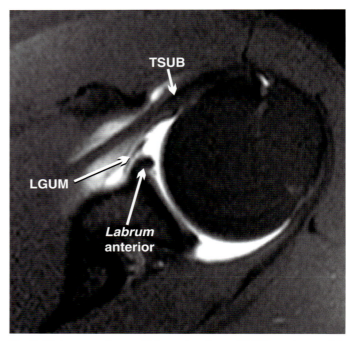

Fig. 5-12. Representação esquemática do **LGUM no plano axial**, situado entre o TSUB e o *labrum* anterior.

Fig. 5-13. Imagem de artroRM ponderada em T1 SG no plano axial, mostrando o **LGUM** e a sua relação com o *labrum* e o TSUB.

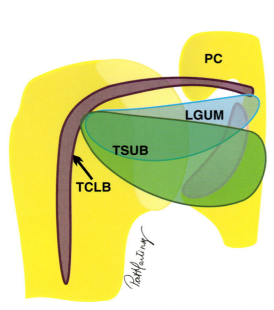

Fig. 5-14. Representação esquemática do **LGUM no plano coronal**, situado posteriormente ao TSUB.

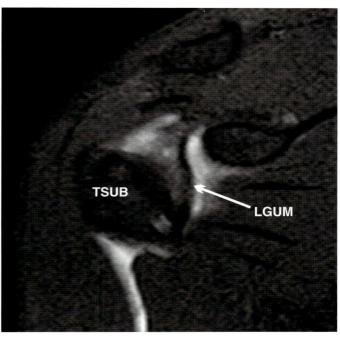

Fig. 5-15. Imagem de artroRM ponderada em T1 SG no plano coronal oblíquo, mostrando o **LGUM** e a sua íntima relação com o TSUB.

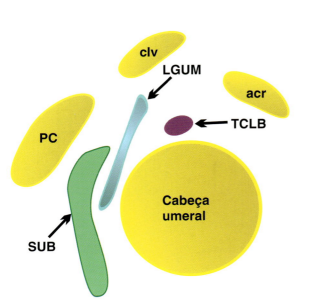

Fig. 5-16. Representação esquemática do **LGUM no plano sagital**, situado posteriormente ao TSUB e anteriormente ao TCLB.

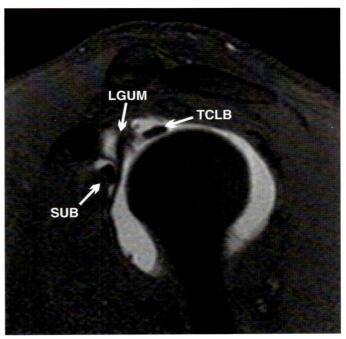

Fig. 5-17. Imagem de artroRM ponderada em T1 SG no plano sagital oblíquo, mostrando o **LGUM** e a sua relação com o TSUB e o TCLB.

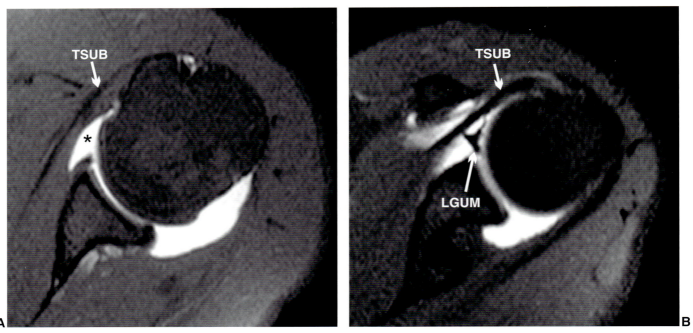

Fig. 5-18. Imagens de artroRM no plano axial, ponderada em T1 SG, mostrando algumas **variações do LGUM**. (**A**) LGUM ausente. Não se identifica nenhuma estrutura na topografia habitual do LGUM (*). (**B**) LGUM com forma triangular, mimetizando fragmento labral destacado.

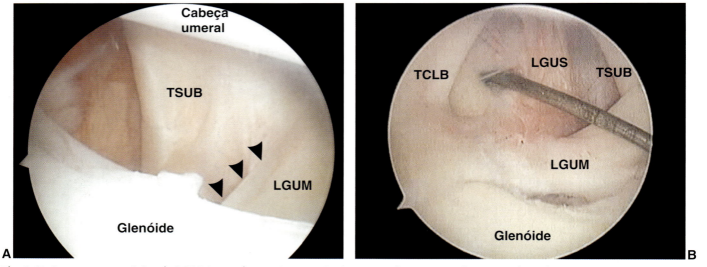

Fig. 5-19. Imagem artroscópica do **LGUM**, portal posterior. (**A**) LGUM (pontas de seta), situado entre a glenóide anterior e o TSUB. (**B**) LGUM em outro paciente, também situado entre a glenóide e o TSUB, nesse caso apresentando origem conjunta com o TCLB. Note a sua relação com o LGUS.

Complexo de Buford

A espessura do LGUM costuma ser inversamente proporcional ao *labrum* anterior: quanto mais hipoplásico for o *labrum*, mais espesso é o LGUM. O **complexo de Buford**, presente em 1,5 a 5% da população, é definido como hipoplasia acentuada ou ausência completa da porção ântero-superior do *labrum*, em associação com o LGUM bastante espessado, que se insere diretamente no *labrum* superior ou na glenóide anteriormente ao TCLB (Fig. 5-20). Foram descritos poucos casos de duplicação do LGUM, o que pode ser de difícil diferenciação com ruptura longitudinal cicatrizada.

Na artroscopia, o complexo de Buford é identificado pelo aspecto em "cordão" do LGUM, em associação ao tecido labral hipoplásico ou ausente (Fig. 5-21).

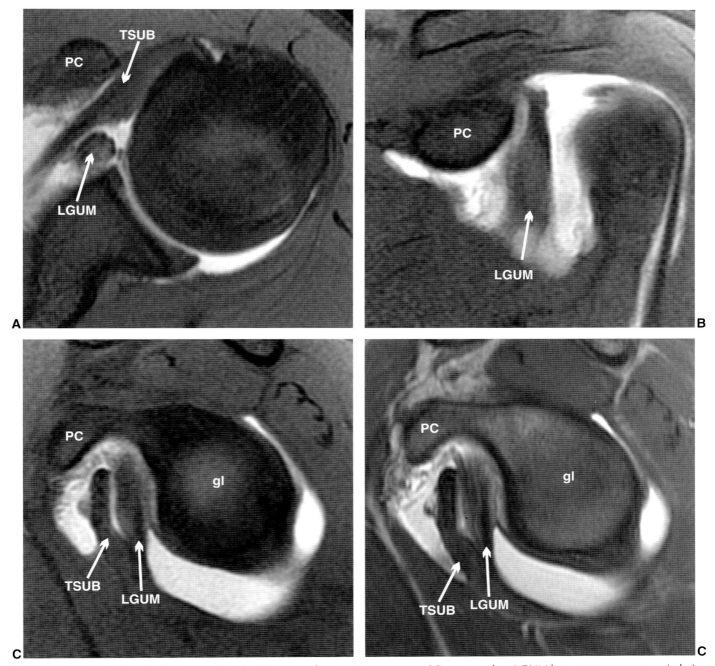

Fig. 5-20. Complexo de Buford. Imagens de artroRM na ponderação T1 com e sem SG, mostrando o LGUM bastante espesso, associado à ausência quase completa do *labrum* anterior. (**A**) Plano axial, mostrando o LGUM espessado. Note a hipoplasia acentuada do *labrum* anterior e o *labrum* posterior normal. (**B**) Plano coronal oblíquo, mostrando o LGUM espesso lateral ao processo coracóide. (**C**) Plano sagital oblíquo, mostrando que o LGUM é mais espesso que o tendão do subescapular, localizado anteriormente. (**D**) Plano sagital oblíquo sem supressão de gordura no mesmo paciente para comparação, mesmo plano da imagem (C).

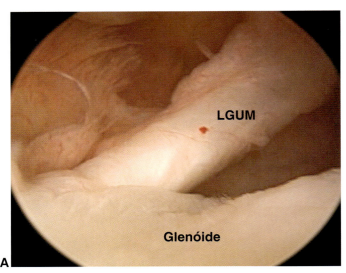
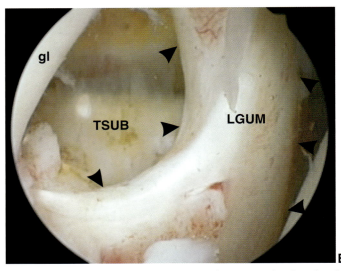

Fig. 5-21. Imagens artroscópicas do **complexo de Buford** em pacientes distintos. (**A**) Mostrando o LGUM espessado, não sendo identificado tecido labral significativo na margem anterior da glenóide. (**B**) LGUM bastante espesso, com aspecto em "cordão" (pontas de seta), associado à ausência de tecido labral na margem anterior da glenóide.

Ligamento glenoumeral inferior

O **ligamento glenoumeral inferior** (LGUI), também chamado de complexo ligamentar glenoumeral inferior (CLGUI), possui uma **banda anterior** (a porção mais importante na manutenção da estabilidade da articulação glenoumeral), uma **banda posterior**, e, entre elas, um recesso denominado **bolsa ou recesso axilar** (Figs. 5-22 a 5-27). O LGUI normal sempre se origina do *labrum* glenóide inferior, sendo que as bandas anterior e posterior se unem e contribuem para a formação do *labrum* ântero-inferior e póstero-inferior, respectivamente. O LGUI insere-se no aspecto inferior do colo anatômico do úmero como um colar (todo o LGUI insere-se inferiormente à margem articular da glenóide) ou, menos freqüentemente, em forma de "V" (as bandas anterior e posterior inserem-se junto à margem articular da glenóide, e o recesso axilar insere-se no ápice do "V", distalmente à margem articular). A melhor posição para a avaliação do LGUI é em abdução e rotação externa

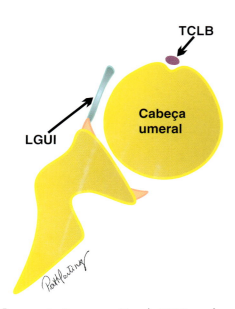

Fig. 5-22. Representação esquemática do **LGUI no plano axial**, mostrando a banda anterior originando-se do *labrum* anterior.

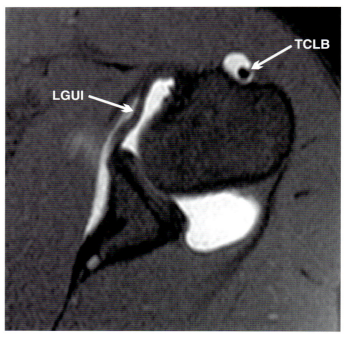

Fig. 5-23. Imagem de artroRM ponderada em T1 SG no plano axial, mostrando o **LGUI**. A banda posterior costuma ser mais fina e nem sempre é identificada no plano axial.

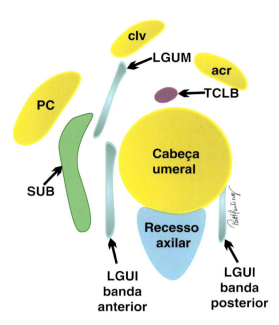

Fig. 5-24. Representação esquemática do **LGUI no plano sagital**, mostrando as bandas anterior e posterior e o recesso axilar, e sua relação com o LGUM e o TSUB.

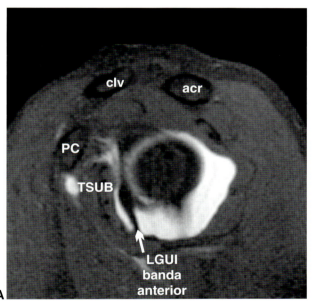

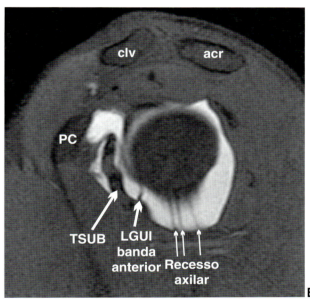

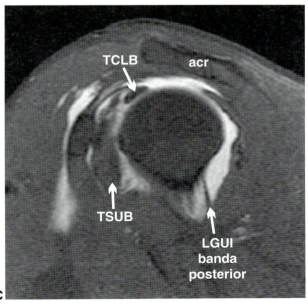

Fig. 5-25. Imagens de artroRM ponderadas em T1 SG, mostrando o **LGUI no plano sagital oblíquo**. (**A**) Banda anterior do LGUI, situada posteriormente ao TSUB. (**B**) Recesso axilar (setas finas), situado entre as bandas anterior e posterior. (**C**) Banda posterior do LGUI, situada posteriormente ao recesso axilar.

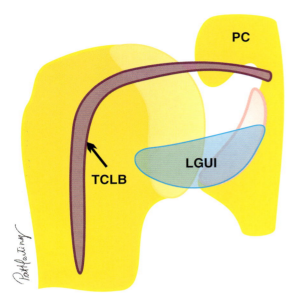

Fig. 5-26. Representação esquemática do **LGUI no plano coronal**.

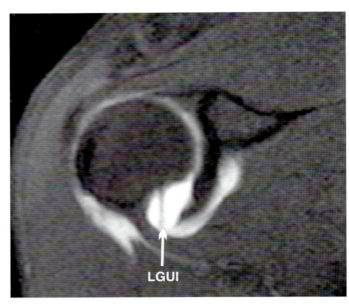

Fig. 5-27. Imagem de artroRM ponderada em T1 SG no plano coronal oblíquo, mostrando parte do **LGUI**.

(ABER), pois o ligamento é estirado e identificado em toda a sua extensão (Figs. 5-28 e 5-29). Recentemente, foi descrito na literatura o **ligamento espiral**, que aparece como uma duplicidade da banda anterior do LGUI, estende-se do componente axilar do LGUI, tem cursos superior e lateral e funde-se com o LGUM.

Na artroscopia, é possível identificar o LGUI e sua relação com o *labrum* e a margem inferior da glenóide (Fig. 5-30), assim como a inserção capsular na cabeça umeral (Fig. 5-31). As bandas anterior e posterior são bem caracterizadas por áreas de espessamento da cápsula articular (Fig. 5-32).

Entre os ligamentos glenoumerais existem aberturas permitindo comunicação da cavidade articular com o recesso subescapular. Entre os LGUS e LGUM esta abertura é denominada **forame de Weitbrecht**, e entre os LGUM e LGUI é denominada **forame de Rouvière** (Figs. 5-33 e 5-34).

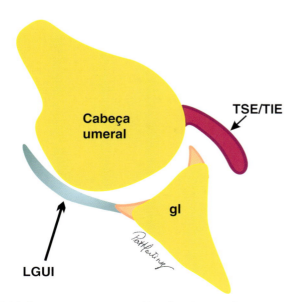

Fig. 5-28. Representação esquemática do **LGUI no plano ABER**, mostrando o ligamento em toda a sua extensão e sua inserção labral.

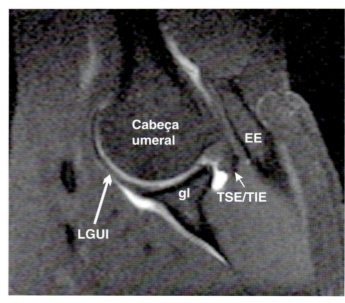

Fig. 5-29. Imagem de artroRM ponderada em T1 SG no plano ABER, mostrando a **porção anterior do LGUI**.

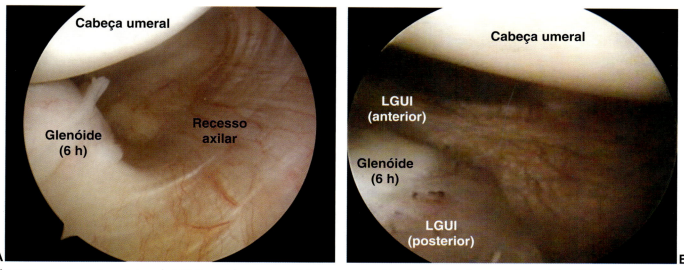

Fig. 5-30. Imagens artroscópicas do **LGUI**, portal posterior. (**A**) Recesso axilar, identificado inferiormente à glenóide. (**B**) Imagem mostrando as bandas anterior e posterior do LGUI.

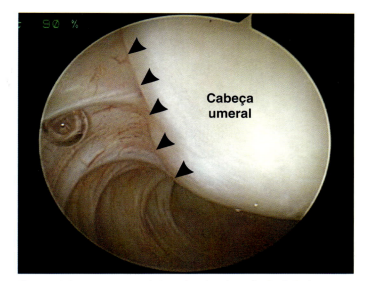

Fig. 5-31. Imagens artroscópicas da **cápsula articular inferior**, portal posterior, mostrando a sua inserção na cabeça umeral (pontas de seta).

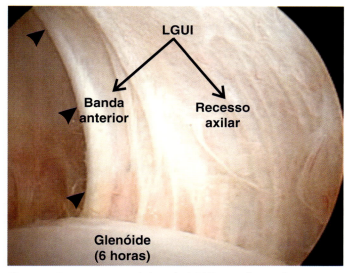

Fig. 5-32. Imagens artroscópicas do **LGUI**, portal posterior, mostrando a identificação da banda anterior, caracterizada pelo espessamento da cápsula articular.

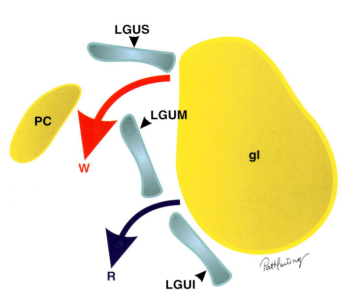

Fig. 5-33. Representação esquemática no plano sagital dos **forames de Weitbrecht e de Rouvière**, representados pelas setas curvas e localizados entre os ligamentos glenoumerais.

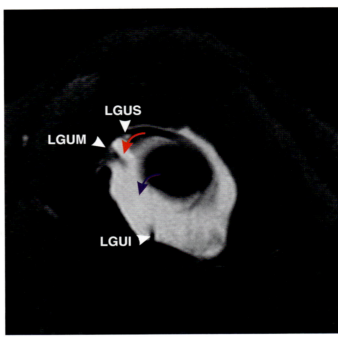

Fig. 5-34. Imagem de artroRM com seqüências ponderadas em T1 SG no plano sagital oblíquo, mostrando a livre passagem do meio de contraste entre os ligamentos glenoumerais e a topografia dos **forames de Weitbrecht** (seta curva vermelha) **e de Rouvière** (seta curva azul).

LIGAMENTOS SUPERFICIAIS

Além dos ligamentos glenoumerais, existem outros ligamentos mais superficiais entre a cabeça umeral, o acrômio, a clavícula e a escápula (Fig. 5-35). Nem todos os ligamentos glenoumerais mais superficiais são identificados nas imagens de RM ou artroRM, e poucos destes ligamentos são individualizados nas artroscopias de rotina.

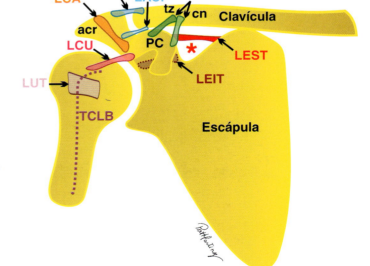

Fig. 5-35. Representação esquemática dos **ligamentos superficiais no plano coronal**. LACS = ligamento acromioclavicular superior; LACI = ligamento acromioclavicular inferior; LCA = ligamento coracoacromial; LCU = ligamento coracoumeral; LCC = ligamento coracoclavicular; tz = banda trapezóide do ligamento coracoclavicular; cn = banda conóide do ligamento coracoclavicular; LEST = ligamento escapular superior transverso; LEIT = ligamento escapular inferior transverso; LUT = ligamento umeral transverso, recobrindo a porção extra-articular mais superior do TCLB (representado pelas linhas tracejadas). (*) = entalhe supra-escapular.

Ligamento acromioclavicular superior e inferior

Os **ligamentos acromioclaviculares superior e inferior** (LACS e LACI) localizam-se acima e abaixo da articulação acromioclavicular, respectivamente, servindo como um reforço articular (Fig. 5-36).

Ligamento coracoumeral

O **ligamento coracoumeral** (LCU) origina-se na face lateral do processo coracóide, inferiormente à origem do ligamento coracoacromial, e cursa em direção horizontal para se inserir na tuberosidade maior, lateralmente ao sulco bicipital. Tem íntima relação com os TCLB, TSUB e tendão do supra-espinhoso (TSE), funcionando como estabilizador do TCLB ao prevenir sua subluxação medial (Fig. 5-37).

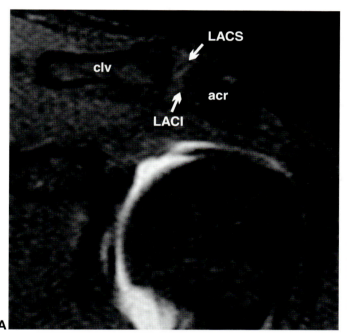
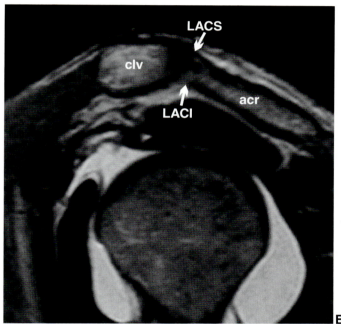

Fig. 5-36. Ligamentos acromioclaviculares superior e inferior. Imagens de artroRM, mostrando os ligamentos acromioclaviculares superior e inferior (setas). (**A**) Plano coronal oblíquo, ponderação T1 SG. (**B**) Plano sagital oblíquo, ponderação DP.

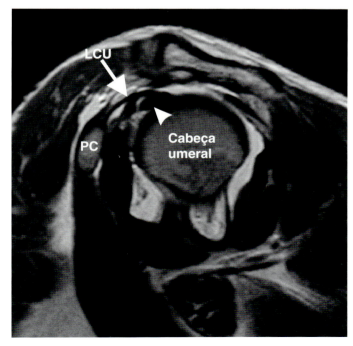

Fig. 5-37. Ligamento coracoumeral. Imagem de artroRM ponderada em DP, mostrando o LCU no plano sagital oblíquo (seta) e a sua relação com o TCLB (ponta de seta).

Ligamento coracoacromial

O **ligamento coracoacromial** (LCA) é uma forte estrutura triangular ou bífida que se origina do bordo lateral do processo coracóide e se insere nas superfícies anterior, lateral e inferior do acrômio. Faz parte do teto da articulação glenoumeral e reforça a porção inferior da articulação acromioclavicular (Fig. 5-38). Além dos ligamentos glenoumerais, é um dos poucos ligamentos mais superficiais identificados na artroscopia (Fig. 5-39).

Ligamento coracoclavicular

O **ligamento coracoclavicular** (LCC) divide-se em bandas conóide (localizada posterior e medialmente, com trajeto vertical) e trapezóide (localizada anterior e lateralmente, com trajeto mais oblíquo), prevenindo o deslocamento superior da clavícula, estabilizando a articulação acromioclavicular (Fig. 5-40).

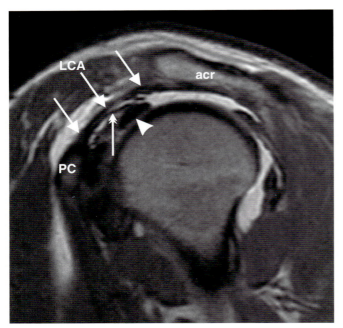

Fig. 5-38. Ligamento coracoacromial. Imagem de artroRM ponderada em DP, mostrando o LCA no plano sagital oblíquo (setas) e a sua relação com o TCLB (ponta de seta) e o LCU (seta dupla).

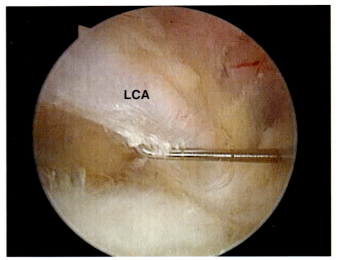

Fig. 5-39. Imagem artroscópica, portal lateral, mostrando o **ligamento coracoacromial**.

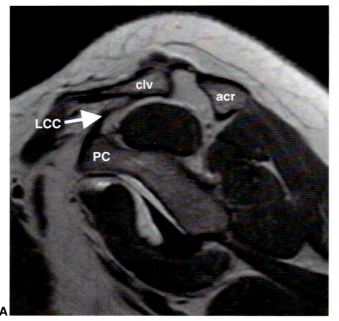

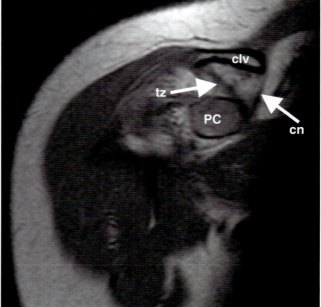

Fig. 5-40. Ligamento coracoclavicular. Imagens de artroRM ponderadas em T1, mostrando o LCC. (**A**) Plano sagital oblíquo, mostrando o LCC entre o processo coracóide e a clavícula. (**B**) Plano coronal oblíquo, mostrando as bandas trapezóide (tz = lateral e com trajeto oblíquo mais horizontalizado) e conóide (cn = medial e com trajeto mais vertical).

Ligamento umeral transverso

O TCLB é confinado à fossa bicipital proximalmente pelo ligamento umeral transverso (LUT), que contém fibras do TSUB, continuando-se com o mesmo. O LUT é um estabilizador fraco, e lesão isolada do mesmo não costuma ser suficiente para ocasionar luxação do TCLB. Acima deste ligamento, o TCLB é uma estrutura intra-articular. Neste nível, ele é recoberto anteriormente pelos LCU e LGUS (Fig. 5-41).

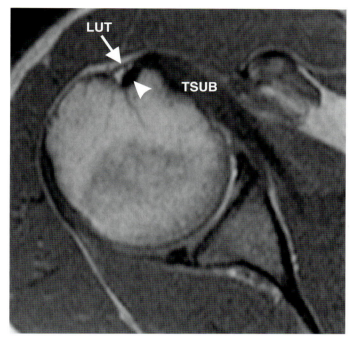

Fig. 5-41. Ligamento umeral transverso. Imagem de artroRM ponderada em DP, mostrando o LUT no plano axial (seta) e a sua relação com o TCLB (ponta de seta). Note que suas fibras se continuam com o TSUB.

Ligamento escapular superior transverso (LEST)

Quando presente, converte o entalhe supra-escapular em um forame, por onde passa o nervo supra-escapular. Não costuma ser identificado nas imagens de artroRM de rotina.

Ligamento escapular inferior transverso (LEIT)

Estende-se da espinha da escápula ao bordo glenóide, lateralmente ao entalhe espinoglenóideo; não é um ligamento consistentemente observado, mas quando presente tem íntimo contato com o nervo subescapular.

LEITURAS SUGERIDAS

Agur AMR, Dalley AF. *Grant's atlas of anatomy*. 11th ed. Philadelphia, PA: Lippincott Williams & Wilkins, 2005. p. 457-517.

Beltran J, Bencardino J, Mellado J et al. MR arthrography of the shoulder: Variants and pitfalls. *Radiographics* 1997;17:403-1412.

Bennett WF. Visualization of the anatomy of rotator interval and bicipital sheath. *Arthroscopy* 2001;17:107-111.

Berquist TH, Peterson JJ. Shoulder and arm. In: Berquist TH. *MRI of the musculoskeletal system*. 5th ed. Philadelphia, PA: Lippincott Williams & Wilkins, 2006. p. 555-656.

Bey MJ, Hunter AS, Kilambi N et al. Structural and mechanical properties of the glenohumeral joint posterior capsule. *J Shoulder Elbow Surg* 2005;14:201-206.

Chandnani VP, Gagliardi JA, Murnane TG. Glenohumeral ligaments and shoulder capsular mechanism: evaluation with MR arthrography. *Radiology* 1995;196:27-32.

De Maeseneer, Van Roy F, Lenchik L et al. CT and MR arthrography of the normal and pathologic anterosuperior labrum and labral-bicipital complex. *Radiographics* 2000;20:S67-S81.

Gallino M, Battiston B, Annartone G et al. Coracoacromial ligament: a comparative arthroscopic and anatomic study. *Arthroscopy* 1995;11:564-567.

Manaster BJ, Andrews CL, Petersilge CA et al. Shoulder. In: *Diagnostic and surgical anatomy – musculoskeletal*. Salt Lake City, Utah. Amirsys Inc, 2006. p. 1-151.

Massengill AD, Seeger LL, Yao L et al. Labrocapsular ligamentous complex of the shoulder: normal anatomy, anatomic variations, and pitfalls on MR imaging and MR arthrography. *Radiographics* 1994;14:1211-1223.

McMahon PJ, Tibone JE, Cawley PW et al. The anterior band of inferior glenohumeral ligament: biomechanical properties from tensile testing in the position of apprehension. *J Shoulder Elbow Surg* 1998;7:467-471.

Neumann CH, Peterson AS, Jahnke AH. MR imaging of the labral-capsular complex: normal variations. *AJR* 1991;157:1015-1021.

O'Connell PW, Nuber GW, Mileski RA et al. The contribution of the glenohumeral ligaments to anterior stability of the shoulder joint. *Am J Sports Med* 1990;18:579-584.

O'Brien SJ et al. The anatomy and histology of the inferior glenohumeral ligament complex of the shoulder. *Am J Sports Med* 1990;18:449.

Palmer WE, Brown JH, Rosenthal DI. Labral-ligamentous complex of the shoulder: evaluation with MR arthrography. *Radiology* 1994;190:645-651.

Palmer WE, Caslowitz PL, Chew FS. MR arthrography of the shoulder: normal intraarticular structures and common abnormalities. *AJR* 1995;164:141-146.

Park YH, Lee JY, Moon SH et al. MR arthrography of the labral capsular ligamentous complex in the shoulder: imaging variations and pitfalls. *AJR* 2000;175:667-672.

Schweitzer ME. MR arthrography of the labral ligamentous complex of the shoulder. *Radiology* 1994;190:641-643.

Stoller DW, Wolf EM, Li AE et al. The shoulder. In: Magnetic resonance in orthopaedics & sports medicine. 3rd ed. Philadelphia, PA: Lippincott Williams & Wilkins, 2007. p. 1131-1461.

Sugalski MT, Wiater M, Levine WN et al. An anatomic study of the humeral insertion of the inferior glenohumeral capsule. *J Shoulder Elbow Surg* 2005;14:91-95.

Tirman PFJ, Feller JF, Palmer WE et al. Cox I. The Bufford complex – a variation of normal shoulder anatomy: MR arthrographic imaging features. *AJR* 1996;166:869-873.

Williams NM, Snyder SJ, Buford D Jr. The Buford complex: the "cord-like" middle glenohumeral ligament and absent anterosuperior labrum complex – a normal anatomic capsulolabral variant. *Arthroscopy* 1994;10:241-247.

Yeh L, Kwak S, Kim Y et al. Anterior labroligamentous structures of the glenohumeral joint: correlation of MR arthrography and anatomic dissection in cadavers. *AJR* 1998;171:1229-1236.

Zlatkin MB, Bjorkengren AG, Gylys-Morin V et al. Cross-sectional imaging of the capsular mechanism of the glenohumeral joint. *AJR* 1988;150:151-158.

Anatomia Labral

MORFOLOGIA LABRAL

O *labrum* ou lábio glenóide é uma estrutura composta de tecido fibrocartilaginoso, com aproximadamente 3 mm de altura e 4 mm de largura, que recobre os bordos da cavidade glenóide. O *labrum* posterior costuma ter formato geralmente triangular, porém a configuração do *labrum* anterior pode ser bastante variável, tanto com relação às dimensões (que vão desde a completa ausência até o formato meniscóide) quanto à morfologia, podendo ser, além de triangular (o tipo mais comum), arredondado, proeminente (meniscóide), hipoplásico, plano, fendido ou ausente (Figs. 6-1 e 6-2).

Na artroscopia, nem sempre há uma correlação muito nítida entre estas descrições morfológicas baseadas em imagens seccionais, uma vez que a visão artroscópica do *labrum* é circunferencial, margeando a glenóide (Fig. 6-3). A natureza circunferencial do *labrum* é um importante facilitador da função compressiva exercida pelo manguito rotador sobre a cabeça umeral, já que aumenta a superfície da glenóide nos planos horizontal e vertical e também a sua profundidade, o que permite melhor acomodação da cabeça umeral. Entretanto, a principal função do *labrum* é servir como fixação dos ligamentos glenoumerais, do tendão da cabeça longa do bíceps (TCLB) e da cápsula articular, funcionando como um estabilizador estático da articulação glenoumeral.

CONTEÚDO
MORFOLOGIA LABRAL
TOPOGRAFIA LABRAL
COMPLEXO LABRAL-BICIPITAL
Recesso ou sulco sublabral
Forame sublabral
COMPLEXO LABRAL-LIGAMENTAR INFERIOR
LEITURAS SUGERIDAS

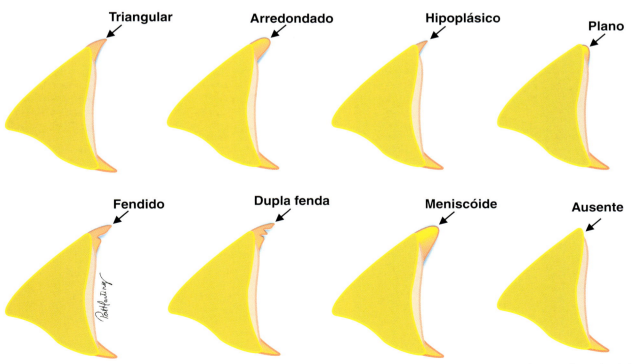

Fig. 6-1. Representação esquemática dos **tipos de *labrum* anterior no plano axial**: triangular, arredondado, hipoplásico, plano, fendido, com dupla fenda, proeminente (meniscóide) e ausente. Setas = topografia do *labrum* glenóide anterior.

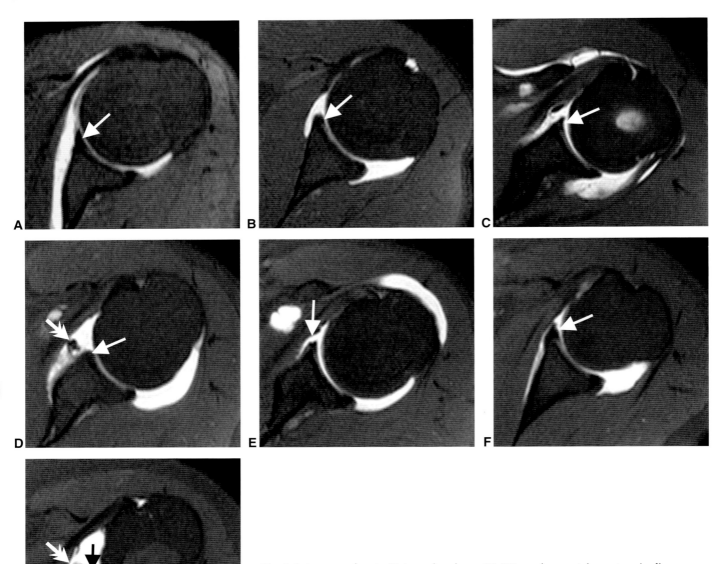

Fig. 6-2. Imagens de artroRM ponderada em T1 SG no plano axial, mostrando **diversos tipos de *labrum* anterior** (setas). (**A**) *Labrum* triangular. (**B**) *Labrum* arredondado. (**C**) *Labrum* hipoplásico (note a diferença no tamanho entre o *labrum* anterior e o posterior). (**D**) *Labrum* plano. Deve-se ter cuidado para não confundir o LGUM (seta dupla) com fragmento labral nestes casos. (**E**) *Labrum* fendido. (**F**) *Labrum* proeminente (meniscóide). (**G**) Ausência do *labrum* anterior (seta preta). Nestes casos, é importante, também, a identificação correta do LGUM (seta dupla) para a diferenciação entre *labrum* ausente de *labrum* destacado.

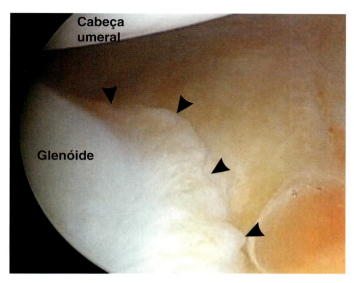

Fig. 6-3. Imagem artroscópica, portal anterior, mostrando a natureza circunferencial do *labrum* (pontas de seta).

TOPOGRAFIA LABRAL

A forma mais utilizada para descrever a topografia do *labrum* é a que subdivide a glenóide em sextantes superior, inferior, ântero-superior, ântero-inferior, póstero-superior e póstero-inferior (Fig. 6-4). Existe uma outra forma, que compara a cavidade glenóide a um relógio, subdividindo o *labrum* de acordo com as horas (Fig. 6-5). Esta última classificação costuma causar confusão, pois apesar de existir uma convenção onde 3 horas seria anterior a despeito do ombro examinado, há alguma controvérsia na literatura, com alguns trabalhos descrevendo um ombro como a imagem "em espelho" do outro, onde, por exemplo, o equivalente a 3 horas em um ombro seria 9 horas no contralateral e vice-versa. Por este motivo, o ideal é a descrição em sextantes, podendo por vezes ser complementada com a citação em horas para uma maior precisão. A descrição em sextantes e, por vezes, a utilização das horas também são bastante utilizadas nas artroscopias, sendo útil na localização das lesões labrais (Fig. 6-6).

A porção superior do *labrum* tende a ser menos aderida à glenóide e com maior mobilidade, em contraste com a porção inferior, que geralmente aparece como uma estrutura contínua com a cápsula articular. Esta frouxidão normal do *labrum* superior e os diferentes tipos de inserção do TCLB muitas vezes levam a dificuldades no diagnóstico de lesão labral, pois é comum a ocorrência de variantes anatômicas do complexo labral-ligamentar, que podem simular lesões.

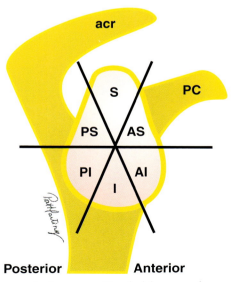

Fig. 6-4. Representação esquemática do *labrum* no plano sagital, mostrando a divisão da glenóide nos sextantes superior (S), inferior (I), ântero-superior (AS), ântero-inferior (AI), póstero-superior (PS) e póstero-inferior (PI).

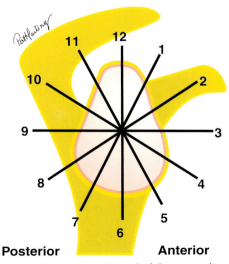

Fig. 6-5. Representação esquemática do *labrum* no plano sagital, mostrando a divisão da glenóide em 12 segmentos, de acordo com as horas de um relógio.

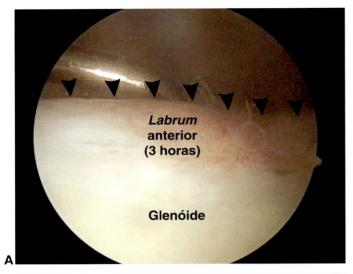
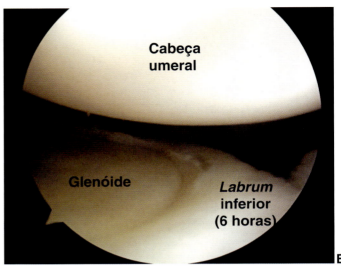
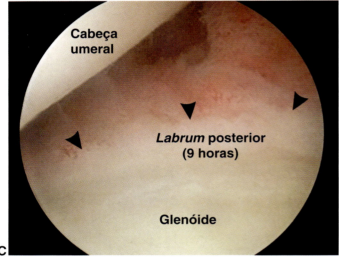

Fig. 6-6. Imagens artroscópicas, mostrando o *labrum* normal (pontas de seta). (**A**) *Labrum* anterior (3 h), portal posterior. (**B**) *Labrum* inferior (6 h), portal posterior. (**C**) *Labrum* posterior (9 h), portal anterior.

COMPLEXO LABRAL-BICIPITAL

A porção mais superior do *labrum* é contígua e funciona em conjunto com a porção mais proximal do TCLB, formando o complexo labral-bicipital (CLB), estabilizador da articulação glenoumeral. Além da morfologia, o *labrum* pode ser classificado em relação aos tipos de inserção do complexo labral-bicipital (Quadro 6-1) e (Figs. 6-7 e 6-8). Na artroscopia, é possível identificar o CLB, principalmente pelo portal posterior (Fig. 6-9).

Quadro 6-1 Tipos de inserção do complexo labral-bicipital (CLB)

Tipos	
1	CLB firmemente aderido à glenóide
2	Pequeno recesso sublabral (entre o *labrum* e a cartilagem glenóide)
3	Recesso sublabral mais evidente, podendo o *labrum* ser meniscóide

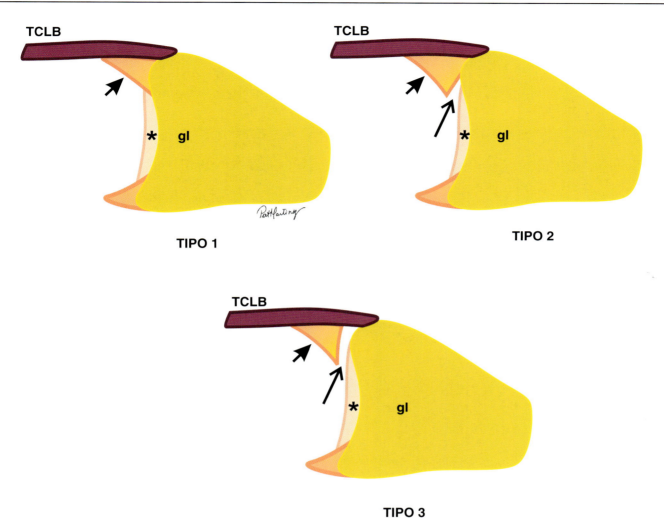

Fig. 6-7. Representação esquemática no plano coronal dos tipos de inserção do **complexo labral-bicipital** (CLB). No tipo 1, o CLB insere-se firmemente à glenóide; no tipo 2, observa-se um pequeno recesso entre o *labrum* e a glenóide; no tipo 3, o recesso é maior e mais evidente, o que pode ser confundido com destacamento labral. Seta pequena = *labrum* superior; seta grande = recesso sublabral; (*) = cartilagem glenóide.

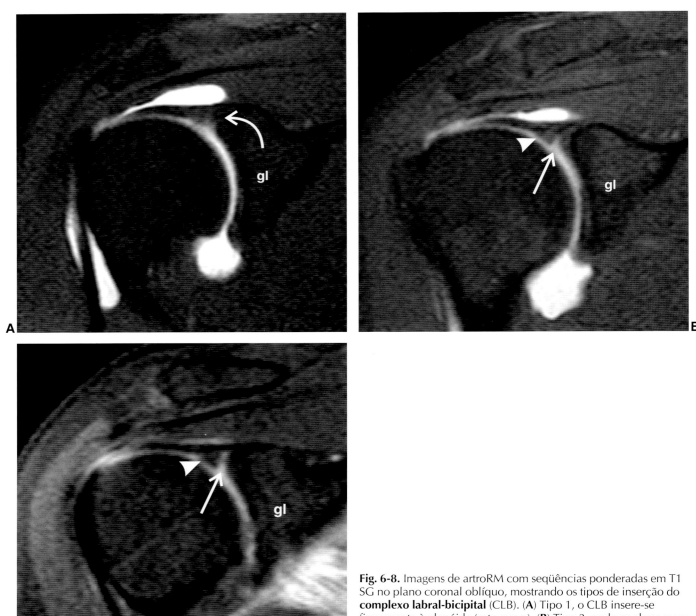

Fig. 6-8. Imagens de artroRM com seqüências ponderadas em T1 SG no plano coronal oblíquo, mostrando os tipos de inserção do **complexo labral-bicipital** (CLB). (**A**) Tipo 1, o CLB insere-se firmemente à glenóide (seta curva). (**B**) Tipo 2, onde se observa um pequeno recesso entre o *labrum* e a glenóide (seta). (**C**) Tipo 3, onde o recesso é maior e mais evidente (seta), o que pode ser confundido com destacamento labral. Ponta de seta = *labrum* superior.

ANATOMIA LABRAL

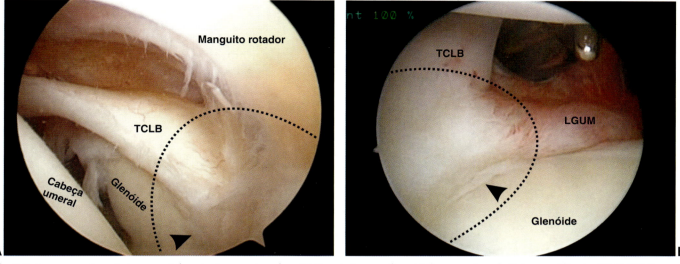

Fig. 6-9. Imagens artroscópicas, portal posterior, mostrando o **CLB**, cuja topografia está demarcada pela linha pontilhada. (**A**) O TCLB insere-se na margem superior da glenóide, junto ao *labrum* superior (ponta de seta). (**B**) Nesse outro paciente, observa-se a inserção conjunta do LGUM e do TCLB no *labrum* superior (ponta de seta).

Recesso ou sulco sublabral

Nos tipos 2 e 3 de inserção do complexo labral-bicipital no tubérculo supraglenóide, é identificado um recesso sinovial em forma de fenda entre o *labrum* e a glenóide, o recesso ou sulco sublabral. É a variante anatômica mais comum, presente em até 70% das artroRM, e na maioria dos casos é limitada do *labrum* anterior à inserção do tendão do bíceps; geralmente não é identificado no terço posterior do *labrum* superior. É a variante anatômica mais difícil de diferenciar de lesão do *labrum* superior, devendo ser destacado que o recesso sublabral costuma ter orientação medial, enquanto que rupturas labrais nesta topografia geralmente são orientadas lateralmente. No plano sagital, o recesso sublabral situa-se em torno de "12 horas", o que corresponde à imagem mais superior no plano axial (Figs. 6-10 e 6-11). Na artroscopia, o recesso sublabral é mais bem identificado com a colocação do *probe* entre o TCLB e a glenóide (Fig. 6-12).

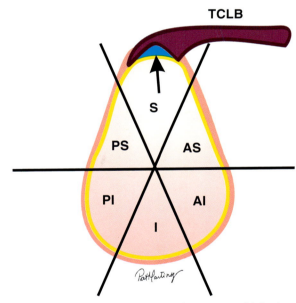

Fig. 6-10. Representação esquemática do **recesso sublabral** (em azul) no plano sagital, mostrando sua localização na porção superior da glenóide (seta), em torno de "12 horas", na topografia da inserção do TCLB. S = superior; I = inferior; AS = ântero-superior; AI = ântero-inferior; PS = póstero-superior; PI = póstero-inferior.

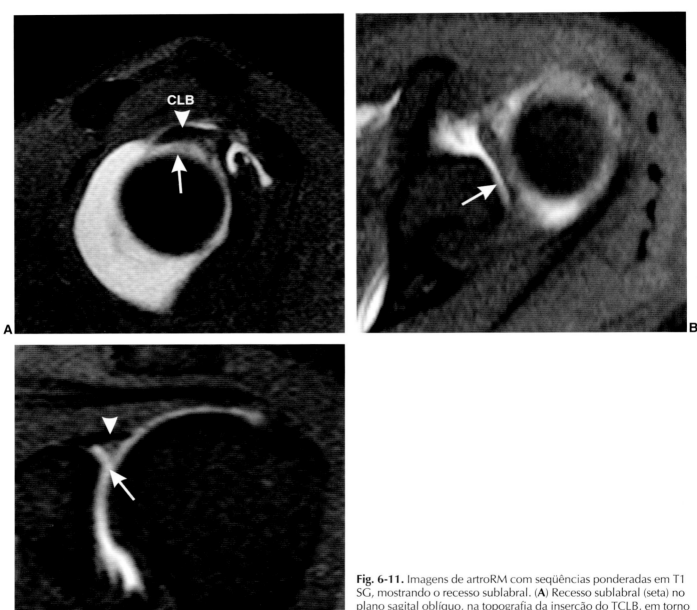

Fig. 6-11. Imagens de artroRM com seqüências ponderadas em T1 SG, mostrando o recesso sublabral. (**A**) Recesso sublabral (seta) no plano sagital oblíquo, na topografia da inserção do TCLB, em torno de "12 horas". (**B**) Recesso sublabral (seta) no plano axial, no nível da porção mais superior da articulação glenoumeral. (**C**) Recesso sublabral (seta) no plano coronal oblíquo, entre a glenóide e o *labrum* (ponta de seta).

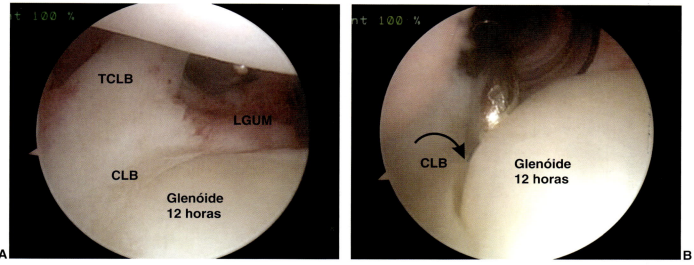

Fig. 6-12. Imagens artroscópicas, portal posterior, mostrando o **recesso sublabral**. (**A**) TCLB formando o CLB firmemente aderido à glenóide, para comparação. (**B**) Presença de recesso sublabral (seta curva), demonstrado pela insinuação do *probe* entre a margem superior da glenóide ("12 horas") e a inserção do CLB.

Forame sublabral

Quando a porção ântero-superior do *labrum* não está inserida na margem adjacente da fossa glenóide, surge um espaço entre o *labrum* e a cartilagem, o forame sublabral (Figs. 6-13 e 6-14). Este destacamento focal do *labrum* é uma variante anatômica que produz uma comunicação com o recesso subescapular superior (Fig. 6-15), e também costuma ser bem individualizado nas artroscopias (Fig. 6-16).

O forame sublabral costuma estar acompanhado do recesso sublabral (Fig. 6-17), porém em contraste com o recesso sublabral, que está localizado no sítio de inserção do TCLB, o forame sublabral está localizado anteriormente à sua inserção (quadrante ântero-superior da glenóide), acima da linha fisária (equador da glenóide). A prevalência do recesso e do forame sublabrais é diretamente proporcional à idade, o que sugere tratar-se de um fenômeno degenerativo, provavelmente secundário à tensão exercida pelos ligamentos glenoumerais e o TCLB.

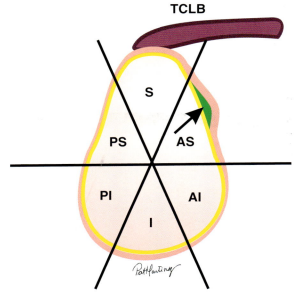

Fig. 6-13. Representação esquemática do **forame sublabral** (em verde) no plano sagital, mostrando sua localização na porção ântero-superior da glenóide (seta), anterior à inserção do TCLB. S = superior; I = inferior; AS = ântero-superior; AI = ântero-inferior; PS = póstero-superior; PI = póstero-inferior.

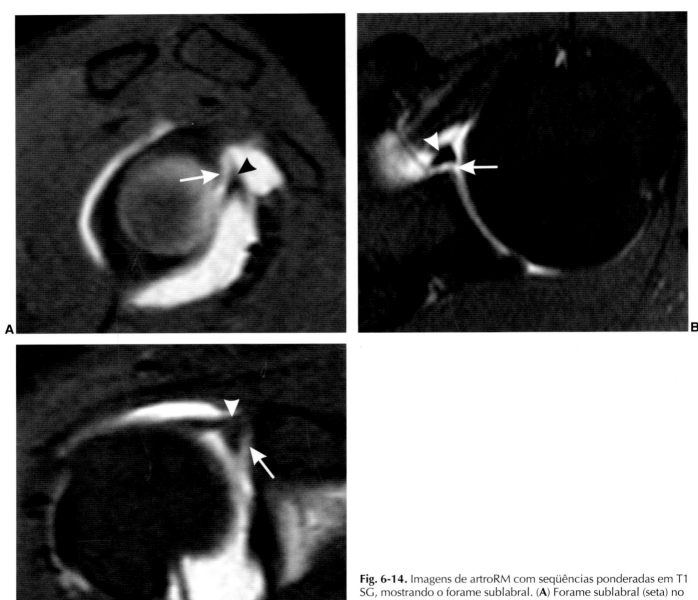

Fig. 6-14. Imagens de artroRM com seqüências ponderadas em T1 SG, mostrando o forame sublabral. (**A**) Forame sublabral (seta) no plano sagital oblíquo, em torno de "2 horas", entre a glenóide e o *labrum* (ponta de seta). (**B**) Forame sublabral (seta) no plano axial, que pode mimetizar destacamento do *labrum* (ponta de seta). (**C**) Forame sublabral (seta) no plano coronal oblíquo, entre a glenóide e o *labrum* (ponta de seta).

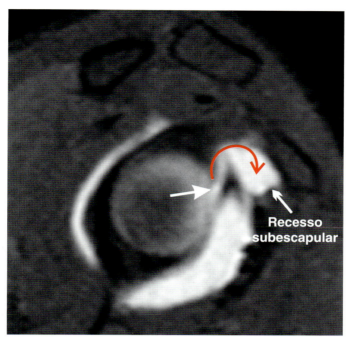

Fig. 6-15. Imagem de artroRM ponderada em T1 SG no plano sagital oblíquo, mostrando a comunicação com o recesso subescapular superior (seta curva vermelha) criada pelo forame sublabral (seta branca).

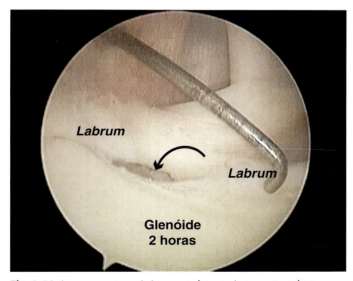

Fig. 6-16. Imagem artroscópica, portal posterior, mostrando o forame sublabral (seta curva).

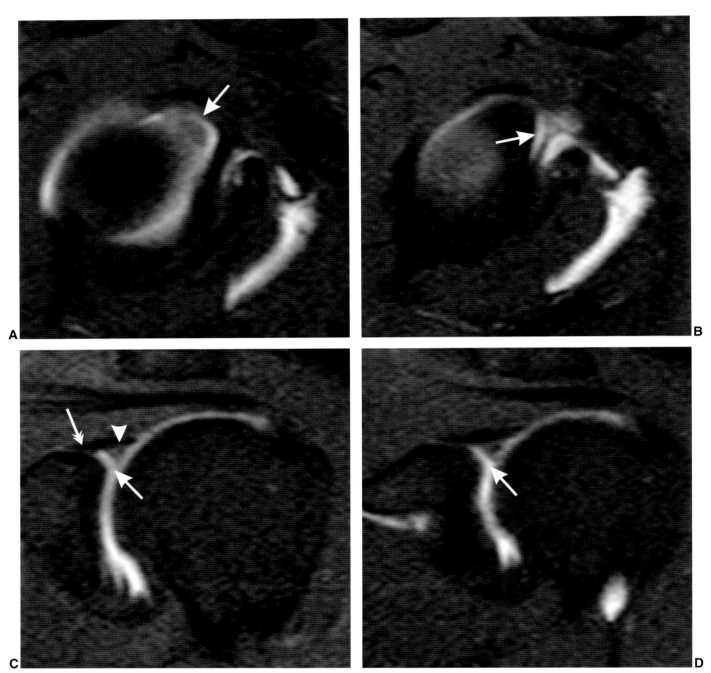

Fig. 6-17. Imagens de artroRM com seqüências ponderadas em T1 SG, mostrando recesso e forame sublabrais em um mesmo paciente. (**A**) Recesso sublabral (seta) no plano sagital oblíquo, na porção mais superior da glenóide. (**B**) Forame sublabral (seta) no plano sagital oblíquo, em torno de "2 horas". (**C**) Recesso sublabral (seta) no plano coronal oblíquo, no nível do CLB, formado pela inserção do TCLB (seta dupla) e o *labrum* superior (ponta de seta). (**D**) Forame sublabral (seta) no plano coronal oblíquo, em imagem anterior à (C).

COMPLEXO LABRAL-LIGAMENTAR INFERIOR

O *labrum* ântero-inferior proporciona a maior área de fixação para a banda anterior do ligamento glenoumeral inferior (LGUI). Esta importante relação foi denominada complexo labral-ligamentar inferior (CLLI), formado pelo *labrum* anterior e pela banda anterior do LGUI, os principais estabilizadores da cabeça umeral (Fig. 6-18). O principal plano para a avaliação do CLLI é o obtido em abdução e rotação externa, pois o LGUI é individualizado em toda a sua extensão e, por estar sob tensão, pode demonstrar lesões labrais não individualizadas nos outros planos (Fig. 6-19). O CLLI é facilmente identificado na avaliação artroscópica, principalmente, pelo portal posterior (Fig. 6-20).

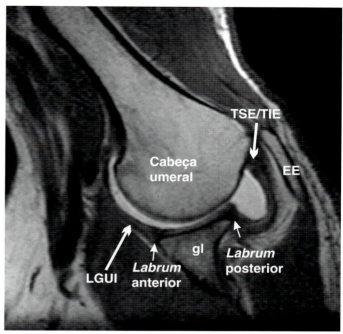

Fig. 6-19. Imagem de artroRM com seqüências ponderada em T1 SG no plano ABER, mostrando o LGUI em toda a sua extensão e sua inserção no *labrum* ântero-inferior.

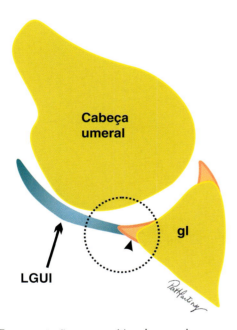

Fig. 6-18. Representação esquemática do complexo labral-ligamentar inferior (círculo tracejado), formado pelo LGUI e o *labrum* ântero-inferior (ponta de seta).

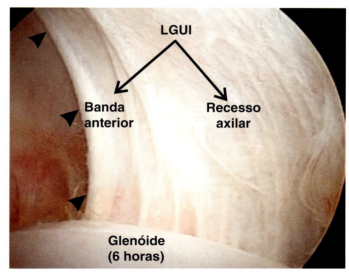

Fig. 6-20. Imagem artroscópica do CLLI, portal posterior. O recesso axilar e a banda anterior do LGUI (pontas de seta) são identificados próximos à sua inserção labral na margem inferior da glenóide.

LEITURAS SUGERIDAS

Berquist TH, Peterson JJ. Shoulder and arm. In: Berquist TH. *MRI of the musculoskeletal system*. 5th ed. Philadelphia, PA: Lippincott Williams & Wilkins, 2006:555-656.

Chung CB, Corrente L, Resnick D. MR arthrography of the shoulder. *Magn Reson Imaging Clin N Am* 2004;12:25-38.

De Maeseneer M, Roy FV, Lenchik L *et al*. CT and MR arthrography of the normal and pathologic anterosuperior labrum and labral-bicipital complex. *Radiographics* 2000;20:S67-S81.

Griffith JF, Yung PSH, Antonio GE *et al*. CT compared with arthroscopy in quantifying glenoid bone loss. *AJR* 2007;189:1490-1493.

Jee WH, McCauley TR, Katz LD *et al*. Superior labral anterior posterior (SLAP) lesions of the glenoid labrum: reliability and accuracy of MR arthrography for diagnosis. *Radiology* 2001;218:127-132.

Jin W, Ryu KN, Kwon SH *et al*. MR arthrography in the differential diagnosis of type II superior labral anteroposterior lesion and sublabral recess. *AJR* 2006;187:887-893.

Kreitner KF, Botchen K, Rude J *et al*. Superior labrum and labral-bicipital complex: MR imaging with pathologic-anatomic and histologic correlation. *AJR* 1998;170:599-605.

Manaster BJ, Andrews CL, Petersilge CA *et al*. Shoulder. In *Diagnostic and surgical anatomy – musculoskeletal*. Salt Lake City, Utah: Amirsys Inc, 2006. p. 1-151.

Mihata T, McGarry MH, Tibone JE *et al*. Type II SLAP lesions: a new scoring system – the sulcus score. *J Shoulder Elbow Surg* 2005;14(1S):19S-23S.

Park YH, Lee JY, Moon SH *et al*. MR arthrography of the labral capsular ligamentous complex in the shoulder: imaging variations and pitfalls. *AJR* 2000;175:667-672.

Rao AG, Kim TK, Chronopoulos E *et al*. Anatomical variants in the anterosuperior aspect of the glenoid labrum. *JBJS* 2003;85A:653-659.

Schulz CU, Anetzberger H, Pfahler M *et al*. The sublabral foramen: does it affect stress distribution on the anterior glenoid? *J Shoulder Elbow Surg* 2004;13(1):35-38.

Smith DK, Chopp TM, Aufdemorte TB *et al*. Sublabral recess of the superior glenoid labrum: study of cadavers with conventional nonenhanced MR imaging, MR arthrography, anatomic dissection, and limited histologic examination. *Radiology* 1996;201:251-256.

Stoller DW, Wolf EM, Li AE *et al*. The Shoulder. In: Stoller DW. *Magnetic resonance imaging in orthopaedics & sports medicine*. 3rd ed. Philadelphia, PA: Lippincott Williams & Wilkins, 2007. p. 1131-1461.

Tuite MJ, Rutkowski A, Enright T *et al*. Width of high signal and extension posterior to biceps tendon as signs of superior labrum anterior to posterior tears on MRI and MR arthrography. *AJR* 2005;185:1422-1428.

Anatomia das Bursas e dos Recessos Articulares

7

PRINCIPAIS BURSAS E RECESSOS ARTICULARES DO OMBRO

As bursas são estruturas revestidas por sinóvia que podem ou não ter comunicação com a cavidade articular. Os recessos são extensões da cápsula articular e, portanto, sempre têm comunicação com a cavidade (Fig. 7-1). Líquido nas bursas do ombro, geralmente, é anormal, já que a maioria não se comunica com a articulação glenoumeral, indicando inflamação ou comunicação com a articulação via lesão do manguito rotador ou defeito capsular.

As principais bursas e recessos do ombro são:

- *Bursa supra-acromial*: localizada superiormente ao acrômio, podendo estender-se até a clavícula, sem comunicação com a articulação glenoumeral. Líquido na sua topografia, geralmente, é secundário à bursite (Fig. 7-2).
- *Bursa subacromial-subdeltóidea (BSAD)*: a bursa subacromial é um espaço potencial entre a face inferior do acrômio e a superfície superior do manguito rotador, contígua na maioria das pessoas com a bursa subdeltóidea. Freqüentemente, existe uma prega de tecido bursal próximo ao bordo lateral do acrômio, que separa a bursa subacromial da bursa subdeltóidea. Esta prega é, geralmente, incompleta, o que permite a comunicação entre estas estruturas e a denominação conjunta de bursa subacromial-subdeltóidea. Ocasionalmente, esta prega é completa, formando duas cavidades bursais não comunicantes. Normalmente, a BSAD não se comunica com a articulação glenoumeral; portanto, líquido na sua topografia é quase sempre considerado anormal, indicando bursite (Fig. 7-3) ou lesão completa do manguito rotador (Fig. 7-4), exceto no contexto pós-cirúrgico. A BSAD pode se comunicar com a bursa subcoracóide e é a única bursa identificada na artroscopia, através do portal lateral (Fig. 7-5).

CONTEÚDO
PRINCIPAIS BURSAS E RECESSOS ARTICULARES DO OMBRO
ABERTURAS NORMAIS NA CÁPSULA ARTICULAR
LEITURAS SUGERIDAS

Fig. 7-1. Representação esquemática no plano coronal das **principais bursas e recessos do ombro**. Em azul-escuro estão representadas as bursas que não se comunicam com a cavidade articular (1 a 4). Em rosa, estão representadas as estruturas que, normalmente, se comunicam com a articulação glenoumeral (5 a 7). *1.* Bursa supra-acromial; *2.* bursa subacromial-subdeltóidea; *3.* bursa supracoracóide; *4.* bursa subcoracóide; *5.* recesso subescapular; *6.* bainha do tendão da cabeça longa do bíceps; *7.* bursa infra-espinhosa (posterior).

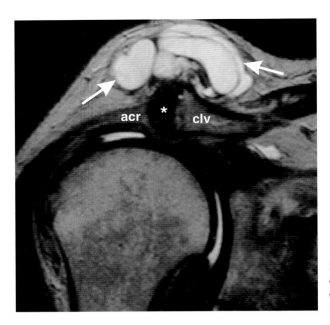

Fig. 7-2. Bursite supra-acromial. Imagem de RM ponderada em T2 no plano coronal oblíquo, mostrando importante distensão líquida e septações na bursa supra-acromial (setas). (*) = articulação acromioclavicular.

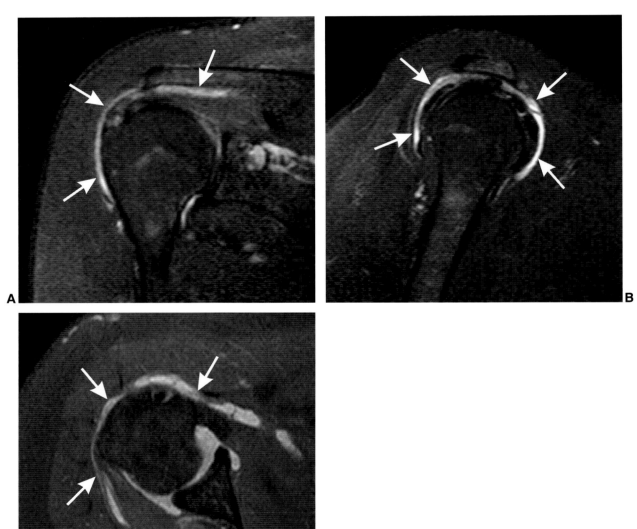

Fig. 7-3. Bursite subacromial-subdeltóidea. Imagens de RM ponderadas em T2 SG mostrando distensão líquida da BSAD (setas). (**A**) Plano coronal oblíquo; (**B**) Plano sagital oblíquo; (**C**) Plano axial oblíquo.

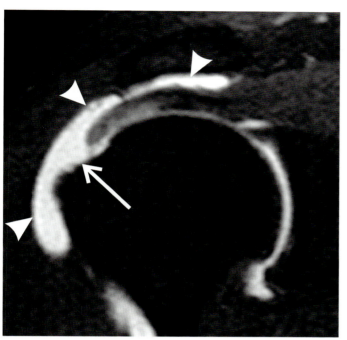

Fig. 7-4. Líquido na BSAD secundário à ruptura do manguito rotador. Imagem de artroRM ponderada em T1 no plano coronal oblíquo, mostrando a passagem do meio de contraste para a BSAD (pontas de setas), em função da ruptura do manguito rotador (seta).

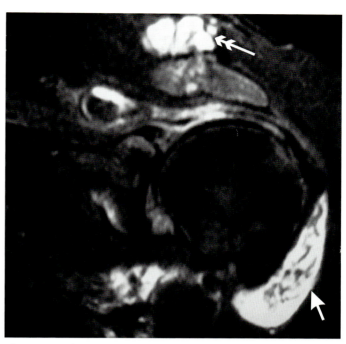

Fig. 7-6. Bursite supra-acromial (seta dupla) **e subacromial-subdeltóidea simultâneas**, com alterações hipertróficas das respectivas sinóvias. Note a acentuada hipertrofia sinovial no interior da bursa subdeltóidea (seta).

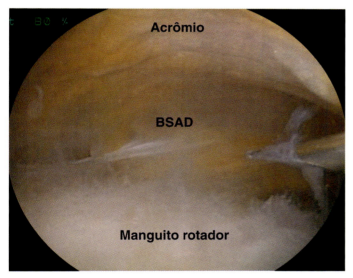

Fig. 7-5. Imagem artroscópica, portal lateral, mostrando o interior da **BSAD**, localizada entre a superfície superior do manguito rotador e a superfície inferior do acrômio, recoberto por tecido bursal.

Como as bursas são revestidas de tecido sinovial, pode ser observada hipertrofia da sinóvia nos casos de bursite mais avançada. Além disso, podem ocorrer alterações inflamatórias em mais de uma bursa simultaneamente (Fig. 7-6).

- *Bursa supracoracóide*: localizada acima do processo coracóide; líquido em sua topografia é extremamente raro.
- *Bursa subcoracóide*: localizada entre o processo coracóide (PC) e a superfície anterior do músculo subescapular (SUB), estendendo-se caudalmente e posteriormente aos músculos coracobraquial (CB) e a cabeça curta do bíceps (CCB). Pode se comunicar com a bursa subacromial-subdeltóidea, mas não se comunica com a articulação glenoumeral (Fig. 7-7). Líquido na sua topografia costuma ser secundário à lesão do manguito rotador ou do intervalo dos rotadores, mas pode ser em virtude da comunicação com a bursa subacromial-subdeltóidea ou, mais raramente, a bursite isolada.
- *Recesso subescapular*: dividido em superior e inferior. O recesso subescapular superior (também denominado por alguns autores de bursa subescapular ou recesso subcoracóide) tem a forma de um "U" invertido localizado inferiormente ao processo coracóide e se projeta anteriormente ao tendão subescapular (TSUB), entre os ligamentos glenoumerais superior e médio. Separa o músculo subescapular do processo coracóide (Fig. 7-8). O recesso subescapular inferior projeta-se entre os ligamentos glenoumerais médio e inferior, mais profundo em relação ao músculo subescapular. Líquido em sua topografia não é tão freqüente quanto no recesso subescapular superior.

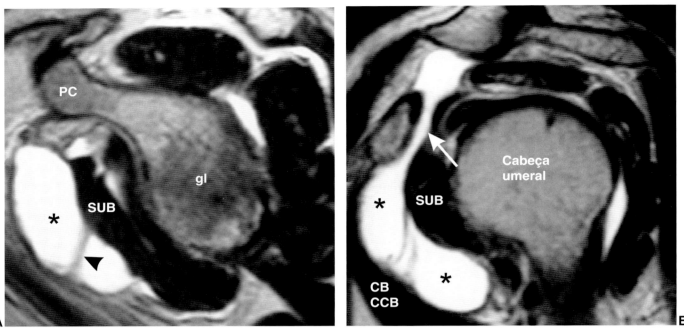

Fig. 7-7. Bursa subcoracóide. Imagens de RM ponderadas em T2 mostrando a bursa subcoracóide distendida por líquido (*) no plano sagital oblíquo. (**A**) Imagem no nível do processo coracóide, mostrando a bursa subcoracóide localizada anteriormente ao subescapular, distendida por líquido e com septação no seu interior (ponta de seta). (**B**) Imagem em plano lateral a (A) no mesmo paciente, mostrando a relação da bursa subcoracóide (*) com os músculos subescapular, coracobraquial e a cabeça curta do bíceps. Nesta imagem, é possível identificar a comunicação da bursa subcoracóide com a BSAD (seta).

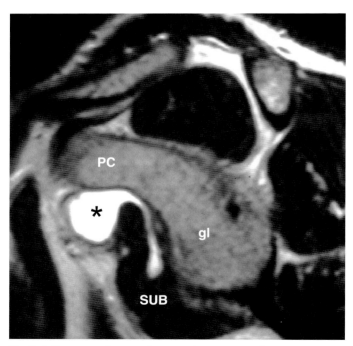

Fig. 7-8. Recesso subescapular superior. Imagem de RM ponderada em T2 mostrando o recesso subescapular superior distendido por líquido (*) no plano sagital oblíquo.

O recesso subescapular superior costuma ser confundido com a bursa subcoracóide, já que ambos localizam-se no espaço subcoracóide anterior (Figs. 7-9 e 7-10). Ao contrário da bursa subcoracóide, pequeno acúmulo de líquido articular fisiológico é freqüentemente identificado na sua topografia. Normalmente, o recesso subescapular é preenchido de contraste durante a artrografia, porém quando hiperdistendido pode romper, levando a extravasamento. O tamanho do recesso subescapular é inversamente proporcional ao tamanho do ligamento glenoumeral médio (LGUM); quando o último está ausente, o recesso escapular é proeminente. Na artroscopia, é possível identificar a abertura do recesso subescapular (Fig. 7-11), porém a bursa subcoracóide não é individualizada.

- **Bursa infra-espinhosa:** pouco freqüente, está localizada entre a cápsula articular posterior e a face inferior do tendão do infra-espinhoso (TIE), podendo ter comunicação com a cavidade articular.

Anatomia das Bursas e dos Recessos Articulares

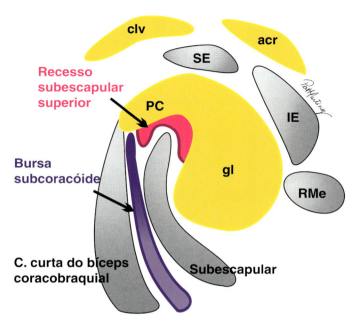

Fig. 7-9. Representação esquemática no plano sagital da **diferenciação entre a bursa subcoracóide e o recesso subescapular superior**. A bursa subcoracóide está localizada abaixo do processo coracóide, entre a superfície anterior do músculo subescapular e os músculos coracobraquial e a cabeça curta do bíceps. Já o recesso subescapular superior situa-se superior e anteriormente ao TSUB. Modificado de Grainger AJ et al. MR anatomy of the subcoracoid bursa and the association of subcoracoid effusion with tears of the anterior rotator cuff and the rotator interval. AJR 2000;174:1377-1380.

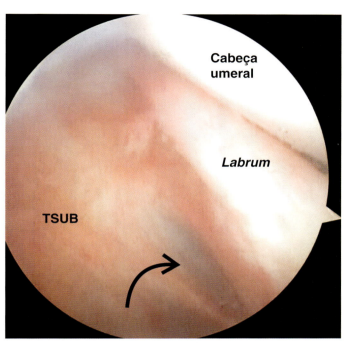

Fig. 7-11. Imagem artroscópica, portal anterior, mostrando a abertura do **recesso subescapular** (seta curva).

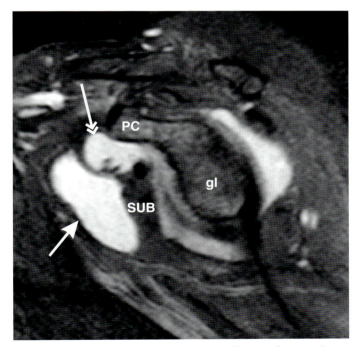

Fig. 7-10. Bursa subcoracóide e o recesso subescapular superior. Imagem de artroRM no plano sagital oblíquo ponderada em T1 SG em paciente com distensão líquida da bursa subcoracóide (seta) e também do recesso subescapular superior (seta dupla). Note como o recesso subescapular superior tem continuidade com a cavidade articular.

ABERTURAS NORMAIS NA CÁPSULA ARTICULAR

Existem normalmente apenas três aberturas na cápsula articular:

- Abaixo do processo coracóide, que estabelece comunicação entre a articulação e o recesso subescapular superior.
- Entre as tuberosidades maior e menor, permitindo comunicação entre a articulação e a bainha do tendão da cabeça longa do bíceps.
- Ocasionalmente, pode haver uma comunicação entre a cavidade articular posterior e a face inferior do tendão do infra-espinhoso, região também conhecida como bursa infra-espinhosa.

Dessa forma, na artroRM, o meio de contraste será normalmente identificado no espaço glenoumeral e nos locais que se comunicam com a articulação glenoumeral: na bainha do tendão da cabeça longa do bíceps, no recesso subescapular superior e, raramente, inferiormente ao tendão do infra-espinhoso (Fig. 7-12).

O conhecimento da anatomia normal das principais bursas e recesso articulares do ombro permite não só a correta diferenciação entre condições fisiológicas e patológicas, como na identificação dos corpos livres, que podem ser causa de sintomas mecânicos e/ou inflamatórios, como dor, estalido, bloqueio e limitação funcional. Os corpos livres tendem a se localizar no recesso subescapular superior, no recesso axilar e na porção posterior da cavidade articular (Fig. 7-13). Na artroscopia, os corpos livres são mobilizados em virtude da irrigação da cavidade articular, podendo ser deslocados do recesso subescapular e identificados entre a cabeça umeral e a glenóide (Fig. 7-14).

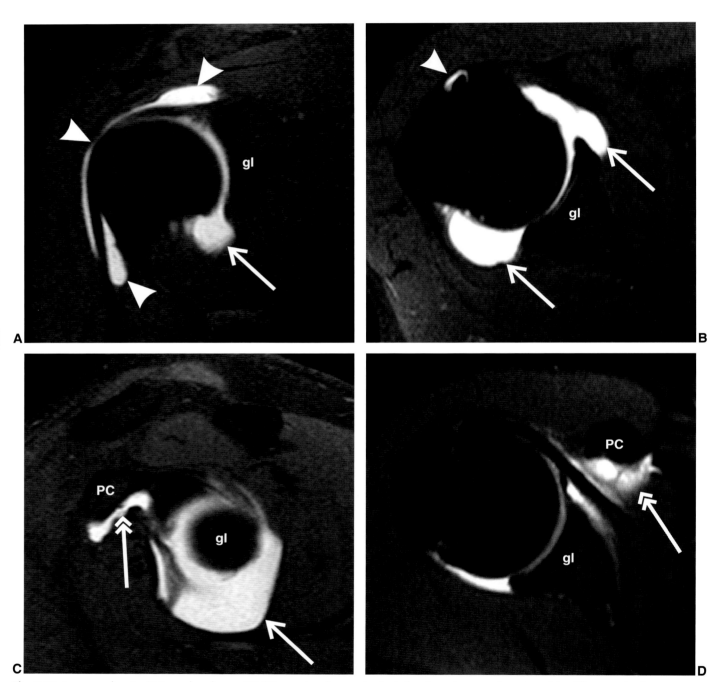

Fig. 7-12. Imagens de artroRM ponderadas em T1 SG, mostrando os **principais locais onde normalmente se identifica o meio de contraste administrado, sem significado clínico**. (**A**) Plano coronal oblíquo, mostrando a articulação glenoumeral (seta) e a bainha do TCLB preenchida pelo meio de contraste (pontas de seta), em virtude de sua comunicação normal com a cavidade articular. (**B**) Plano axial médio, mostrando a articulação glenoumeral (setas) e a bainha do TCLB (ponta de seta). (**C**) Plano sagital oblíquo, mostrando a porção inferior da articulação glenoumeral (seta) e o recesso subescapular superior (seta dupla), que também se comunica fisiologicamente com a cavidade articular. (**D**) Plano axial oblíquo mais superior, mostrando o recesso subescapular superior (seta dupla), localizado abaixo do processo coracóide.

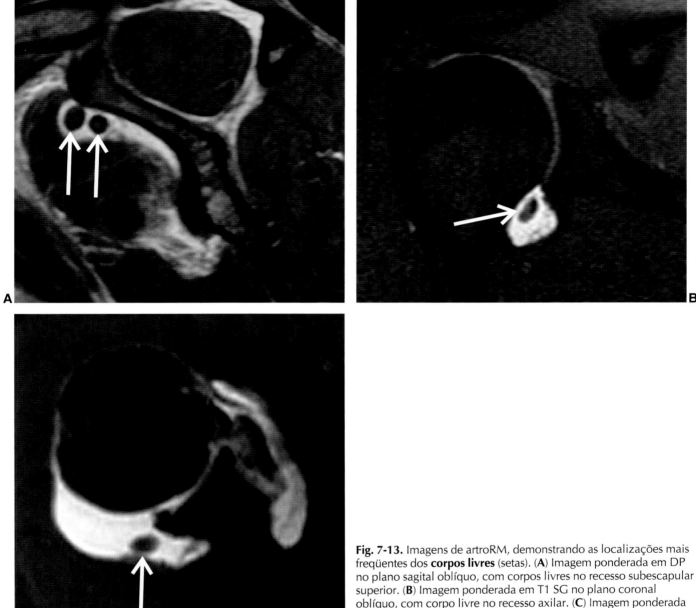

Fig. 7-13. Imagens de artroRM, demonstrando as localizações mais freqüentes dos **corpos livres** (setas). (**A**) Imagem ponderada em DP no plano sagital oblíquo, com corpos livres no recesso subescapular superior. (**B**) Imagem ponderada em T1 SG no plano coronal oblíquo, com corpo livre no recesso axilar. (**C**) Imagem ponderada em T1 SG no plano axial, com corpo livre na porção posterior da articulação glenoumeral.

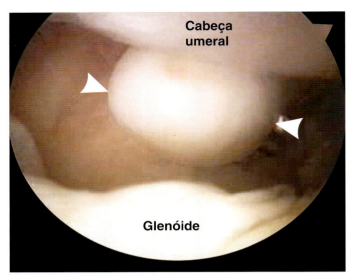

Fig. 7-14. Imagem artroscópica, portal posterior, mostrando **corpo livre** (pontas de seta) na articulação glenoumeral.

LEITURAS SUGERIDAS

Berquist TH, Peterson JJ. Shoulder and arm. In: Berquist TH. *MRI of the musculoskeletal system*. 5th ed. Philadelphia, PA: Lippincott Williams & Wilkins, 2006. p. 555-656.

Burkhart SS, Lo IKY, Brady PC. *Burkhart's view of the shoulder: a cowboy guide to advanced shoulder arthroscopy*. Philadelphia, PA: Lippincott Williams & Wilkins, 2006.

Colas F, Nevoux J, Gagey O. The subscapular and subcoracoid bursae: descriptive and functional anatomy. *J Shoulder Elbow Surg* 2004;13(4):454-458.

Grainger AJ, Tirman PFJ, Elliott JM *et al*. MR anatomy of the subcoracoid bursa and the association of subcoracoid effusion with tears of the anterior rotator cuff and the rotator interval. *AJR* 2000;174:1377-1380.

Manaster BJ, Andrews CL, Petersilge CA *et al*. Shoulder. In: *Diagnostic and surgical anatomy – musculoskeletal*. Salt Lake City, Utah: Amirsys Inc, 2006. p. 1-151.

Moosikasuwan JB, Miller TT, Burke BJ. Rotator cuff tears: clinical, radiographic and US findings. *Radiographics* 2005;25:1591-1607.

Stallenberg B, Destate N, Feipel V *et al*. Involvement of the anterior portion of the subacromial-subdeltoid bursa in the painful shoulder. *AJR* 2006;187:894-900.

Stoller DW, Wolf EM, Li AE *et al*. The shoulder. In: *Magnetic resonance in orthopaedics & sports medicine*. 3rd ed. Philadelphia, PA: Lippincott Williams & Wilkins, 2007. p. 1131-1461.

Definições Anatômicas Relevantes

8

ESPAÇO SUBACROMIAL

O espaço subacromial é definido como a distância entre a cabeça umeral e o aspecto inferior do acrômio, medindo, no adulto, em média 10 mm (Figs. 8-1 e 8-2). Quando este espaço é menor que 7 mm em adultos, geralmente há atrofia e/ou ruptura do manguito rotador, com migração cefálica secundária da cabeça umeral. Entretanto, a redução do espaço subacromial não deve ser avaliada isoladamente, visto que distâncias inferiores a 7 mm podem ser encontradas em pacientes sem ruptura do manguito rotador, e pode ocorrer ruptura maciça do manguito rotador com distância acromioumeral normal.

CONTEÚDO
ESPAÇO SUBACROMIAL
INTERVALO CORACOUMERAL
ARCO CORACOACROMIAL
INTERVALO DOS ROTADORES
POLIA DO TENDÃO DA CABEÇA LONGA DO BÍCEPS
ESPAÇOS QUADRILÁTERO E TRIANGULAR
LEITURAS SUGERIDAS

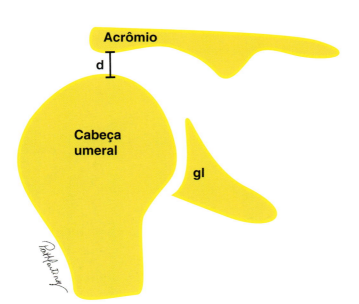

Fig. 8-1. Representação esquemática do **espaço subacromial** no plano coronal. A linha "d" representa a distância entre a cabeça umeral e o aspecto inferior do acrômio (espaço subacromial).

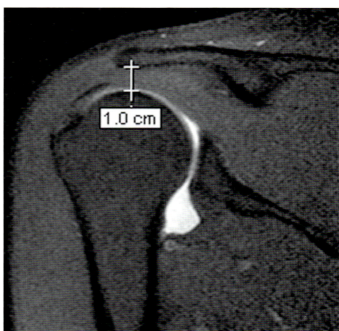

Fig. 8-2. Imagem de artroRM na ponderação T1 SG no plano coronal oblíquo, mostrando o **espaço subacromial**, que, neste caso, é de 1cm.

INTERVALO CORACOUMERAL

O intervalo coracoumeral ou espaço subcoracóide é o espaço compreendido entre a cabeça umeral e o processo coracóide (PC). No adulto assintomático é de cerca de 8,4 a 11 mm, e é considerado como limite normal valores superiores a 6 mm (Figs. 8-3 e 8-4). Quando menor que 6 mm costuma estar associado a impacto coracoumeral, indicando migração anterior da cabeça umeral (subluxação anterior estática), secundária à lesão do manguito rotador, principalmente do tendão do subescapular (TSUB), associada à alteração do infra-espinhoso – ruptura, atrofia gordurosa ou ambas. Deve ser enfatizado que nem todos os pacientes com lesão do TSUB têm impacto ou estenose subcoracóide, e nem todos os pacientes com redução do espaço coracoumeral têm ruptura do TSUB. Para o diagnóstico de impacto ou estenose subcoracóide devem estar presentes todos os fatores a seguir:

- Dor e sensibilidade anteriormente à topografia do processo coracóide.
- Dor à flexão, rotação interna e abdução combinadas.
- Espaço coracoumeral < 6 mm tanto na RM/artroRM quanto na artroscopia.
- Contato direto do processo coracóide com a tuberosidade menor ou o TSUB na artroscopia.

ARCO CORACOACROMIAL

O arco coracoacromial, composto pela clavícula distal, superfície inferior do acrômio anterior, articulação acromioclavicular (aac), terço anterior do processo coracóide (PC) e ligamento coracoacromial (LCA), é uma forte estrutura osteoligamentar que forma um teto protetor para a cabeça umeral, tendão do supra-espinhoso (TSE), tendão do infra-espinhoso (TIE), tendão da cabeça longa do bíceps (TCLB), bursa subacromial-subdeltóidea (BSAD) e ligamentos, principalmente o ligamento glenoumeral superior (LGUS) e o ligamento coracoumeral (LCU) (Fig. 8-5).

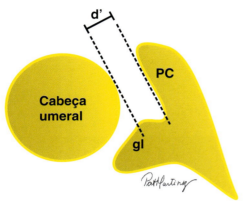

Fig. 8-3. Representação esquemática do **espaço coracoumeral** no plano axial. A linha "d'" representa a distância entre a cabeça umeral e o processo coracóide (espaço coracoumeral).

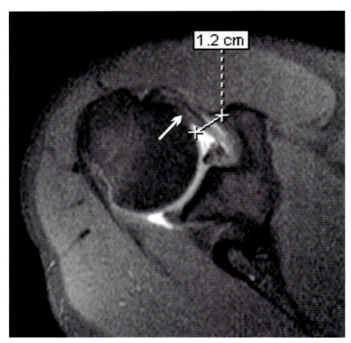

Fig. 8-4. Imagem de artroRM na ponderação T1 SG no plano axial, mostrando o **espaço coracoumeral**, que, neste caso, é de 1,2 cm. Observe que o TSUB (seta) atravessa o espaço coracoumeral.

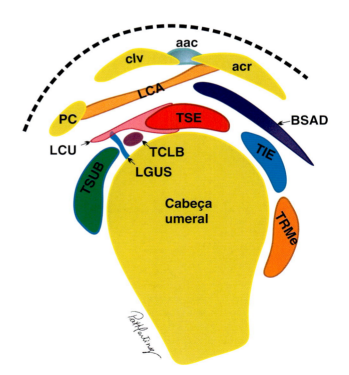

Fig. 8-5. Representação esquemática do **arco coracoacromial**, representado pela linha tracejada e composto pela clavícula distal, superfície inferior do acrômio, articulação acromioclavicular, terço anterior do processo coracóide e LCA. O arco coracoacromial forma um teto protetor para a cabeça umeral, TSE, TIE, TCLB, BSAD e ligamentos.

INTERVALO DOS ROTADORES

O intervalo dos rotadores é um espaço triangular criado pela insinuação do processo coracóide entre a margem anterior do tendão do supra-espinhoso e a margem superior do tendão do subescapular. Seus limites são a base do processo coracóide (limite medial, a base do triângulo), o ligamento umeral transverso (o ápice do triângulo), a borda anterior do tendão do supra-espinhoso (limite superior), a borda superior do tendão do subescapular (limite inferior), a cabeça umeral (assoalho) e a cápsula do intervalo (teto), que une o supra-espinhoso e o subescapular e é reforçada principalmente por fibras do ligamento coracoumeral na face bursal. Os ligamentos coracoumeral e glenoumeral superior são estruturas que atravessam o intervalo rotador e têm papel importante na estabilidade TCLB. O intervalo rotador pode ser identificado facilmente nas imagens de RM e artroRM, e também é um importante reparo anatômico nas artroscopias do ombro (Figs. 8-6 a 8-12).

O **intervalo rotador posterior** é definido por alguns autores como o local onde os tendões do supra-espinhoso e do infra-espinhoso convergem posteriormente. Todavia, geralmente não é possível identificar com clareza esta transição entre os tendões do supra e do infra-espinhoso, tanto nas imagens de RM/artroRM quanto na artroscopia.

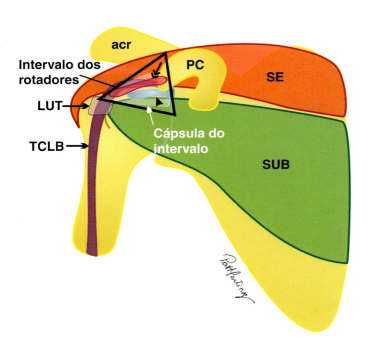

Fig. 8-6. Representação esquemática do **intervalo rotador no plano coronal**, visão anterior. O intervalo rotador, representado pelo triângulo preto, é um espaço criado pela interposição do processo coracóide entre os músculos supra-espinhoso e subescapular. Este espaço é recoberto pela cápsula articular (a cápsula do intervalo) e contém o TCLB, o LGUS (ponta de seta) e o LCU (seta dupla). Seus limites são a base do processo coracóide, o LUT, a borda anterior do TSE, a borda superior do TSUB (limite inferior), a cabeça umeral e a cápsula do intervalo.

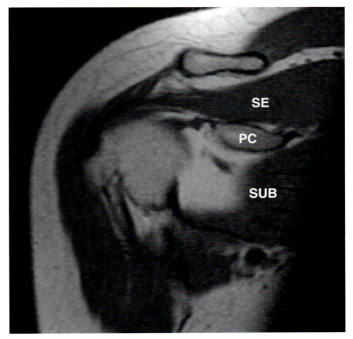

Fig. 8-7. Imagem de artroRM ponderada em DP do **intervalo rotador no plano coronal**, porção mais anterior, demonstrando a localização do processo coracóide entre os músculos supra-espinhoso e subescapular.

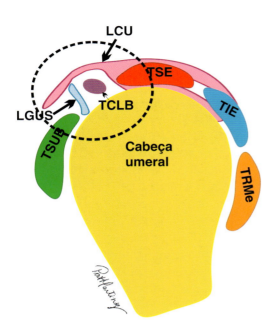

Fig. 8-8. Representação esquemática do **intervalo rotador no plano sagital**, representado pelo círculo tracejado, localizado entre o TSE e o TSUB. Note a relação do LGUS e do LCU com o TCLB.

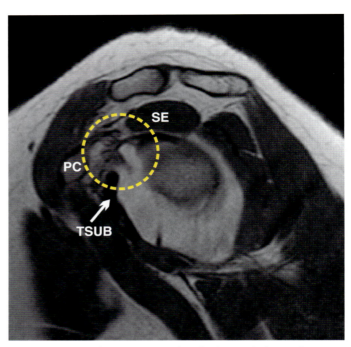

Fig. 8-9. Imagem de artroRM ponderada em DP do **intervalo rotador no plano sagital**, representado pelo círculo tracejado, localizado entre o SE e o TSUB.

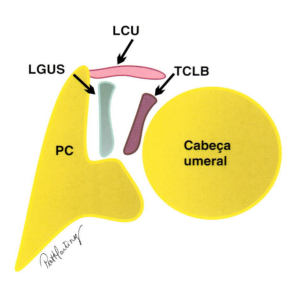

Fig. 8-10. Representação esquemática do **intervalo rotador no plano axial**, mostrando a sua localização entre a cabeça umeral e o processo coracóide, e a relação do LGUS e do LCU com o TCLB.

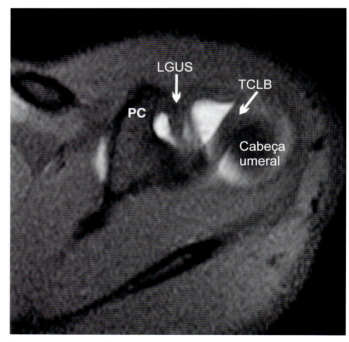

Fig. 8-11. Imagem de artroRM ponderada em T1 SG no plano axial, mostrando a localização do **intervalo rotador**, entre a cabeça umeral e o processo coracóide, onde é possível identificar o TCLB e o LGUS.

Definições Anatômicas Relevantes

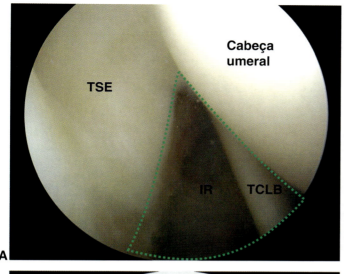
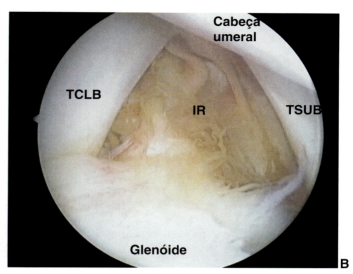
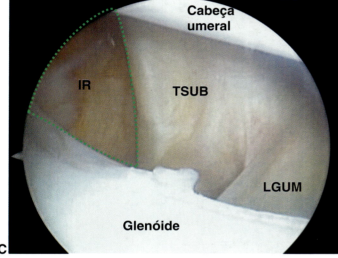

Fig. 8-12. Imagens artroscópicas, portal posterior, **do intervalo rotador**. (**A**) Imagem mais superior, demonstrando a topografia do intervalo rotador (triângulo tracejado), abaixo do TSE e atravessado pelo TCLB. (**B**) Imagem entre o TCLB e o TSUB. (**C**) Imagem mais inferior, mostrando, também, a topografia do intervalo rotador (triângulo tracejado), acima do TSUB. Observe a estreita relação do TSUB com o LGUM.

POLIA DO TENDÃO DA CABEÇA LONGA DO BÍCEPS

Existe íntima e complexa relação entre os ligamentos glenoumeral superior (LGUS) e coracoumeral (LCU) e o tendão da cabeça longa do bíceps (TCLB), que formam a polia do TCLB. Na porção proximal do intervalo dos rotadores, o LGUS é anterior ao TCLB, e ambos são recobertos pelo LCU; no terço médio do intervalo, o LGUS muda a direção para criar o assoalho anterior da polia do bíceps e forma um "T" com o LCU; na porção mais distal do intervalo o LGUS e o LCU confluem para envolver quase totalmente o TCLB (Figs. 8-13 a 8-15).

Nas imagens de RM e artroRM nem sempre esse trajeto do LGUS é bem individualizado, porém é possível a identificação da relação do LGUS e do LCU com o TCLB, principalmente no plano sagital oblíquo (Fig. 8-16).

Nas artroscopias, o LCU não costuma ser identificado rotineiramente, mas o LGUS e a sua relação com o TCLB são bem avaliados na grande maioria dos pacientes (Fig. 8-17).

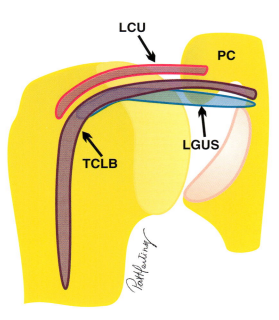

Fig. 8-13. Representação esquemática da **polia do TCLB no plano coronal**, visão anterior, mostrando a relação do TCLB com os LGUS e LCU. O LCU recobre o TCLB e o LGUS em toda a extensão da polia.

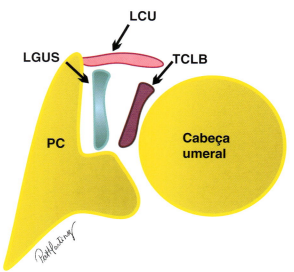

Fig. 8-14. Representação esquemática da **polia do TCLB no plano axial**, mostrando o TCLB junto à cabeça umeral, o LCU mais anterior e superior e o LGUS junto ao processo coracóide, em situação mais medial.

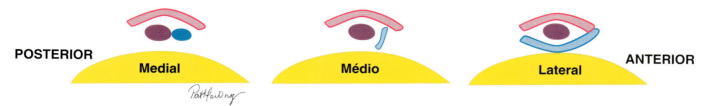

Fig. 8-15. Representação esquemática da **polia do TCLB no plano sagital**, mostrando em outro plano que o LGUS (em azul) na porção proximal (medial) do intervalo situa-se anteriormente ao TCLB (em roxo); na porção média, ele muda a direção, formando um "T" com o LCU (em rosa); na porção distal (lateral) o LGUS situa-se inferiormente ao TCLB, formando o assoalho da polia. Modificado de Krief OP: MRI of the rotator interval capsule; AJR 2005;184:1490.

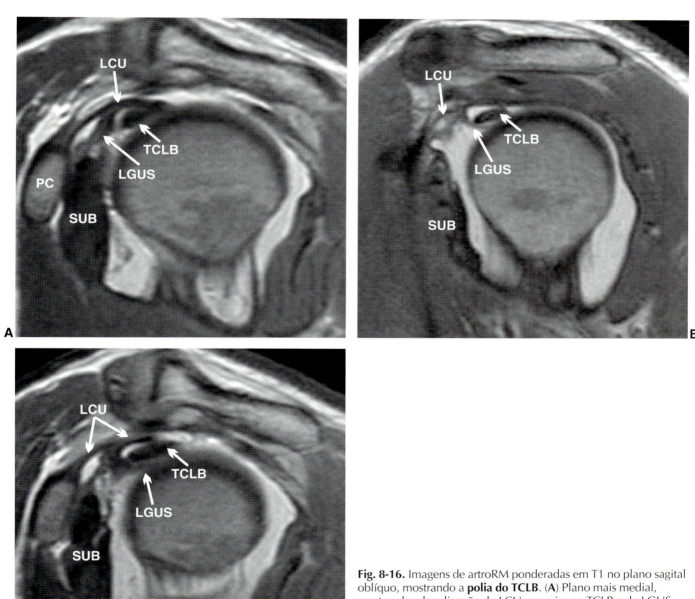

Fig. 8-16. Imagens de artroRM ponderadas em T1 no plano sagital oblíquo, mostrando a **polia do TCLB**. (**A**) Plano mais medial, mostrando a localização do LCU, superior ao TCLB e do LGUS, anterior ao TCLB. (**B**) O LGUS modifica a sua orientação, para se situar entre o TCLB e a cabeça umeral. (**C**) Nesta imagem mais lateral, o LGUS está horizontalizado, entre o TCLB e a cabeça umeral, e é possível identificar o aspecto de polia, caracterizado pelo TCLB entre o LCU e o LGUS.

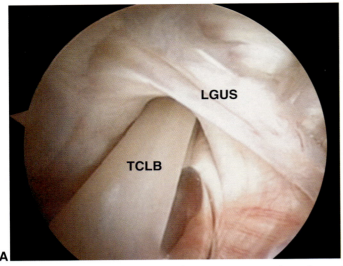 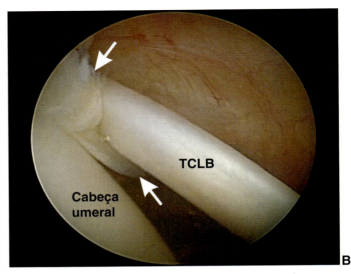

Fig. 8-17. Imagem artroscópica, portal posterior, mostrando a relação do TCLB com o LGUS. (**A**) Nesta visão, o LGUS situa-se anteriormente ao TCLB. (**B**) Neste outro paciente, é possível notar a mudança da direção do LGUS (setas), que, inicialmente, localiza-se anteriormente ao TCLB, e passa a ocupar a posição entre a cabeça umeral e o TCLB.

ESPAÇOS QUADRILÁTERO E TRIANGULAR

O **espaço quadrilátero** ou **quadrilateral** situa-se entre os músculos redondo menor, superiormente; redondo maior, inferiormente; cabeça longa do tríceps, medialmente e colo anatômico do úmero, lateralmente. O espaço quadrilátero contém o nervo axilar e os vasos circunflexos umerais posteriores. Compressão do nervo axilar por diversas causas (hematoma, cisto paralabral inferior, lesões tumorais, luxação glenoumeral recorrente) leva a sinais e sintomas, como dor exacerbada pela abdução e rotação externa, parestesia e atrofia dos músculos redondo menor e deltóide.

O **espaço triangular** está localizado medialmente ao espaço quadrilátero. É limitado pelo redondo menor, súpero-medialmente; redondo maior, ínfero-medialmente e cabeça longa do tríceps, lateralmente. Contém a artéria escapular circunflexa (Figs. 8-18 e 8-19).

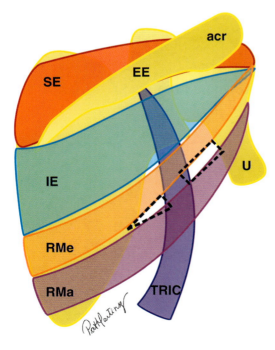

Fig. 8-18. Representação esquemática dos **espaços quadrilátero** (retângulo tracejado mais lateral) **e triangular** (triângulo tracejado medial ao espaço quadrilátero), localizados entre os músculos redondos maior e menor.

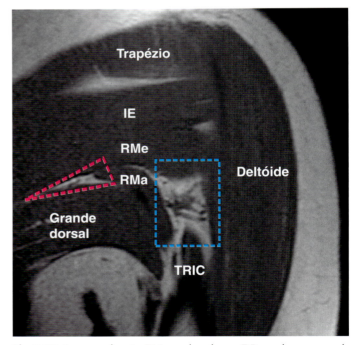

Fig. 8-19. Imagem de artroRM ponderada em DP no plano coronal oblíquo posterior, mostrando o **espaço quadrilátero** (retângulo tracejado azul mais lateral) e o **espaço triangular** (triângulo tracejado rosa medial ao espaço quadrilátero). Observe as estruturas vásculo-nervosas (imagens lineares de sinal reduzido de permeio ao tecido gorduroso), situadas nestes espaços.

LEITURAS SUGERIDAS

Bennett WF. Visualization of the anatomy of rotator interval and bicipital sheath. *Arthroscopy* 2001;17:107-111.

Berquist TH, Peterson JJ. Shoulder and arm. In: Berquist TH. *MRI of the musculoskeletal system*. 5th ed. Philadelphia, PA: Lippincott Williams & Wilkins, 2006. p. 555-656.

Bigoni BJ, Chung CB. MR imaging of the rotator cuff interval. *Magn Reson Imaging Clin N Am* 2004;12:61-73.

Chen AL, Rokito AS, Zuckermen JD. The role of the acromioclavicular joint in impingement syndrome. *Clin Sports Med* 2003;22:343-357.

Chung CB, Dwek JR, Cho GJ *et al*. Rotator cuff interval: evaluation with MR imaging and MR arthrography of the shoulder in 32 cadavers. *J Comput Assist Tomogr* 2000;24:738-743.

Edelson JG, Taitz C. Anatomy of the coraco-acromial arch: relation to degeneration of the acromion. *J Bone Joint Surg Br* 1992;74:589-594.

Jost B, Koch PP, Gerber C. Anatomy and functional aspects of the rotator interval. *J Shoulder Elbow Surg* 2000;9:336-341.

Krief OP. MRI of the rotator interval capsule. *AJR* 2005;184:1490-1494.

Manaster BJ, Andrews CL, Petersilge CA *et al*. Shoulder. In: *Diagnostic and surgical anatomy – musculoskeletal*. Salt Lake City, Utah: Amirsys Inc, 2006. p. 1-151.

Manaster BJ, Andrews CL, Petersilge CA *et al*. Shoulder. In: *Diagnostic and surgical anatomy – musculoskeletal*. Salt Lake City, Utah: Amirsys Inc, 2006. p. 1-151.

Morag Y, Jacobson JA, Shields G *et al*. MR arthrography of rotator interval, long head of biceps brachii, and biceps pulley of the shoulder. *Radiology* 2005;235:21-30.

Neumann CH, Tirman PFJ, Steinbach LS *et al*. HR. Normal anatomy. In: Steinbach LS, Tirman PFJ, Peterfy CG *et al*. (Eds.). *Shoulder magnetic resonance imaging*. Philadelphia, PA: Lippincott-Raven, 1998. p. 1-36.

Nové-Josserand L, Edwards TB, O'Connor DP *et al*. The acromiohumeral and coracohumeral intervals are abnormal in rotator cuff tears with muscular fatty degeneration. *Clin Orthop* 2005;433:90-96.

Robinson P, White LM, Lax M *et al*. Quadrilateral space syndrome caused by glenoid labral cyst. *AJR* 2000;175:1103-1105.

Saupe N, Pfirrmann CWA, Schmid MR *et al*. Association between rotator cuff abnormalities and reduced acromiohumeral distance. *AJR* 2006;187:376-382.

Stoller DW, Tirman PFJ, Bredella MA *et al*. Shoulder. In: *Diagnostic imaging – Orthopaedics*. Salt Lake City, Utah: Amirsys Inc, 2004. p. 1-153.

Stoller DW, Wolf EM, Li AE *et al*. The shoulder. In: *Magnetic resonance in orthopaedics & sports medicine*. 3rd ed. Philadelphia, PA: Lippincott Williams & Wilkins, 2007. p. 1131-1461.

Stoller DW, Wolf EM, Li AE *et al*. The shoulder. In: Magnetic resonance in orthopaedics & sports medicine. 3rd ed. Philadelphia, PA: Lippincott Williams & Wilkins, 2007. p. 1131-1461.

Walch G, Nove-Josserand L, Levigne C *et al*. Tears of the supraspinatus tendon with "hidden" lesions of the rotator interval. *J Shoulder Elbow Surg* 1994;3:353-360.

Weishaupt D, Zanetti M, Tanner A *et al*. Lesions of the reflection pulley of the long biceps tendon. *Invest Radiol* 1999;34:463-469.

Werner A, Mueller T, Boehm D *et al*. The stabilizing sling for the long head of the biceps tendon in the rotator cuff interval: a histoanatomic study. *Am J Sports Medial* 2000;28:28-31.

Anatomia Seccional Normal do Ombro na ArtroRM

9

CONTEÚDO
ANATOMIA ÓSSEA E MÚSCULO-TENDÍNEA
Plano axial
Plano coronal oblíquo
Plano sagital oblíquo
Plano "ABER"
ANATOMIA LABRAL-LIGAMENTAR
Plano axial
Plano coronal oblíquo
Plano sagital oblíquo
Plano "ABER"

ANATOMIA ÓSSEA E MÚSCULO-TENDÍNEA
PLANO AXIAL

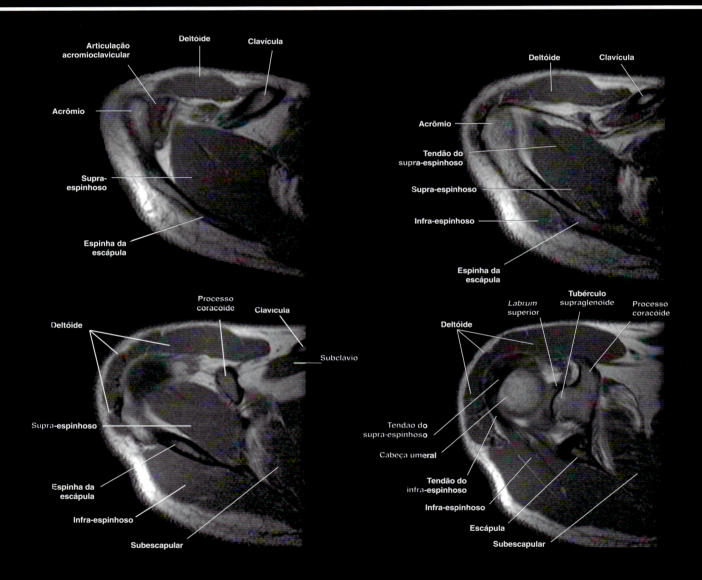

Imagens de artroRM ponderadas em T1 sem supressão de gordura.
As ponderações sem supressão de gordura identificam melhor as estruturas osteomusculares.

ANATOMIA ÓSSEA E MÚSCULO-TENDÍNEA

PLANO AXIAL

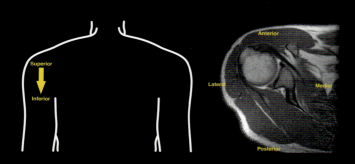

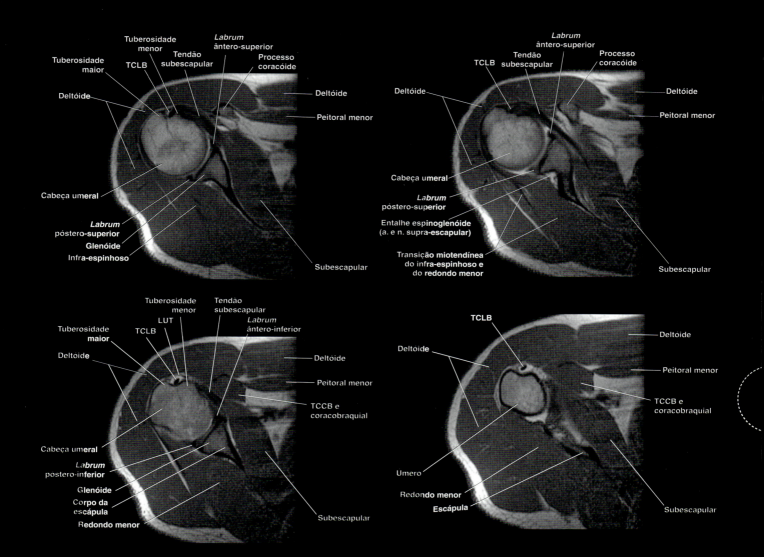

a. = artéria; n. = nervo; LUT = ligamento umeral transverso; TCCB = tendão da cabeça curta do bíceps; TCLB = tendão da cabeça longa do bíceps.

ANATOMIA ÓSSEA E MÚSCULO-TENDÍNEA

PLANO CORONAL OBLÍQUO

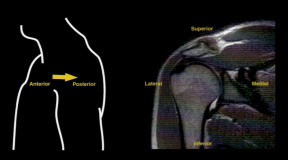

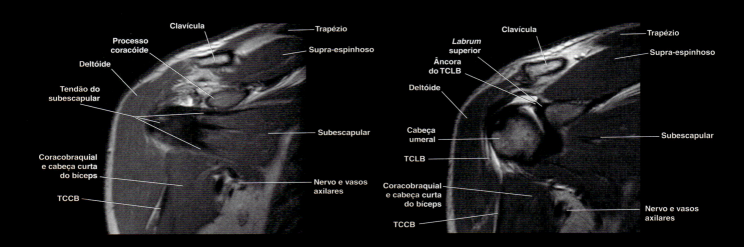

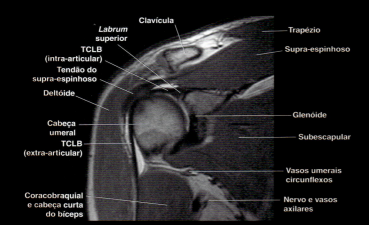

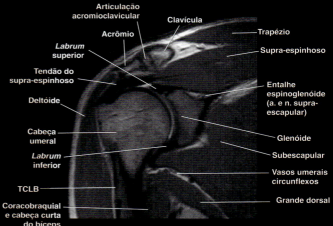

a. = artéria; n. = nervo; TCCB = tendão da cabeça curta do bíceps; TCLB = tendão da cabeça longa do bíceps.

ANATOMIA ÓSSEA E MÚSCULO-TENDÍNEA

PLANO CORONAL OBLÍQUO

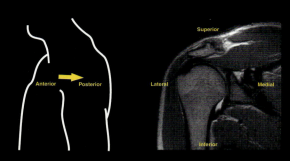

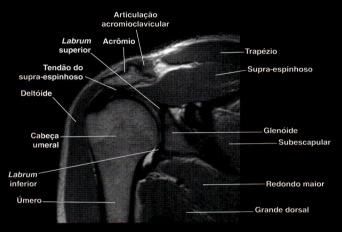

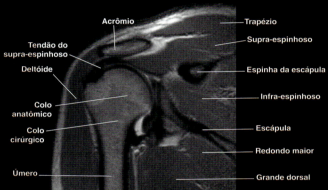

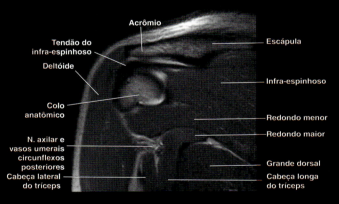

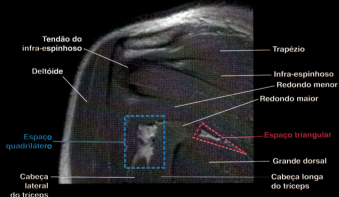

N. = nervo.

ANATOMIA ÓSSEA E MÚSCULO-TENDÍNEA
PLANO SAGITAL OBLÍQUO

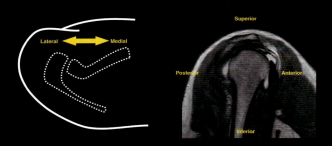

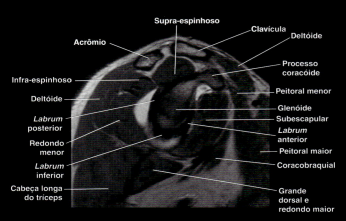

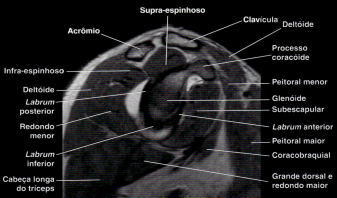

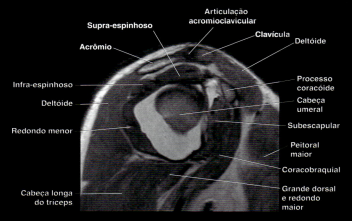

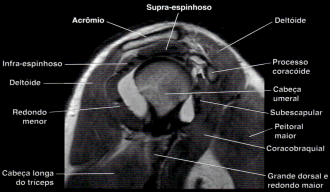

ANATOMIA ÓSSEA E MÚSCULO-TENDÍNEA
PLANO SAGITAL OBLÍQUO

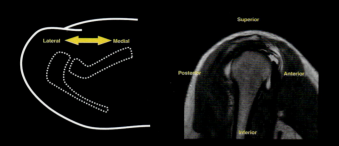

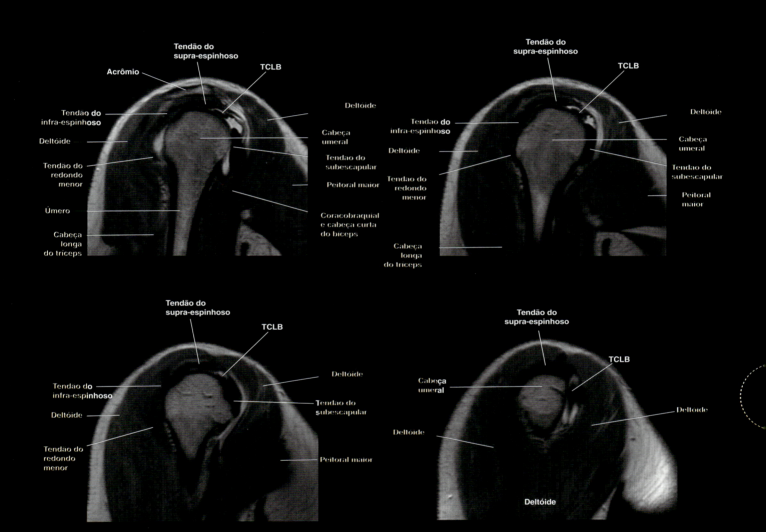

TCLB = tendão da cabeça longa do bíceps.

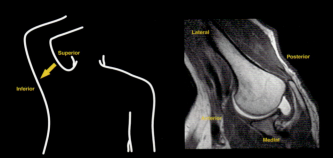

ANATOMIA ÓSSEA E MÚSCULO-TENDÍNEA
PLANO ABER

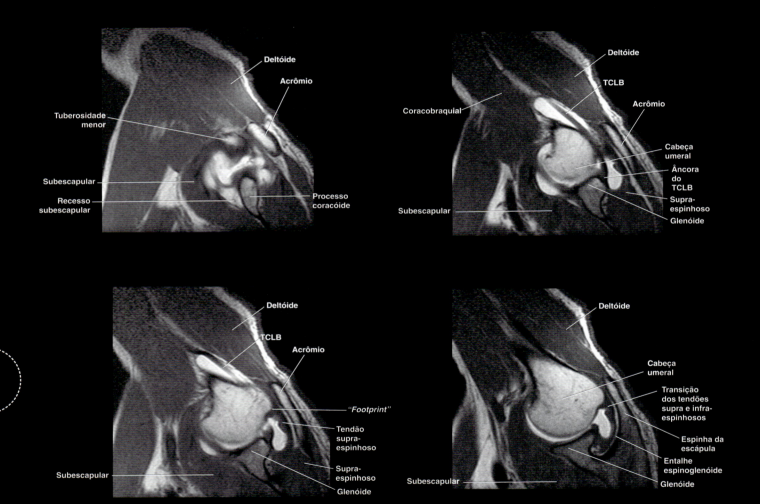

TCLB = tendão da cabeça longa do bíceps.

ANATOMIA ÓSSEA E MÚSCULO-TENDÍNEA
PLANO ABER

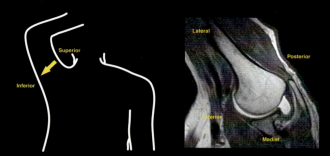

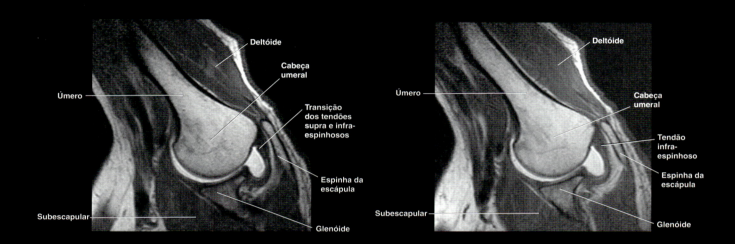

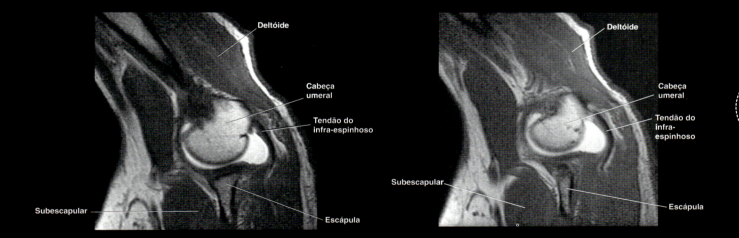

ANATOMIA LABRAL-LIGAMENTAR

PLANO AXIAL

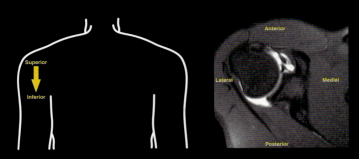

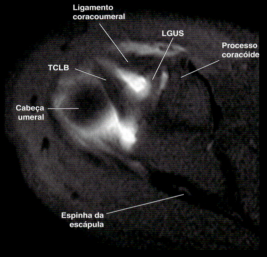

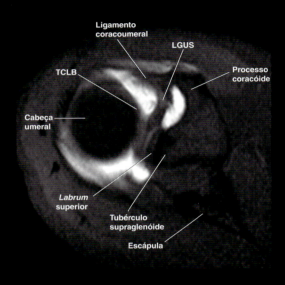

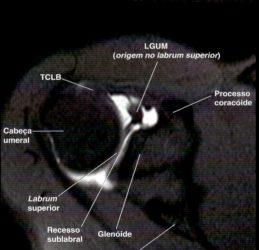

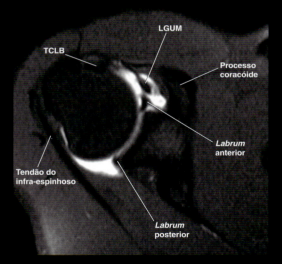

Imagens de artroRM ponderadas em T1 com supressão de gordura.
As ponderações com supressão de gordura destacam o contraste intra-articular, permitindo melhor individualização dos ligamentos glenoumerais. As figuras (das páginas 126, 128 e 129) assinaladas com (*) são ponderações T1 sem supressão de gordura, no mesmo plano da imagem ao lado, para melhor identificação de alguns ligamentos

ANATOMIA LABRAL-LIGAMENTAR

PLANO AXIAL

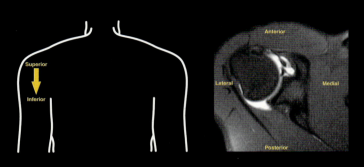

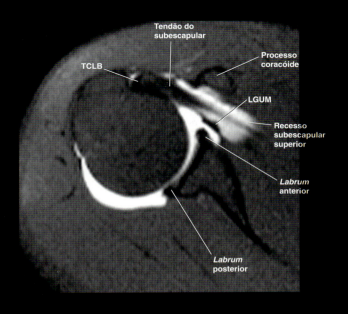

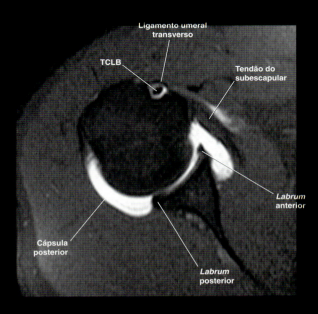

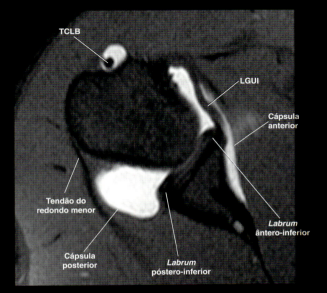

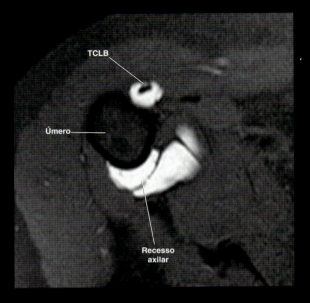

TCLB = tendão da cabeça longa do bíceps; LGUM = ligamento glenoumeral médio; LGUI = ligamento glenoumeral inferior.

ANATOMIA LABRAL-LIGAMENTAR
PLANO CORONAL OBLÍQUO

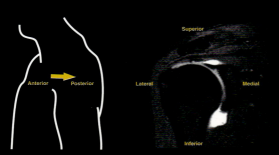
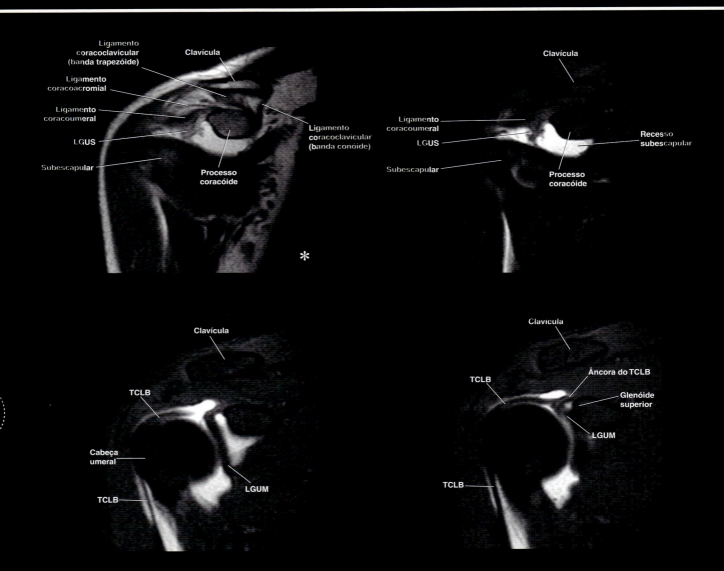

TCLB = tendão da cabeça longa do bíceps; LGUS = ligamento glenoumeral superior; LGUM = ligamento glenoumeral médio.

ANATOMIA LABRAL-LIGAMENTAR
PLANO CORONAL OBLÍQUO

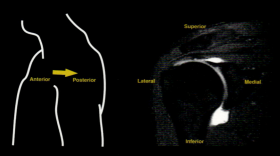

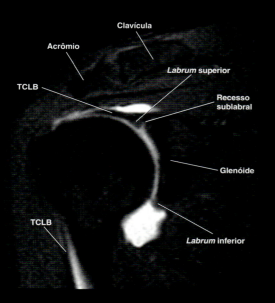

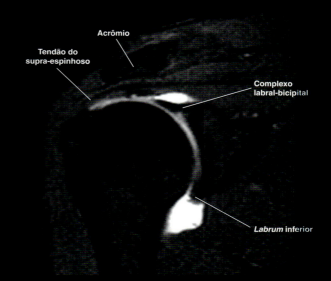

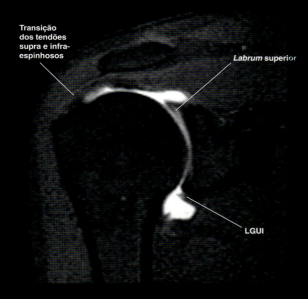

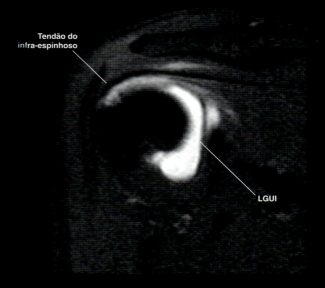

TCLB = tendão da cabeça longa do bíceps; LGUI = ligamento glenoumeral inferior.

ANATOMIA LABRAL-LIGAMENTAR
PLANO SAGITAL OBLÍQUO

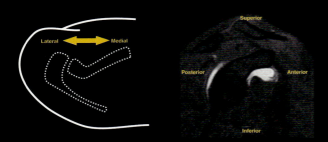

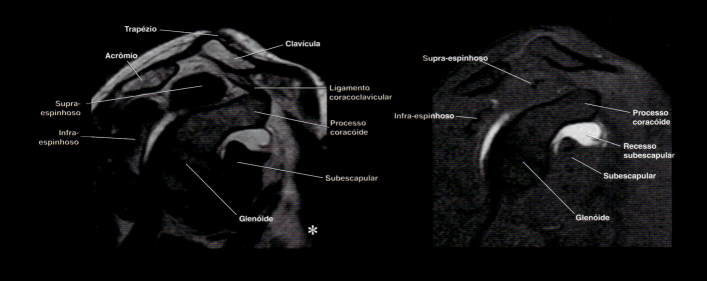

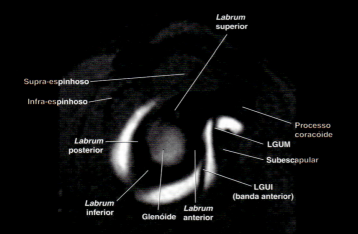

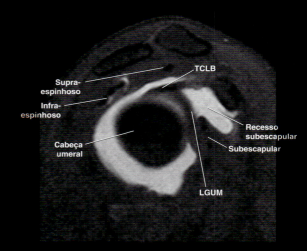

TCLB = tendão da cabeça longa do bíceps; LGUM = ligamento glenoumeral médio; LGUI = ligamento glenoumeral inferior.

ANATOMIA LABRAL-LIGAMENTAR
PLANO SAGITAL OBLÍQUO

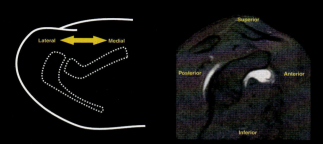

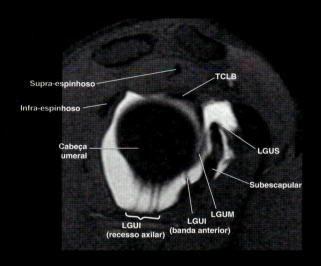

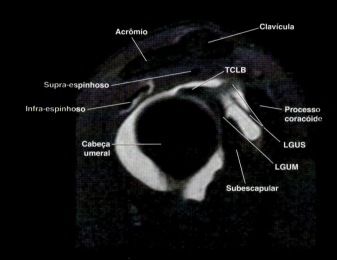

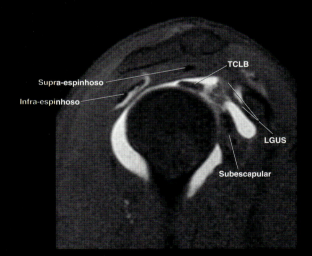

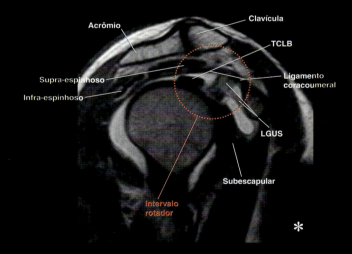

TCLB = tendão da cabeça longa do bíceps; LGUS = ligamento glenoumeral superior; LGUM = ligamento glenoumeral médio; LGUI = ligamento glenoumeral inferior.

ANATOMIA LABRAL-LIGAMENTAR
PLANO ABER

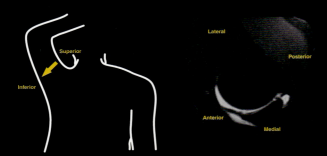

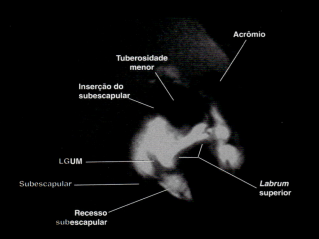

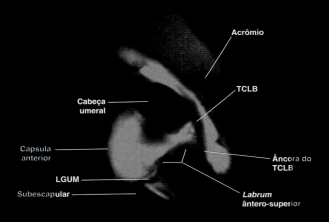

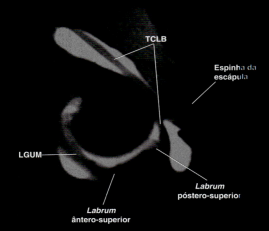

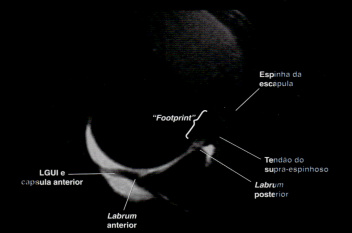

TCLB = tendão da cabeça longa do bíceps; LGUM = ligamento glenoumeral médio; LGUI = ligamento glenoumeral inferior.

ANATOMIA LABRAL-LIGAMENTAR
PLANO ABER

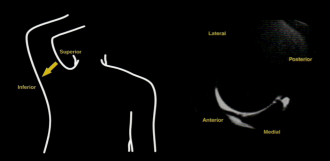

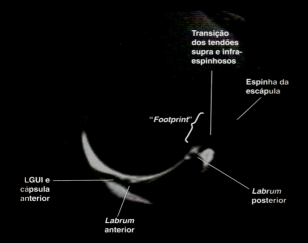

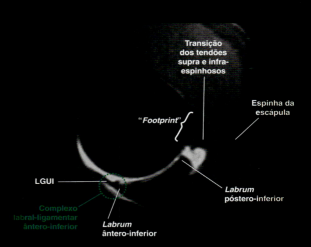

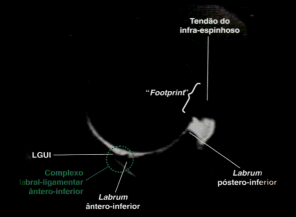

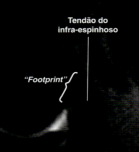

LGUI = ligamento glenoumeral inferior.

Lesões do Manguito Rotador 10

A doença do manguito rotador envolve um complexo espectro de lesões, sendo conceituada como uma síndrome que engloba um conjunto de sinais e sintomas relacionados não só com o arco coracoacromial e o impacto subacromial, mas também com o impacto interno e as lesões no intervalo rotador, *labrum* glenóide e instabilidade glenoumeral. As rupturas do manguito rotador acometem o tendão do supra-espinhoso (TSE), tendão do infra-espinhoso (TIE) e tendão do subescapular (TSUB), nesta ordem em freqüência, sendo extremamente raras as lesões do redondo menor (TRMe).

Tradicionalmente, as lesões do manguito rotador são subdivididas em tendinopatia e rupturas parciais e completas, consideradas por muitos autores o espectro evolutivo das lesões causadas pelo impacto.

A RM convencional é pouco sensível na detecção das rupturas parciais do manguito rotador, principalmente na ausência de derrame articular e quando há tendinose associada e/ou presença de tecido de granulação na topografia da ruptura, com trabalhos relatando sensibilidade de 35 a 44% e especificidade de 85 a 97%. A artroRM aumenta a conspicuidade na detecção das rupturas parciais da superfície articular do manguito, onde há insinuação do meio de contraste articular para o interior da ruptura, com trabalhos relatando sensibilidade de 85 a 95% e especificidade de 96 a 100%.

As rupturas completas do manguito rotador, entretanto, costumam ser bem identificadas na RM convencional, com trabalhos recentes mostrando sensibilidade de 84 a 94%, especificidade de 94 a 98% e acurácia de 92 a 97%. Ocasionalmente, entretanto, a ruptura pode ser mascarada pela presença de tecido de granulação e não ser bem identificada na RM ou mimetizar uma ruptura parcial. Nestes casos, em que há suspeita clínica forte para a ruptura do manguito rotador e a RM é inconclusiva, estaria indicada a artroRM, que apresenta sensibilidade de 98% e especificidade e acurácia de 100% para lesão completa do manguito.

CONTEÚDO

RUPTURAS PARCIAIS DO MANGUITO ROTADOR
TIPOS E CLASSIFICAÇÃO DAS RUPTURAS PARCIAIS DO MANGUITO ROTADOR
Classificação com relação à topografia da ruptura
Classificação com relação às dimensões da ruptura
Lesão do tipo "PASTA"
RUPTURA PARCIAL DO TENDÃO DO SUBESCAPULAR

RUPTURA COMPLETA DO MANGUITO ROTADOR
DEFINIÇÃO DE RUPTURA COMPLETA DO MANGUITO ROTADOR
TIPOS E CLASSIFICAÇÃO DAS RUPTURAS COMPLETAS DO MANGUITO ROTADOR
Rupturas completas do manguito rotador sem retração
Rupturas completas do manguito rotador com retração
Classificação das rupturas completas com relação às dimensões
Classificação das rupturas completas com relação à forma
ATROFIA MUSCULAR DO MANGUITO ROTADOR
SINAIS INDIRETOS DE RUPTURA DO MANGUITO ROTADOR
CONSIDERAÇÕES SOBRE O MANGUITO ROTADOR OPERADO
LEITURAS SUGERIDAS

RUPTURAS PARCIAIS DO MANGUITO ROTADOR

São as rupturas que não envolvem toda a espessura (altura) do tendão, também conhecidas como **não-transfixantes**. Como não há comunicação entre as faces articular e bursal do tendão, não se observa na artroRM a passagem do meio de contraste intra-articular para a bursa subacromial-subdeltóidea. O local mais freqüentemente acometido (aproximadamente 90% dos casos nos pacientes acima de 35 anos) é a chamada **"zona crítica"**, área mais afetada pelo impacto subacromial, localizada a cerca de 1 cm medialmente à inserção do tendão do supra-espinhoso. Lembrar que no jovem e no atleta é maior a incidência de ruptura em outras localizações menos freqüentes.

TIPOS E CLASSIFICAÇÃO DAS RUPTURAS PARCIAIS DO MANGUITO ROTADOR

Classificação com relação à topografia da ruptura

As rupturas parciais são subdivididas em três grupos principais, baseados em sua topografia (Fig. 10-1):

- *Articulares ou profundas* (adjacentes à superfície articular).
- *Bursais ou superficiais* (junto à superfície da bursa subacromial-subdeltóidea).
- *Intratendíneas ou intra-substanciais* (representando o componente horizontal da ruptura parcial).

As rupturas na superfície bursal do manguito rotador e as rupturas intratendíneas são mais bem identificadas nas imagens de RM convencional (Figs. 10-2 e 10-3), podendo passar despercebidas na artroRM em virtude da não penetração do contraste na lesão. A artroRM, entretanto, é bastante sensível para as rupturas na superfície articular do manguito rotador, onde se identifica a insinuação do meio de contraste introduzido na cavidade glenóide para o interior do tendão. Em alguns casos, o diagnóstico de ruptura parcial articular na artroRM é bem mais evidente quando comparado à RM convencional, alterando inclusive a classificação da ruptura (Figs. 10-4 e 10-5).

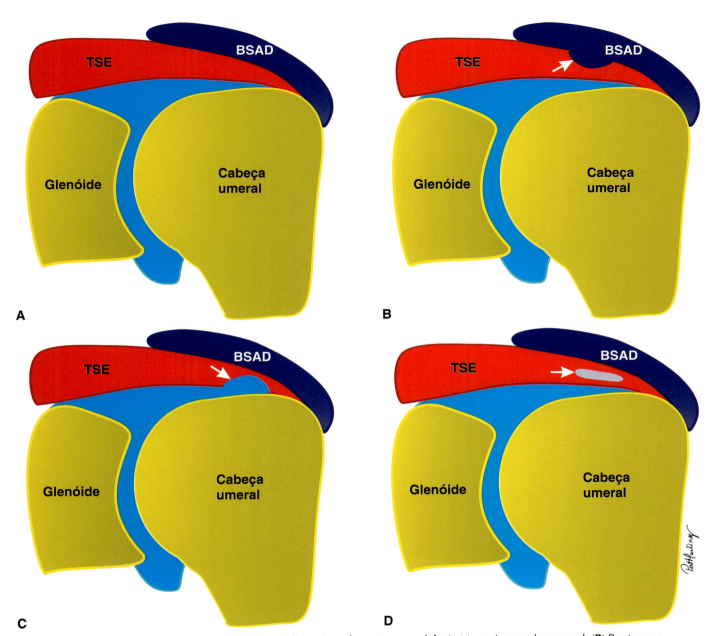

Fig. 10-1. Representação esquemática no plano coronal dos **tipos de ruptura parcial**. (**A**) Manguito rotador normal. (**B**) Ruptura na superfície bursal (seta). (**C**) Ruptura na superfície articular (seta). (**D**) Ruptura intra-substancial (seta).

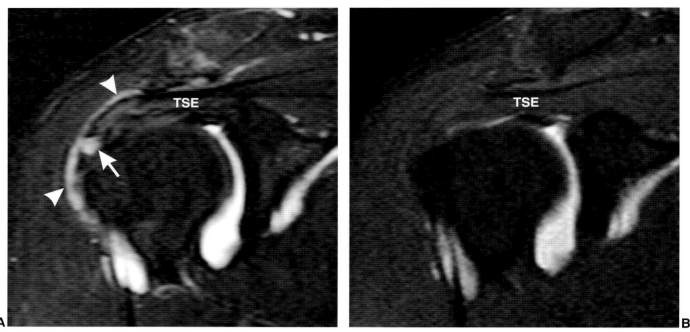

Fig. 10-2. Imagens de artroRM no plano coronal oblíquo mostrando **ruptura na superfície bursal do TSE**. (**A**) Ponderação T2 SG, mostrando bursite subacromial-subdeltóidea (pontas de seta), permitindo a identificação da ruptura na face bursal no manguito rotador (seta).
(**B**) Ponderação T1 SG no mesmo plano de (A), onde não se identificam nem a bursite nem a ruptura do TSE, em virtude da não comunicação das mesmas com a cavidade articular. Este caso ilustra como a administração do meio de contraste intra-articular na artroRM não auxilia no diagnóstico das rupturas bursais.

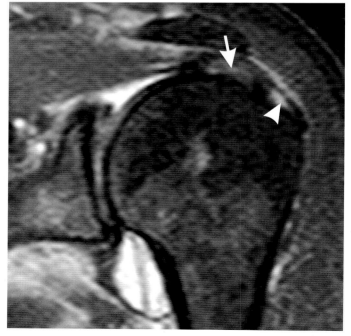

Fig. 10-3. Imagem de RM no plano coronal oblíquo, ponderação T2 SG, mostrando **foco de ruptura intratendínea** (seta). Neste caso, também está presente foco de ruptura parcial articular (ponta de seta). Muitas vezes, é extremamente difícil diferenciar a ruptura intratendínea da tendinose acentuada.

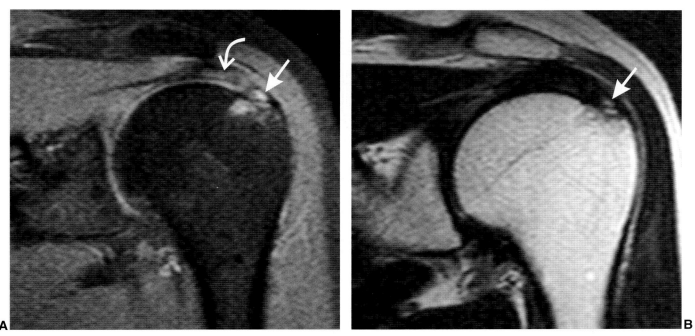

Fig. 10-4. Imagens de RM de paciente com **ruptura parcial articular**. (**A**) Ponderação T2 SG, mostrando tendinose do manguito rotador (seta curva) e foco de ruptura na superfície articular do TSE (seta). (**B**) Mesmo plano de (A), ponderação T2, onde a tendinose não é tão evidente, destacando-se o foco de ruptura na superfície articular do TSE (seta).

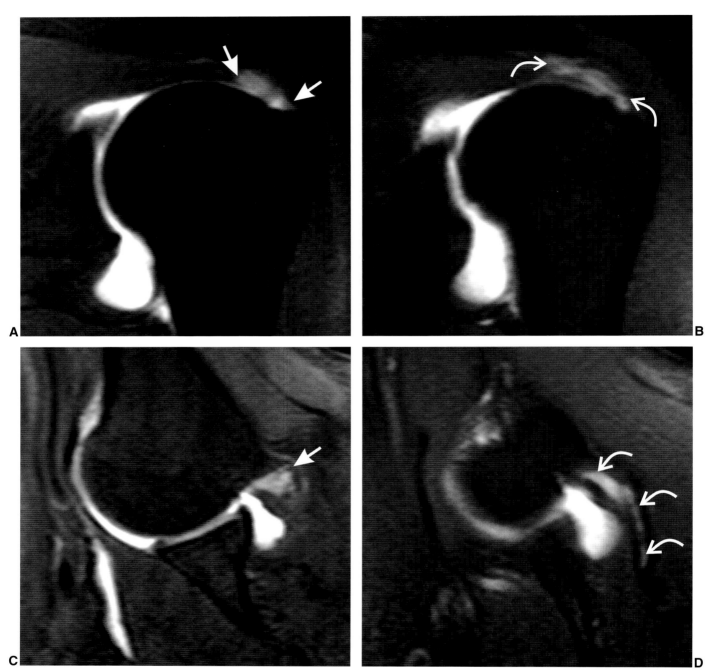

Fig. 10-5. Imagens de artroRM ponderadas em T1 SG do mesmo paciente da Figura 10-4, mostrando que a **ruptura parcial articular** é bem mais extensa, e há, também, importante ruptura longitudinal no TIE que não era identificada claramente no exame prévio em virtude da tendinose. (**A**) Plano coronal oblíquo, mostrando melhor a extensão da ruptura articular no TSE (setas). (**B**) Plano mais posterior com relação à figura (A), mostrando a extensão da ruptura para o TIE (setas curvas). (**C**) Plano ABER, mostrando que a ruptura acomete quase toda a espessura do TSE (seta). (**D**) Plano ABER mais inferior com relação à figura (C), mostrando melhor a extensão longitudinal da ruptura para o TIE (setas curvas).

Classificação com relação às dimensões da ruptura

As rupturas parciais são geralmente classificadas de acordo com sua espessura (extensão vertical ou profundidade), podendo ser utilizadas as medidas absolutas do maior diâmetro da ruptura (classificação de Ellman) ou o porcentual acometido em relação à espessura total do tendão (Quadro 10-1). Existe também a classificação artroscópica das rupturas do manguito rotador proposta por Snyder, que avalia a topografia, as maiores dimensões da ruptura e o envolvimento de um ou mais tendões (Quadro 10-2).

É importante a quantificação das rupturas parciais, pois, quando extensas, podem ser mais graves que pequenas rupturas completas. As rupturas parciais do manguito rotador devem ser mensuradas nos diâmetros crânio-caudal (envolvimento da espessura do tendão) e médio-lateral e/ou ântero-posterior (estimativa da extensão longitudinal da lesão), pois as dimensões da ruptura podem alterar a conduta terapêutica. A estimativa das dimensões e do porcentual acometido com relação à espessura total do tendão pode ser avaliada nos planos coronal e sagital, sendo que o plano em abdução e rotação externa (ABER), por permitir boa visão do *footprint*, também é útil na estimativa da espessura envolvida (Figs. 10-6 a 10-9). Nas artroscopias, as rupturas parciais articulares também podem ser avaliadas através dos portais anterior e posterior (Fig. 10-10).

Quadro 10-1 Classificação das rupturas parciais de acordo com sua espessura

Ruptura	Tamanho	% espessura envolvida
Grau I	< 3 mm	< 25% da espessura do tendão
Grau II	3 a 6 mm	25 a 50% da espessura do tendão
Grau III	> 6 mm	> 50% da espessura do tendão

Quadro 10-2 Classificação artroscópica de Snyder das rupturas do manguito rotador

Ruptura	Classificação artroscópica		
Tipos	A	B	C
Localização	Articular	Bursal	Completa
Grau I	Inflamação sinovial e irregularidade na superfície < 1 cm		
Grau II	Ruptura de fibras entre 1 e 2 cm		
Grau III	Ruptura entre 2 e 3 cm		
Grau IV	Ruptura complexa, com formação de aba e retração > 3 cm; geralmente envolve mais de um tendão		

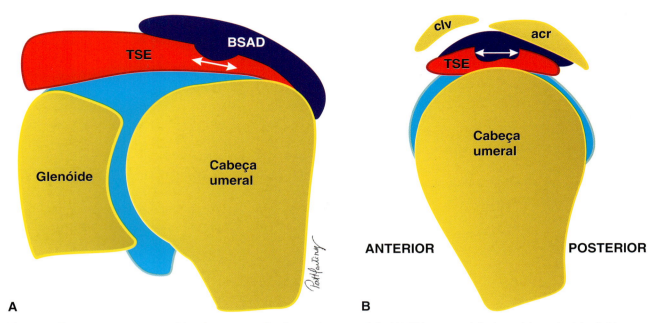

Fig. 10-6. Representação esquemática da **mensuração das rupturas parciais**. (**A**) Diâmetro médio-lateral (seta dupla), obtido no plano coronal, indicando a extensão horizontal da ruptura. (**B**) Estimativa do diâmetro ântero-posterior da ruptura (seta dupla) no plano sagital.

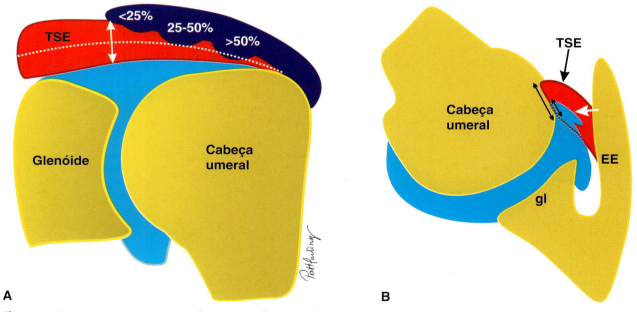

Fig. 10-7. Representação esquemática do **porcentual acometido pela ruptura** com relação à espessura total do tendão. (**A**) Plano coronal. A seta dupla indica a espessura (altura) do TSE. A linha branca tracejada é uma projeção imaginária do centro do TSE. As rupturas podem ser classificadas com relação ao acometimento ser inferior a 25%, entre 25 e 50% ou superiores a 50% da sua espessura, quando ultrapassam esta linha. (**B**) Plano ABER. A seta dupla grande indica a extensão do *footprint* com relação à projeção do tendão normal (linha tracejada vermelha). A seta dupla pequena indica a estimativa do comprometimento da ruptura (seta branca), que, neste caso, é de quase 50% da espessura do TSE.

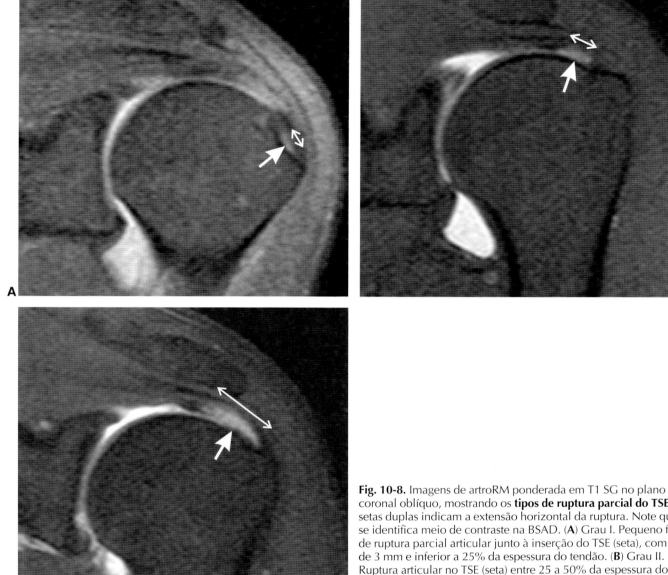

Fig. 10-8. Imagens de artroRM ponderada em T1 SG no plano coronal oblíquo, mostrando os **tipos de ruptura parcial do TSE**. As setas duplas indicam a extensão horizontal da ruptura. Note que não se identifica meio de contraste na BSAD. (**A**) Grau I. Pequeno foco de ruptura parcial articular junto à inserção do TSE (seta), com cerca de 3 mm e inferior a 25% da espessura do tendão. (**B**) Grau II. Ruptura articular no TSE (seta) entre 25 a 50% da espessura do tendão, localizada na topografia da zona crítica (a cerca de 1 cm da sua inserção), com cerca de 10 mm de extensão. (**C**) Grau III. Ruptura articular no TSE (seta) superior a 50% da espessura do tendão, com mais de 20 mm de extensão.

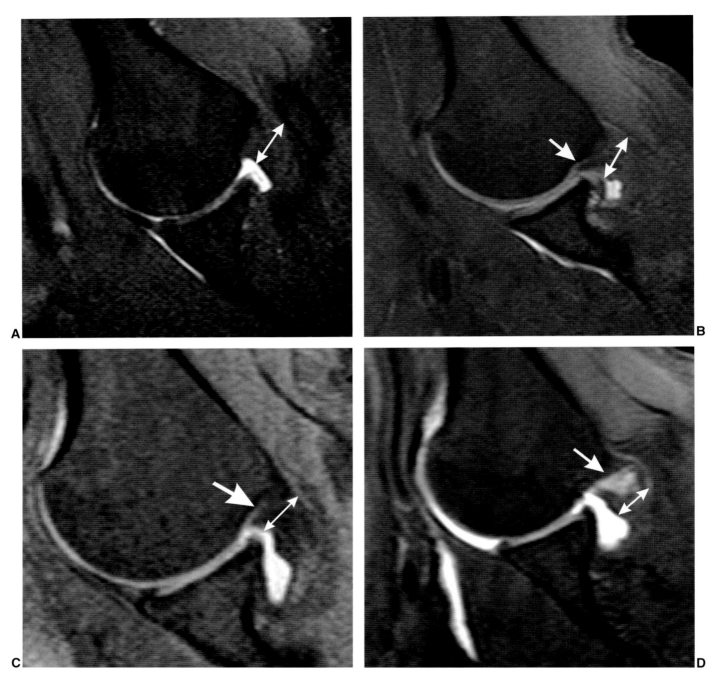

Fig. 10-9. Imagens de artroRM ponderadas em T1 SG no plano ABER, mostrando os **tipos de ruptura parcial do TSE** com relação ao porcentual acometido com relação à espessura total do tendão. As setas duplas indicam espessura normal do tendão. (**A**) Manguito rotador normal, para comparação. (**B**) Grau I. Ruptura articular no TSE (seta) inferior a 25% da espessura do tendão. (**C**) Grau II. Ruptura articular no TSE (seta) em torno de 50% da espessura do tendão. (**D**) Grau III. Ruptura articular no TSE (seta) superior a 50% da sua espessura.

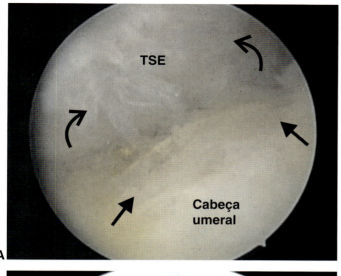
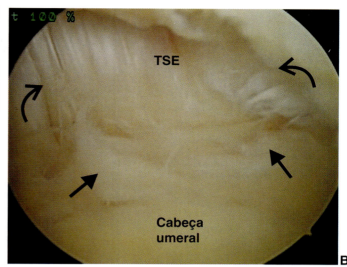
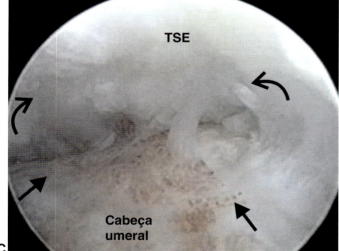

Fig. 10-10. Imagens artroscópicas mostrando alguns **tipos de ruptura parcial do TSE**. As setas retas representam o local da desinserção no *footprint*, e as setas curvas, a ruptura tendínea. (**A**) Pequena desinserção parcial do TSE no *footprint*. (**B**) Nesse caso, a ruptura acomete cerca de 50% da espessura do TSE. (**C**) Caso em que há acometimento maior da espessura do TSE.

Lesão do tipo "PASTA"

A lesão do tipo "PASTA" (acrônimo do inglês *Partial Articular Supraspinatus Tendon Avulsion*) é um termo utilizado pelos artroscopistas para descrever a avulsão parcial do TSE da sua inserção, mais bem identificada quando o braço é posicionado em abdução e rotação externa. É uma lesão sutil tanto na RM quanto na artroRM, que pode acometer indivíduos mais jovens, muitas vezes detectada apenas na posição ABER (Figs. 10-11 a 10-13). Na artroscopia, a lesão "PASTA" é facilmente identificada como uma desinserção parcial das fibras do TSE do *footprint* (Fig. 10-14).

As rupturas parciais na superfície articular do TIE também são bem identificadas nos planos coronal e sagital oblíquos, porém, ao contrário do TSE que tem topografia superior, o plano axial costuma ser bastante útil nas rupturas do TIE em virtude de sua localização posterior (Fig. 10-15).

Nas rupturas parciais extensas do TSE é comum a extensão da lesão para o TIE, ambas bem identificadas no plano ABER (Fig. 10-16). O plano ABER também mostra que, embora as dimensões absolutas das lesões do TSE e do TIE possam ser semelhantes em determinados planos, no primeiro caso ela pode ser superior a 50% da espessura do tendão e no segundo caso estender-se horizontalmente na substância do tendão, mas não acometer mais de 25% da sua espessura, o que implica em abordagens terapêuticas diferentes.

Algumas vezes, mais de um tipo de ruptura pode coexistir em um mesmo tendão, e mesmo sem ser o método de escolha para a identificação de rupturas na superfície bursal do manguito rotador, em alguns casos elas são observadas na artroRM (Figs. 10-17 e 10-18).

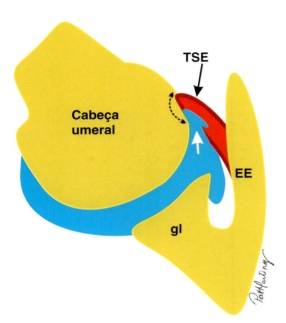

Fig. 10-11. Representação esquemática da **lesão do tipo "PASTA"** no plano ABER. A linha curva tracejada representa o *footprint* (inserção do TSE). A seta branca representa a lesão do tipo "PASTA", caracterizada pela avulsão parcial do TSE na sua inserção, com insinuação do meio de contraste articular para o interior do TSE.

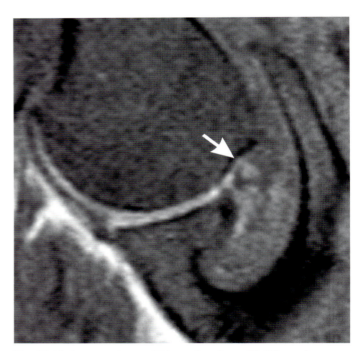

Fig. 10-12. Imagem de artroRM ponderada em T1 SG no plano ABER, mostrando a **lesão do tipo "PASTA"** (seta).

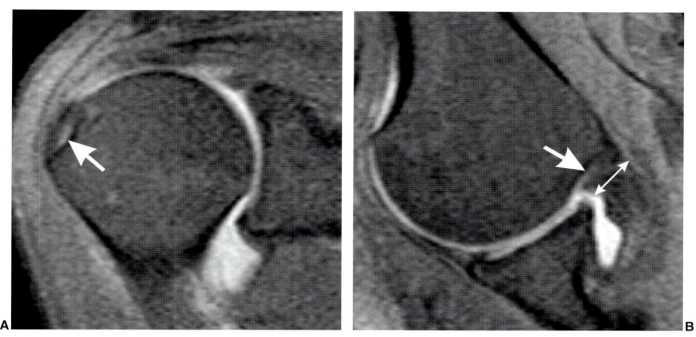

Fig. 10-13. Imagens de artroRM ponderadas em T1 SG, mostrando **lesão do tipo "PASTA"** em outro paciente. (**A**) Plano coronal oblíquo, mostrando foco de ruptura parcial na face articular do TSE (seta). (**B**) O plano ABER permite melhor caracterização da desinserção do TSE no *footprint* (seta), que, neste caso, atinge cerca de 50% da espessura total do TSE (seta dupla).

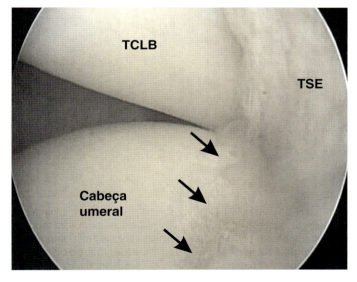

Fig. 10-14. Imagem artroscópica da **lesão do tipo "PASTA"** (setas), mostrando a desinserção de parte das fibras do TSE do *footprint*.

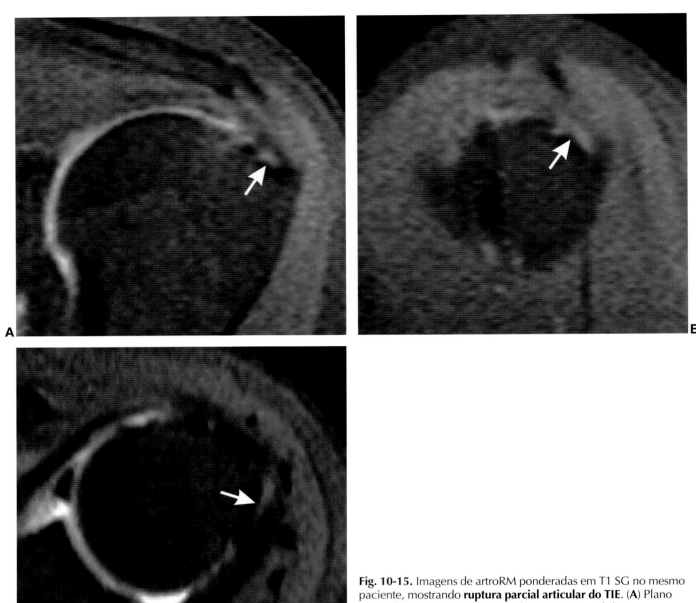

Fig. 10-15. Imagens de artroRM ponderadas em T1 SG no mesmo paciente, mostrando **ruptura parcial articular do TIE**. (**A**) Plano coronal mais posterior, mostrando ruptura parcial do TIE (seta). (**B**) Plano sagital oblíquo, mostrando a localização posterior da ruptura (seta). (**C**) Plano axial, mostrando a ruptura (seta). Note que, neste caso, o plano axial forneceu melhor estimativa do plano horizontal da ruptura.

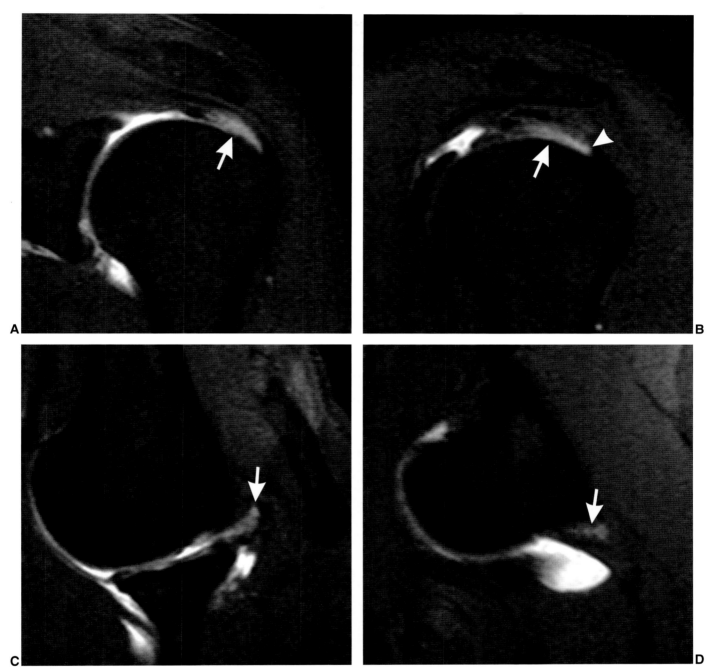

Fig. 10-16. Imagens de artroRM ponderadas em T1 SG, mostrando **ruptura parcial articular do TSE**, estendendo-se ao TIE. (**A**) Plano coronal oblíquo, mostrando ruptura parcial grau III do TSE (seta). (**B**) Plano sagital oblíquo do mesmo paciente, mostrando a localização posterior da ruptura (seta), e a sua extensão para a porção mais anterior do TIE (ponta de seta). (**C**) Plano ABER mais superior, mostrando a insinuação do meio de contraste articular no TSE, sem atingir a superfície bursal, porém acometendo mais que 50% da sua espessura (seta). (**D**) Plano ABER, imagem inferior à espinha da escápula, mostrando a insinuação do meio de contraste articular no TIE (seta), que não compromete mais que 50% de sua espessura.

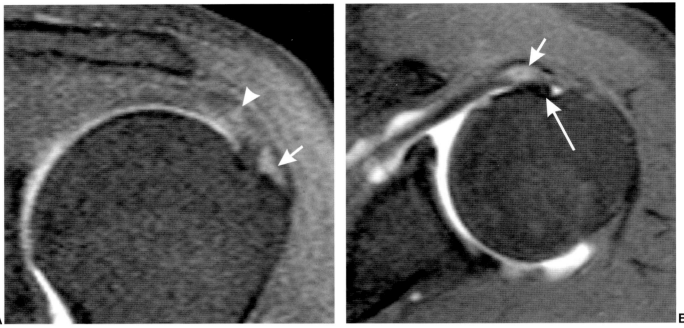

Fig. 10-17. Imagens de artroRM ponderadas em T1 SG, mostrando a **coexistência de rupturas parciais do manguito rotador**. (**A**) Plano coronal oblíquo, mostrando ruptura parcial grau III junto à inserção do TSE (seta), associado à pequena ruptura parcial na sua superfície bursal (ponta de seta). (**B**) Plano axial no mesmo paciente, mostrando ruptura parcial articular no tendão do subescapular (seta). Note o TCLB tópico na goteira bicipital (seta longa).

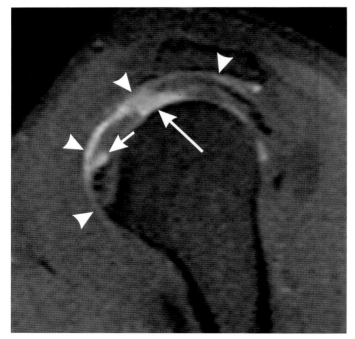

Fig. 10-18. Imagem de artroRM ponderada em T1 SG no plano sagital oblíquo, mostrando **coexistência de ruptura do TSE e TSUB**. Ruptura completa do TSE (seta longa), com passagem do meio de contraste para a BSAD (pontas de seta), permitindo a identificação de ruptura parcial na superfície bursal do tendão do subescapular (seta).

RUPTURA PARCIAL DO TENDÃO DO SUBESCAPULAR

Um tipo de ruptura parcial característico do tendão do subescapular é a ruptura longitudinal que se inicia na inserção do tendão e insinua-se na sua substância, criando um aspecto de divisão do tendão denominado "delaminação", mais bem apreciado nas imagens de RM no plano axial e nas imagens artroscópicas. Esse tipo de ruptura pode estar associado à subluxação do tendão da cabeça longa do bíceps (TCLB), identificado no interior da ruptura, entre as fibras do TSUB (Figs. 10-19 a 10-22).

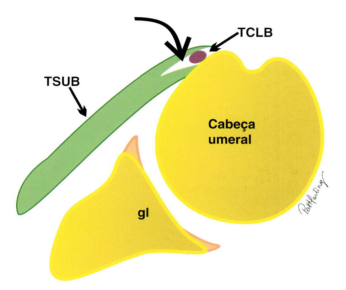

Fig. 10-19. Representação esquemática da **ruptura parcial longitudinal do TSUB** (seta curva), associada à subluxação do TCLB.

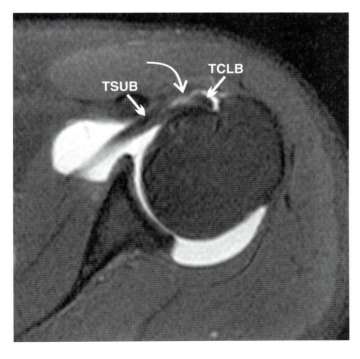

Fig. 10-20. Imagem de artroRM ponderada em T1 SG no plano axial, mostrando a **ruptura parcial longitudinal do TSUB** (seta curva) e o TCLB, insinuando-se na ruptura.

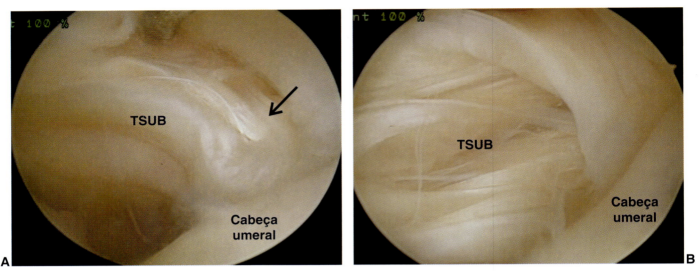

Fig. 10-21. Imagens artroscópicas, portal posterior, mostrando **lesão parcial do TSUB**. (**A**) Ruptura parcial junto à inserção do TSUB (seta). (**B**) Imagem mais aproximada, mostrando o aspecto de delaminação das fibras do TSUB.

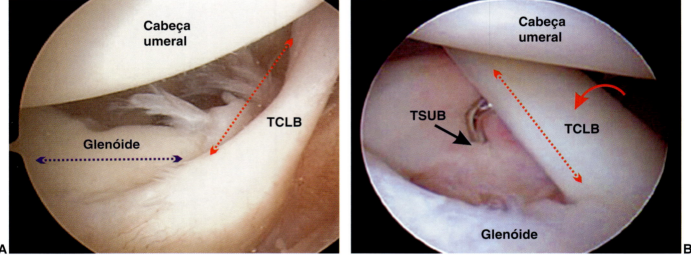

Fig. 10-22. Imagens artroscópicas, portal posterior, mostrando a **luxação do TCLB**. (**A**) TCLB normal, para comparação. O eixo do TCLB é semivertical (linha tracejada vermelha) em comparação à glenóide, cujo eixo é paralelo ao solo no paciente em decúbito lateral (linha tracejada azul). (**B**) Luxação do TCLB, caracterizada por uma maior "horizontalização" do eixo do TCLB, secundária ao deslocamento medial (seta curva), em direção ao TSUB, que apresenta ruptura parcial (seta).

RUPTURA COMPLETA DO MANGUITO ROTADOR

DEFINIÇÃO DE RUPTURA COMPLETA DO MANGUITO ROTADOR

Ruptura que envolve toda a espessura (altura) do tendão, permitindo comunicação entre a cavidade articular e a BSAD, ou seja, é uma descontinuidade das fibras que se estende da superfície articular à superfície bursal do tendão, podendo também ser denominada **transfixante** (Fig. 10-23).

A artroRM é um exame muito sensível na detecção das rupturas completas do manguito rotador, sendo facilmente identificável a passagem do meio de contraste administrado na articulação glenoumeral para a BSAD em todos os planos (Fig. 10-24).

Nas imagens artroscópicas, as rupturas completas do manguito rotador são identificadas como uma lesão que acomete toda a espessura do tendão. Pelo portal lateral, onde se obtém uma visão superior do TSE, é possível visualizar a cabeça umeral e as estruturas intra-articulares, como o TCLB, através da ruptura do manguito (Figs. 10-25 e 10-26).

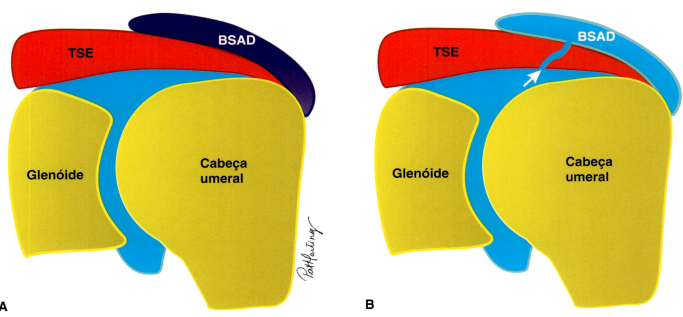

Fig. 10-23. Representação esquemática da **ruptura completa do manguito rotador no plano coronal**. (**A**) Manguito rotador normal. (**B**) Ruptura completa (seta), envolvendo toda a espessura do tendão, com isso permitindo a passagem do líquido articular para a BSAD.

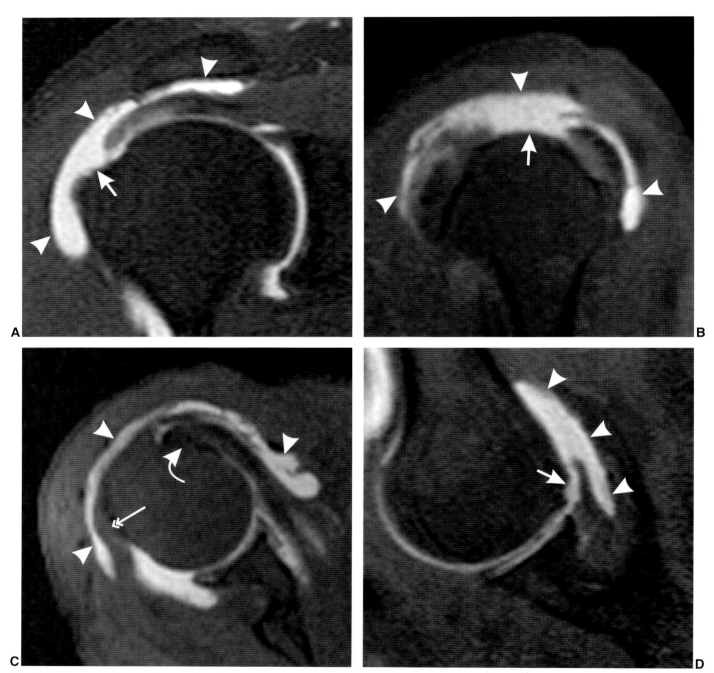

Fig. 10-24. Imagens de artroRM ponderadas em T1 SG, mostrando a **ruptura completa na inserção do TSE** (setas), permitindo a passagem do meio de contraste articular para a BSAD (pontas de seta). (**A**) Plano coronal oblíquo. (**B**) Plano sagital oblíquo. (**C**) Plano axial, onde a ruptura do TSE não costuma ser tão bem identificada em virtude da sua topografia mais superior. É possível, entretanto, identificar o contraste intra-articular na BSAD e avaliar a integridade do TIE (seta dupla) e do TSUB (seta curva). (**D**) Plano ABER.

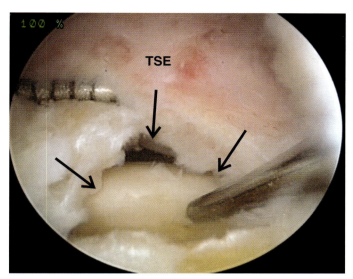

Fig. 10-25. Imagem artroscópica, visão superior, mostrando **ruptura completa do TSE** (setas).

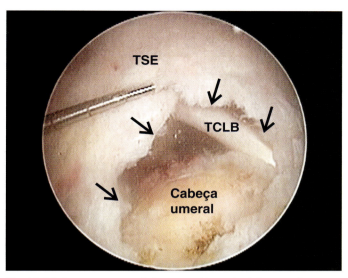

Fig. 10-26. Imagem artroscópica, portal lateral, visão superior, mostrando a **visualização da cabeça umeral e do TCLB através da ruptura completa do TSE** (setas).

TIPOS E CLASSIFICAÇÃO DAS RUPTURAS COMPLETAS DO MANGUITO ROTADOR

Existem vários tipos e classificações das rupturas completas do manguito rotador, baseados na presença ou não de retração miotendínea, dimensões e formas das rupturas. As mais utilizadas são:

Rupturas completas do manguito rotador sem retração

A ruptura pode ser completa (envolve toda a altura do tendão), porém não acometer toda a sua largura, preservando sua porção anterior, posterior ou ambas. Nesse caso, não há retração miotendínea proximal, pois parte das fibras do tendão ainda está inserida na cabeça umeral (Figs. 10-27 a 10-29).

Nesta categoria também estão incluídas as **rupturas focais** do manguito rotador, pequenas rupturas completas que podem passar despercebidas na RM e que são detectadas na artroRM graças à passagem do meio de contraste intra-articular para a BSAD e também podem ser identificadas nas artroscopias (Figs. 10-30 e 10-31).

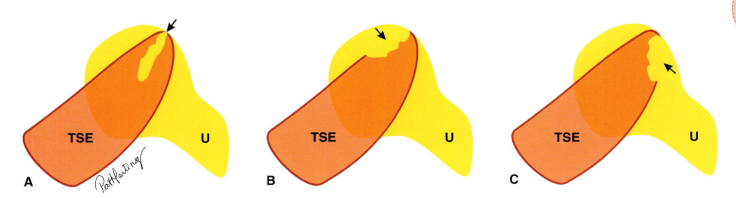

Fig. 10-27. Representação esquemática das **rupturas completas que não envolvem todo o diâmetro ântero-posterior do tendão**, visão superior. (**A**) Apenas a porção central do TSE está acometida (seta), com as porções anterior e posterior preservadas. (**B**) Apenas a porção anterior do TSE está acometida (seta). (**C**) Apenas a porção posterior do TSE está acometida (seta).

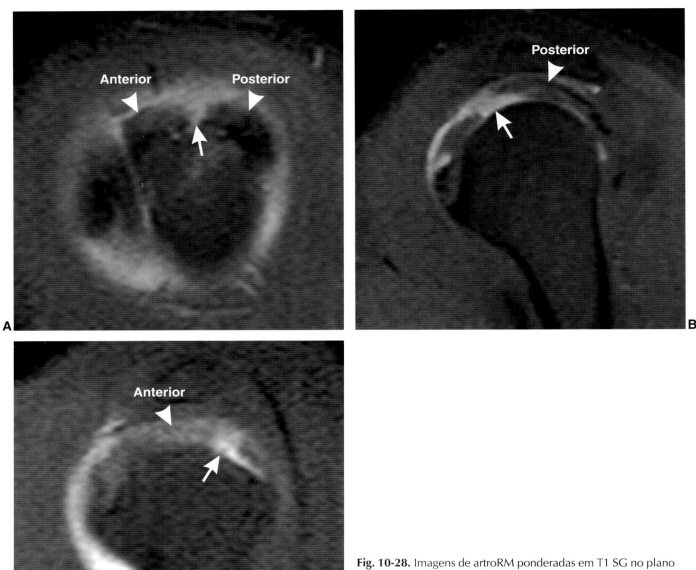

Fig. 10-28. Imagens de artroRM ponderadas em T1 SG no plano sagital oblíquo, mostrando as **rupturas completas que não envolvem todo o diâmetro ântero-posterior do tendão**. (**A**) Apenas a porção central do TSE está acometida (seta), com as porções anterior e posterior preservadas (pontas de seta). (**B**) Apenas a porção anterior do TSE está acometida (seta), com a porção posterior poupada. (**C**) Apenas a porção posterior do TSE está acometida (seta), com a porção anterior poupada.

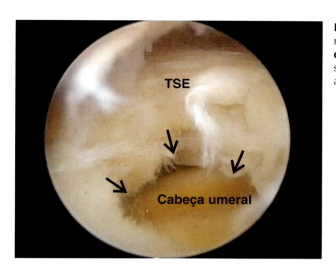

Fig. 10-29. Imagem artroscópica, visão superior, mostrando **ruptura completa de parte das fibras do TSE** (setas). Note que não há retração significativa, porque o remanescente tendíneo ainda permanece inserido na cabeça umeral.

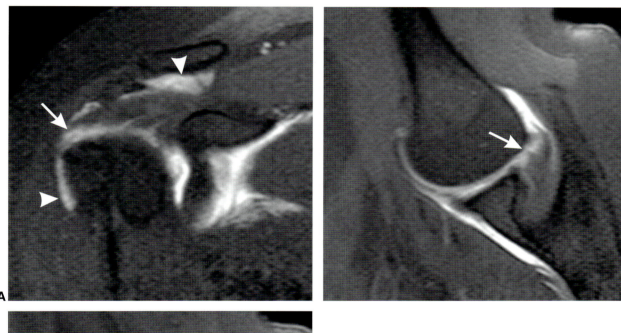

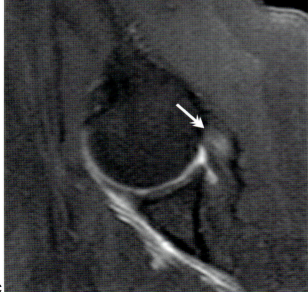

Fig. 10-30. Imagens de artroRM ponderada em T1 SG, mostrando **ruptura completa focal do TSE**. (**A**) Plano coronal oblíquo, mostrando pequena ruptura focal anterior do TSE (seta), de difícil detecção em virtude de sua topografia mais anterior e de suas reduzidas dimensões. Entretanto, a presença de contraste na BSAD (pontas de seta) aumenta o índice de suspeição para ruptura completa do manguito rotador. (**B**) Plano ABER, confirmando a ruptura completa do TSE (seta). (**C**) Plano ABER mais inferior, mostrando também a presença de lesão longitudinal no TIE (seta dupla).

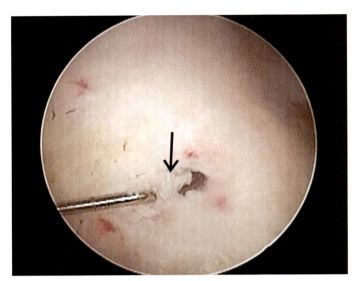

Fig. 10-31. Imagem artroscópica, portal lateral, mostrando **ruptura completa focal do TSE** (seta). Com o *probe* é possível caracterizar a natureza transfixante da lesão.

Rupturas completas do manguito rotador com retração

Quando a ruptura envolve, além da altura, toda a largura do tendão (diâmetro ântero-posterior), a porção proximal tende a retrair medialmente (Figs. 10-32 e 10-33), configurando as rupturas com retração.

Esta retração também deve ser quantificada, pois quanto mais medial à glenóide se encontra o coto proximal, pior o prognóstico cirúrgico. Uma forma simplificada de estimativa da retração dos tendões do supra e do infra-espinhoso usa como parâmetro a fossa glenóide: retração lateral, medial ou no nível da glenóide, avaliada no plano coronal (Figs. 10-34 e 10-35). Esta estimativa costuma ser útil nos casos onde há tecido cicatricial e/ou fibras tendíneas remanescentes no sítio da inserção, e as fibras proximais retraídas são de difícil individualização, o que prejudica a realização de medidas mais precisas. Nas rupturas maciças, com grandes retrações, não se identifica o manguito rotador no espaço subacromial, situação conhecida como "cabeça umeral careca", onde também é freqüente a migração cefálica da cabeça umeral, reduzindo ainda mais o espaço subacromial (veja Fig. 10-35 B e C). Rupturas completas com pequenas retrações costumam ser reparadas facilmente por via artroscópica (Fig. 10-36). Nos casos de retração mais acentuada, passa a ser questionada a viabilidade de reparo cirúrgico, em virtude do alto índice de re-ruptura no pós-operatório.

Nas rupturas completas do tendão do subescapular também é importante a descrição da presença ou não de retração, mais bem avaliada no plano axial (Figs. 10-37 e 10-38). O TSUB cronicamente roto tende a retrair proximalmente de forma muito mais acentuada que os demais tendões do manguito rotador, geralmente até o nível do *labrum* anterior, o que cria dificuldades no manejo cirúrgico. Um sinal artroscópico útil para a localização do tendão do subescapular é o sinal da vírgula (*comma sign*), que representa um tecido formado por fibras da porção medial do ligamento coracoumeral, parte do ligamento glenoumeral superior e o remanescente do TCLB.

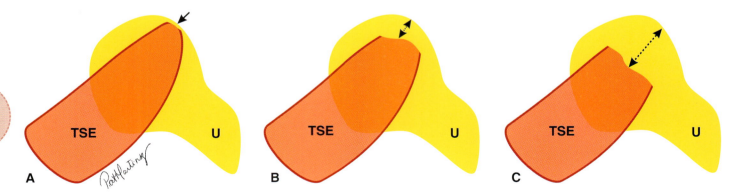

Fig. 10-32. Representação esquemática das **rupturas completas que envolvem todo o diâmetro ântero-posterior do tendão**, visão superior. (**A**) Ruptura pequena próxima à inserção do TSE (seta), sem retração significativa. (**B**) Ruptura completa na inserção do TSE (seta), com discreta retração da porção proximal, representada pela seta dupla pontilhada. (**C**) Ruptura completa do TSE, com retração significativa da porção proximal, representada pela seta dupla pontilhada.

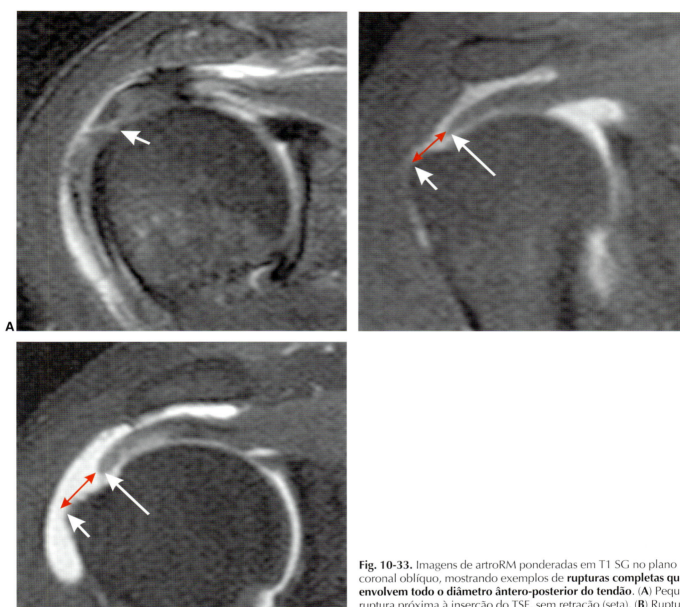

Fig. 10-33. Imagens de artroRM ponderadas em T1 SG no plano coronal oblíquo, mostrando exemplos de **rupturas completas que envolvem todo o diâmetro ântero-posterior do tendão**. (**A**) Pequena ruptura próxima à inserção do TSE, sem retração (seta). (**B**) Ruptura na inserção do TSE (seta pequena) com discreta retração (seta dupla vermelha). (**C**) Ruptura na inserção do TSE (seta pequena) com retração um pouco maior (seta dupla vermelha). A seta grande representa o coto proximal retraído.

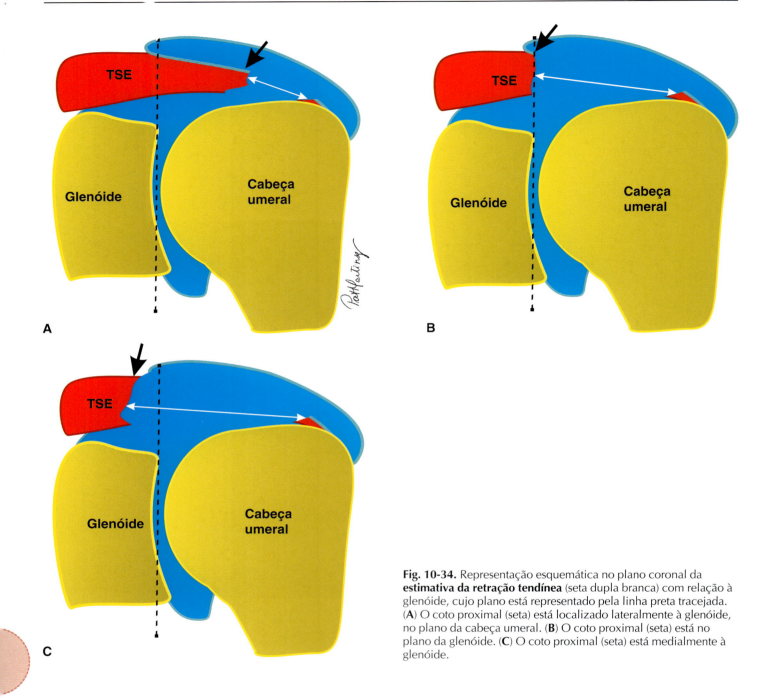

Fig. 10-34. Representação esquemática no plano coronal da **estimativa da retração tendínea** (seta dupla branca) com relação à glenóide, cujo plano está representado pela linha preta tracejada. (**A**) O coto proximal (seta) está localizado lateralmente à glenóide, no plano da cabeça umeral. (**B**) O coto proximal (seta) está no plano da glenóide. (**C**) O coto proximal (seta) está medialmente à glenóide.

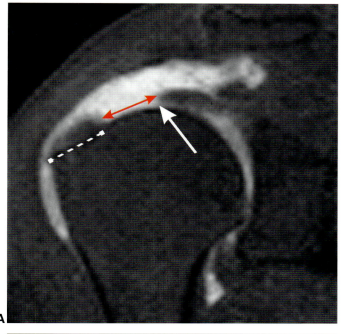
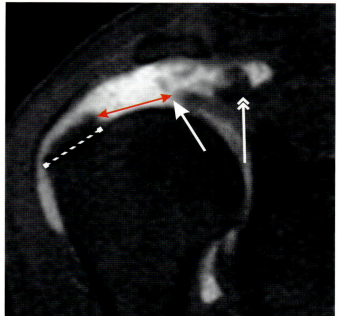
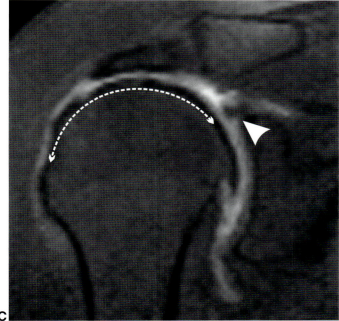

Fig. 10-35. Imagens de artroRM ponderadas em T1 SG no plano coronal oblíquo, mostrando exemplos de **rupturas completas com graus diferentes de retração**. (**A**) Ruptura do TSE, com retração lateral à glenóide. As setas duplas vermelhas representam a estimativa da retração proximal do tendão. Próximo à inserção tendínea observam-se tecido cicatricial/fibras tendíneas remanescentes (extensão representada pelas linhas pontilhadas retas), geralmente não adequadas para sutura tendão-tendão, podendo ser considerado, para fins práticos, o intervalo da ruptura a distância do coto proximal (seta) ao sítio da inserção. (**B**) Ruptura do TSE, com retração mais acentuada. Note que parte das fibras está retraída lateralmente à glenóide (seta) e parte no nível da glenóide (seta dupla). (**C**) Ruptura maciça do manguito rotador, não se identificando o TSE em toda a extensão da cabeça umeral (seta pontilhada curva), situação conhecida como "cabeça umeral careca". A porção proximal do tendão também não é individualizada, por estar situada medialmente à glenóide (ponta de seta).

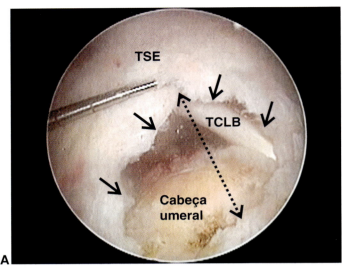 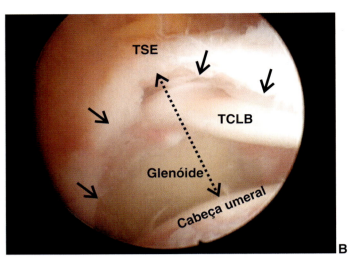

Fig. 10-36. Imagens artroscópicas, visão superior, **mostrando ruptura do TSE** (setas), **com retração**. A seta dupla pontilhada mostra o afastamento do coto tendíneo da sua inserção na cabeça umeral. (**A**) Retração lateral à glenóide. (**B**) Retração até, aproximadamente, o nível da glenóide, na topografia da âncora do TCLB.

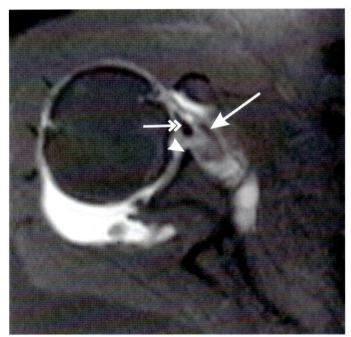 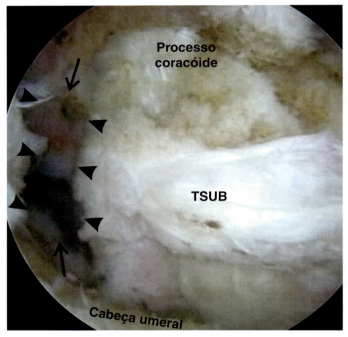

Fig. 10-37. Imagem de artroRM ponderada em T1 SG no plano axial, mostrando **ruptura completa do TSUB** (seta), com retração até o nível do *labrum* anterior (ponta de seta). Note o deslocamento do TCLB (seta dupla).

Fig. 10-38. Imagem artroscópica, visão superior, mostrando **ruptura completa na inserção do TSUB** (pontas de seta), com pequena retração (setas indicando o intervalo da ruptura).

Classificação das rupturas completas com relação às dimensões

A exemplo das rupturas parciais, as rupturas completas também podem ser subdivididas com relação ao seu maior diâmetro, existindo várias classificações na literatura. As mais utilizadas são a classificação de DeOrio e Cofield, que consideram as rupturas com relação ao seu tamanho absoluto (Quadro 10-3) e a classificação artroscópica de Snyder, baseada não só no tamanho da ruptura, mas também na presença ou não de retração e no envolvimento de um ou mais tendões (Quadro 10-4).

Os maiores diâmetros da ruptura são importantes para o entendimento da sua geometria, uma vez que as rupturas completas do manguito rotador podem ter várias formas. Por este motivo, é importante a quantificação das rupturas do manguito rotador nos diâmetros ântero-posterior (largura da ruptura) e médio-lateral (estimativa do eixo transverso da ruptura/retração miotendínea) (Fig. 10-39).

Quadro 10-3 Classificação de Cofield das rupturas completas do manguito rotador, levando em consideração o maior diâmetro da ruptura

Ruptura	Tamanho
Pequena	< 1 cm
Média	1 a 3 cm
Grande	3 a 5 cm
Maciça	> 5 cm

Quadro 10-4 Classificação de Snyder das rupturas completas do manguito rotador

Ruptura completa (C)	Descrição
C 1 (mínima)	Ruptura discreta
C 2 (moderada)	< 2 cm; apenas um tendão; sem retração
C 3 (grande)	3 a 4 cm; retração mínima
C 4 (maciça)	Envolve dois ou mais tendões; retração

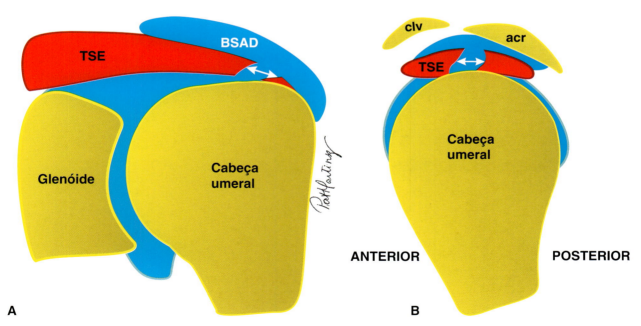

Fig. 10-39. Representação esquemática da **mensuração das rupturas completas** (entre setas duplas). (**A**) Plano coronal, onde se obtém o maior diâmetro médio-lateral. (**B**) Plano sagital, onde se obtém o maior diâmetro ântero-posterior da ruptura.

Classificação das rupturas completas com relação à forma

Na artroscopia, o manguito rotador pode ser acessado por diversos ângulos, e esta nova perspectiva na avaliação e tratamento das rupturas do manguito permitiu o reconhecimento de alguns principais subtipos de rupturas com relação à sua forma: "em crescente", em "U" (ou "V") e em "L" (ou "L invertido") e as rupturas maciças retraídas, o que também tem implicação na terapêutica e na decisão da sutura tendão-tendão ou tendão-osso (Figs. 10-40 a 10-43). Os tipos "em crescente", "U" e "L" (ou "L invertido") representam juntos mais de 90% das rupturas do manguito.

- *Ruptura "em crescente"*: é o tipo mais simples de ruptura, e embora possa ser maciça, não costuma retrair medialmente de forma significativa e apresenta excelente mobilidade em direção médio-lateral, o que faz com que possa ser reparada facilmente diretamente no osso, com tensão mínima (Figs. 10-40 e 10-41).
- *Ruptura em "U" ou "V"*: tendem a apresentar extensão medial maior que as rupturas "em crescente", com o ápice da ruptura no nível ou medialmente à glenóide. O reconhecimento desse tipo de ruptura é crítico, pois a tentativa de reparo do ápice da ruptura no leito ósseo lateral irá resultar em tração excessiva, com falência da sutura. Como há boa mobilidade em direção ântero-posterior, este tipo de ruptura inicialmente é reparado com uma sutura tendão-tendão, e depois a margem reparada é fixada ao osso, sem tensão, semelhante às rupturas "em crescente" (Figs. 10-42 e 10-43).
- *Rupturas em "L" ou "L invertido"*: as rupturas em "L" têm este formato apenas na fase aguda; com o passar do tempo, elas adquirem conformação similar às rupturas em "U" ou "V", sendo que uma das margens da ruptura (geralmente a porção posterior) tem maior mobilidade que a outra, permitindo facilmente a sutura no leito ósseo. Com a tração e sutura desta margem da ruptura, ela adquire novamente o aspecto em "L". A exemplo das rupturas em "U" ou "V", inicialmente é reparado o seu componente longitudinal, e depois a margem transversa é fixada ao osso, sem tensão (Figs. 10-44 e 10-45). Este tipo de ruptura pode envolver também o intervalo rotador.
- *Rupturas maciças com retração*: podem ser móveis ou contraídas. Os tendões são avançados superior e lateralmente, fixados no leito ósseo, e o defeito residual é reparado com sutura látero-lateral (Fig. 10-46). As rupturas maciças móveis podem ser reparadas por via artroscópica (Fig. 10-47).

Apesar de as rupturas completas do manguito rotador serem bem identificadas na RM convencional, ocasionalmente a ruptura pode ser mascarada pela presença de tendinoses e/ou tecido de granulação e não ser bem identificada na RM ou mimetizar uma ruptura parcial. Nestes casos, em que há suspeita clínica forte para a ruptura do manguito rotador e a RM é inconclusiva, estaria indicada a artroRM. O uso de seqüência em abdução e rotação externa também permite a observação das rupturas com maior clareza, e por vezes auxilia na melhor identificação de rupturas parciais concomitantes que não foram observadas na RM (Figs. 10-48 e 10-49).

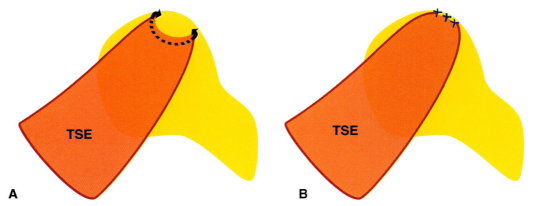

Fig. 10-40. Representação esquemática da **ruptura "em crescente"**, visão superior. (**A**) Ruptura em crescente. (**B**) Ruptura após reparo. Baseado em Morag Y *et al.* MR imaging of rotator cuff injury: what the clinician needs to know. Radiographics 2006;26:1045-1065 e Burkhart SS, Lo IKY, Brady PC. Understanding and recognizing pathology. In Burkhart's view of the shoulder: a cowboy guide to advanced shoulder arthroscopy, Lippincott Williams & Wilkins; 2006:88.

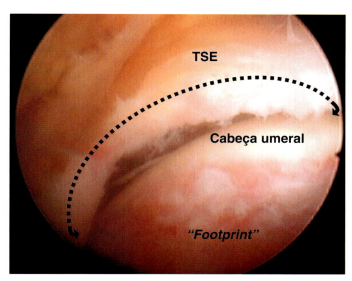

Fig. 10-41. Imagem artroscópica, visão superior, mostrando **ruptura "em crescente"**, representada pela linha pontilhada.

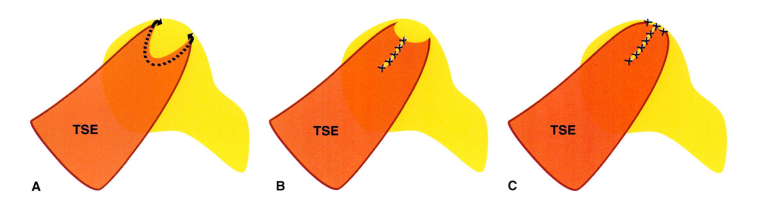

Fig. 10-42. Representação esquemática da **ruptura em "U"**, visão superior. (**A**) Ruptura em "U". (**B**) Ruptura após reparo látero-lateral. (**C**) Ruptura após reparo tendão-osso, livre de tensão. Baseado em Morag Y et al. MR imaging of rotator cuff injury: what the clinician needs to know. Radiographics 2006;26:1045-1065 e Burkhart SS, Lo IKY, Brady PC. Understanding and recognizing pathology. In Burkhart's view of the shoulder: a cowboy guide to advanced shoulder arthroscopy, Lippincott Williams & Wilkins; 2006:89.

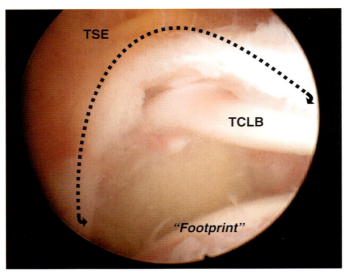

Fig. 10-43. Imagem artroscópica, visão superior, mostrando ruptura "em U", representada pela linha pontilhada.

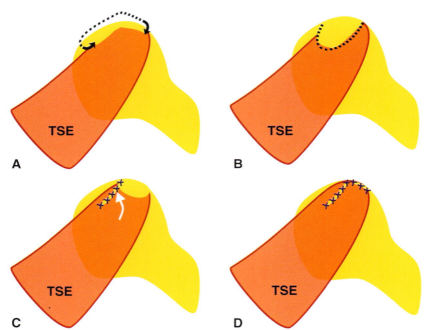

Fig. 10-44. Representação esquemática da **ruptura em "L invertido"**, visão superior. (**A**) Ruptura em "L invertido" na fase aguda (linha pontilhada). (**B**) Ruptura em "L invertido" na fase crônica. Com a cronicidade da lesão, ela adquire um formato semelhante ao das rupturas em "U". (**C**) Reparo látero-lateral do componente longitudinal da ruptura, realizado após mobilização da margem mais posterior da ruptura (seta curva). (**D**) Ruptura após reparo tendão-osso, livre de tensão. Baseado em Morag Y *et al*. MR imaging of rotator cuff injury: what the clinician needs to know. Radiographics 2006;26:1045-1065 e Burkhart SS, Lo IKY, Brady PC. Understanding and recognizing pathology. In Burkhart's view of the shoulder: a cowboy guide to advanced shoulder arthroscopy, Lippincott Williams & Wilkins; 2006:90-91.

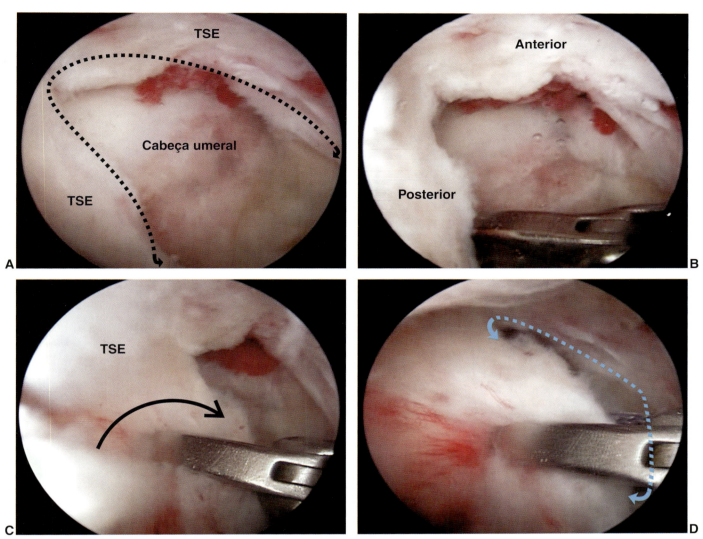

Fig. 10-45: Imagens artroscópicas da **ruptura em "L invertido"**, visão superior. (**A**) Ruptura em "L invertido" na fase crônica, com formato semelhante ao das rupturas em "V". (**B**) Nesse caso, a margem posterior da ruptura apresenta maior mobilidade com relação à margem anterior. (**C**) Note a grande mobilização da margem mais posterior da ruptura (seta curva). (**D**) Com a mobilização, a ruptura adquire o formato de "L invertido" (linha pontilhada azul).

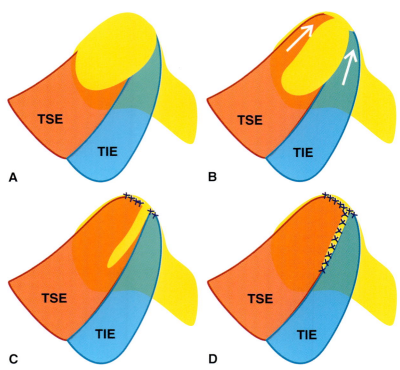

Fig. 10-46. Representação esquemática da **ruptura maciça**, envolvendo o TSE e o TIE. (**A**) Ruptura maciça. (**B**) Os tendões são avançados superior e lateralmente. (**C**) Suas margens são fixadas na cabeça umeral. (**D**) O defeito residual é reparado. Baseado em Lo IK, Burkhart SS. Arthroscopic repair of massive, contracted, immobile rotator cuff tears using single and double interval slides: technique and preliminary results. Arthroscopy 2004;20(1): 22-23.

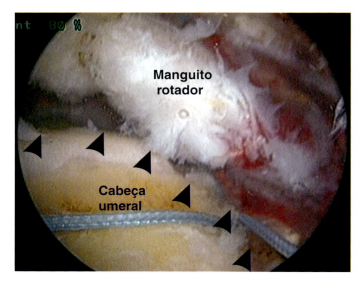

Fig. 10-47. Imagem artroscópica, visão superior, mostrando **ruptura maciça do manguito rotador**, caracterizada pela ampla desinserção tendínea da cabeça umeral (pontas de seta). Apesar de extensa, a ruptura apresentava boa mobilidade, permitindo a sutura sem tensão excessiva.

Lesões do Manguito Rotador 167

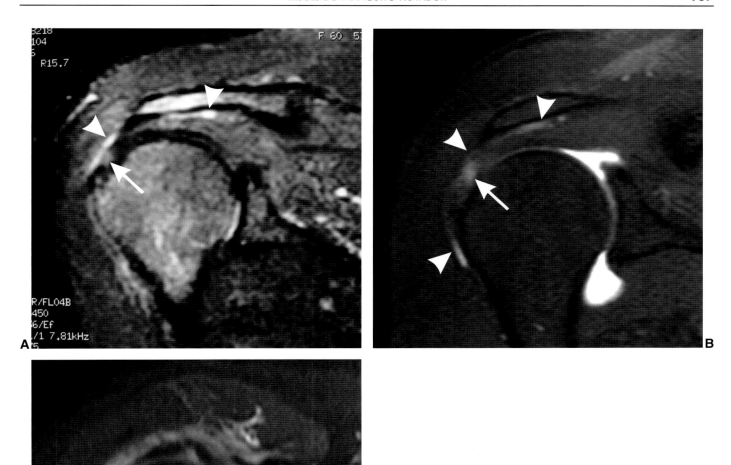

Fig. 10-48. **Ruptura completa do manguito rotador não identificada na RM**. (**A**) Imagem de RM na ponderação STIR no plano coronal oblíquo, realizada em aparelho de magneto aberto, mostrando líquido na BSAD (pontas de seta) e foco de sinal elevado junto à inserção do TSE, interpretado como tendinose, pois o sinal não era tão elevado quanto o do líquido. (**B**) Imagem de artroRM no plano coronal oblíquo no mesmo paciente, mostrando a insinuação do meio de contraste na topografia do foco de sinal elevado identificado na RM (seta), associado à passagem de líquido para a BSAD, caracterizando ruptura completa. (**C**) Imagem de artroRM no plano axial no mesmo paciente, mostrando ruptura parcial longitudinal no TIE (setas duplas) que não era identificada na RM.

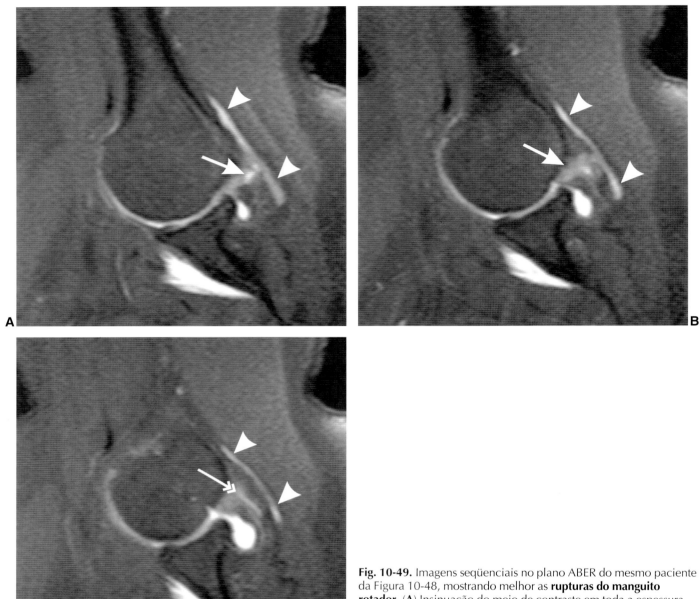

Fig. 10-49. Imagens seqüenciais no plano ABER do mesmo paciente da Figura 10-48, mostrando melhor as **rupturas do manguito rotador**. (**A**) Insinuação do meio de contraste em toda a espessura do TSE (seta), estendendo-se à BSAD (pontas de seta). (**B**) Imagem imediatamente inferior a (A), mostrando também a ruptura do TSE (seta). (**C**) Imagem imediatamente inferior a (B), mostrando a ruptura longitudinal do TIE (seta dupla).

ATROFIA MUSCULAR DO MANGUITO ROTADOR

A atrofia muscular é importante no contexto da ruptura do manguito rotador, pois indica cronicidade e altera tanto a abordagem quanto a indicação cirúrgica, dependendo da sua quantificação. Deve-se sempre ter em mente que existem causas menos freqüentes de atrofia muscular com tendões do manguito rotador intactos, como nos casos de neurite braquial aguda (síndrome de Parsonage-Turner, afetando tipicamente o supra e o infra-espinhoso, e, menos freqüentemente, o deltóide e o rombóide) e denervação secundária à compressão do nervo supra-escapular por lesão expansiva, como cisto paralabral (afetando o supra e/ou o infra-espinhoso). Além disso, a ruptura de um tendão pode levar à atrofia secundária de outro grupo muscular (p. ex., rupturas extensas e crônicas do TSE podem estar associadas à atrofia do infra-espinhoso e do subescapular, mesmo com a integridade dos respectivos tendões preservada). As imagens de RM permitem uma medição direta do volume muscular, porém é um método trabalhoso e demorado. Na prática, existem dois métodos para estimar o grau de atrofia do supra-espinhoso (Fig. 10-50):

- *Razão escapular*: calculada no plano sagital oblíquo, no nível médio do processo coracóide; se a área seccional do supra-espinhoso for menor que 50% da área da fossa supra-espinhal, então há atrofia significativa.
- *Sinal da tangente*: é traçada uma linha que passa pelas margens superiores da espinha da escápula e do processo coracóide; é considerado normal quando o ventre muscular do supra-espinhoso fica acima desta linha. Caso fique abaixo, é considerado sinal da tangente positivo, o que indica atrofia significativa.

Existe uma classificação que considera não só o tamanho da ruptura, mas a presença de atrofia do ventre muscular do manguito rotador (Quadro 10-5).

Alguns autores quantificam a atrofia em graus, baseados na relação músculo x gordura. Goutalier propôs uma classificação de degeneração e atrofia gordurosa utilizando a tomografia computadorizada (Quadro 10-6), que pode ser extrapolada para a RM. As seqüências que não utilizam supressão de gordura, principalmente as ponderadas em T1 e DP, são as ideais para a avaliação da atrofia (Fig. 10-51). A classificação de Goutalier tem a vantagem de poder ser empregada em qualquer grupamento muscular, e não somente no supra-espinhoso.

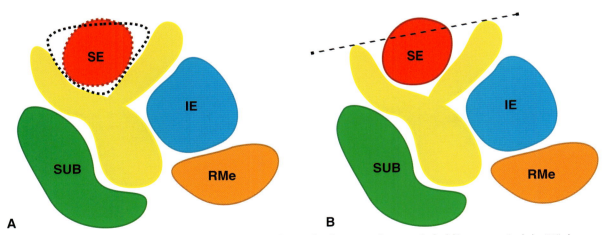

Fig. 10-50. Representação esquemática da **estimativa de atrofia do SE no plano sagital oblíquo**, no nível do "Y" da escápula. (**A**) **Razão escapular**. Estima-se a área aproximada da fossa escapular (AFE, representada pela linha tracejada preta) e a área seccional do SE (ASE, representada pela linha tracejada vermelha circundando o SE). A razão ASE/AFE deve ser superior a 0,5. (**B**) **Sinal da tangente**. Traça-se uma reta imaginária que passa pelos pontos mais superiores do "Y" da escápula (linha tracejada). O SE normal localiza-se acima desta linha. Modificado de Mellado JM *et al*. Surgically repaired massive rotator cuff tears: MRI of tendon integrity, muscle fatty degeneration, and muscle atrophy correlated with intraoperative and clinical findings. AJR 2005;184:1456-1463.

Quadro 10-5 Classificação do manguito rotador, levando em consideração a presença de atrofia muscular

Ruptura	Tamanho
Grau I	< 2 cm
Grau II	2 a 4 cm
Grau III	> 5 cm
Grau IV	Atrofia

Quadro 10-6 Adaptação da classificação de Goutalier dos estágios da atrofia gordurosa. O grau 0 representa o músculo normal, e os demais graus representam a atrofia gordurosa mínima (grau 1); pequena, inferior a 50% do ventre muscular (grau 2); moderada, cuja quantidade de músculo e gordura é equivalente (grau 3) e acentuada (grau 4), onde há mais gordura do que fibras musculares

Estágio	Descrição	Atrofia
0	Sem atrofia	Ausente
1	Feixes esparsos de gordura de permeio às fibras musculares	Atrofia mínima
2	Atrofia envolve < 50% do ventre muscular	Atrofia leve; músculo > gordura
3	Atrofia envolve cerca de 50% do ventre muscular	Atrofia moderada; músculo $\cong$ gordura
4	Atrofia envolve > 50% do ventre muscular	Atrofia acentuada; músculo < gordura

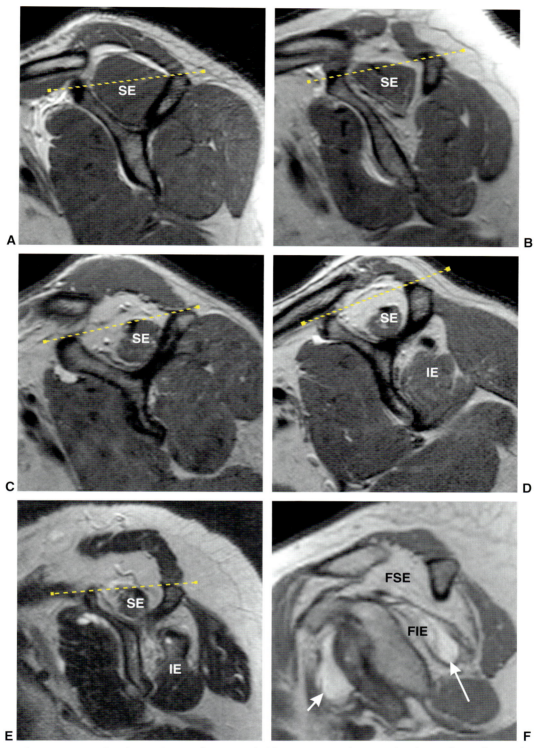

Fig. 10-51. Imagens de artroRM ponderadas em DP no plano sagital oblíquo, mostrando exemplos de **atrofia gordurosa do manguito rotador**. A linha tracejada amarela representa a tangente que passa pelo plano mais superior do "Y" da escápula. (**A**) Manguito normal para comparação. O ventre muscular do SE ultrapassa a linha da tangente e ocupa quase toda a fossa supra-espinhal. (**B**) Caso de atrofia leve do SE. Observam-se feixes de gordura de permeio ao seu ventre muscular, porém ele ainda ocupa mais da metade da área da fossa supra-espinhal e ultrapassa a linha da tangente. (**C**) Grau um pouco mais avançado de atrofia do SE, onde o seu ventre muscular já não ultrapassa a linha da tangente e ocupa cerca da metade da área da fossa supra-espinhal. (**D**) Atrofia mais acentuada do SE, que se situa bem abaixo da linha da tangente, e ocupa menos da metade da área da fossa supra-espinhal. Note a atrofia leve do IE. (**E**) Atrofia mais acentuada tanto do SE quanto do IE. (**F**) Caso de atrofia extrema do manguito rotador, secundária à ruptura completa antiga, onde não se identificam nem os ventres musculares nem os tendões do SE quanto do IE no plano do processo coracóide. Note o meio de contraste nas bursas subacromial-subdeltóidea (seta grande) e subcoracóide (seta pequena).

SINAIS INDIRETOS DE RUPTURA DO MANGUITO ROTADOR

O sinal mais característico e específico de ruptura do manguito rotador é a identificação da descontinuidade do tendão. Existem também, além da atrofia muscular, outros sinais que costumam acompanhar as rupturas, e sua presença deve aumentar a suspeição e a busca mais minuciosa de lesões tendíneas. Isso pode ser útil nos casos duvidosos e nas rupturas não identificadas na RM convencional em virtude da presença de tecido de granulação na sua topografia (cerca de 10% dos casos). Nessa situação, em que há suspeita clínica e a presença de sinais indiretos de ruptura na RM, seria útil a realização da artroRM para confirmação diagnóstica, caso o fato influencie também a conduta terapêutica.

- *Líquido na bursa subacromial-subdeltóidea*: é um sinal bastante sensível de ruptura completa do manguito rotador, mas pouco específico na RM convencional, pois é comum a ocorrência de bursite nesta topografia (Fig. 10-52). Com a utilização da artroRM, a especificidade se aproxima de 100%, pois considera a presença de contraste na BSAD, o que ocorre apenas quando há uma comunicação anormal com a cavidade articular (veja Fig. 10-24). Deve ser ressaltado que no ombro operado pode haver passagem do meio de contraste para a BSAD e isto não significar necessariamente re-ruptura do manguito rotador, e sim apenas a passagem do contraste pelo trajeto cirúrgico, o que pode ocorrer até alguns anos após a cirurgia.
- *Líquido na bursa subcoracóide*: a bursa subcoracóide localiza-se anteriormente ao tendão do subescapular e estende-se inferiormente entre os músculos coracobraquial e cabeça curta do bíceps e o subescapular. Não se comunica com a articulação glenoumeral, mas pode se comunicar com a bursa subacromial-subdeltóidea. Líquido na sua topografia é sempre considerado anormal, e existe forte correlação com a presença de ruptura do manguito rotador ou lesão no intervalo dos rotadores (Fig. 10-53).
- *Espaço subacromial menor que 6-7 mm*: em adultos habitualmente indica ruptura maciça do manguito rotador, com atrofia envolvendo o supra e o infra-espinhoso, geralmente associada à migração cefálica secundária da cabeça umeral, caracterizada pelo seu posicionamento acima do plano da glenóide. Pode ocorrer a formação de uma neo-articulação acromioumeral, com remodelamento da superfície inferior do acrômio (Fig. 10-54). As medidas da distância acromioumeral obtidas nas imagens de RM tendem a ser inferiores às obtidas nas radiografias do ombro, provavelmente em virtude da geometria inerente a cada método e a diferenças de decúbito. A redução do espaço subacromial não deve ser avaliada isoladamente como critério diagnóstico ou prognóstico, visto que distâncias inferiores a 7 mm podem ser encontradas em pacientes sem ruptura, e pode ocorrer ruptura maciça do manguito rotador com distância acromioumeral normal.
- *Espaço coracoumeral menor que 6 mm*: indica migração anterior da cabeça umeral (subluxação anterior estática), secundária à ruptura combinada dos TSE e do TSUB, associada à atrofia do infra e/ou do supra-espinhoso (Fig. 10-55).

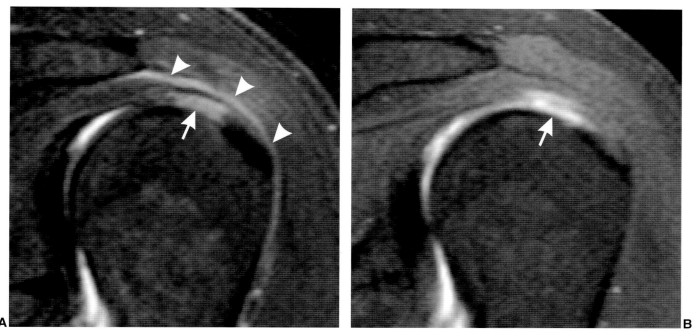

Fig. 10-52. Vantagem da artroRM na diferenciação entre ruptura completa e ruptura parcial associada à bursite subacromial-subdeltóidea. (**A**) ArtroRM com seqüência ponderada em T2 SG, mostrando ruptura do TSE (seta), associada à presença de líquido na BSAD (pontas de seta), o que levanta a suspeita de lesão completa. (**B**) Seqüência ponderada em T1 SG no mesmo paciente, confirmando a ruptura na superfície articular do TSE (seta), porém não evidenciando contraste na BSAD, o que indica que o líquido identificado na ponderação T2 é secundário à bursite, e a ruptura é parcial.

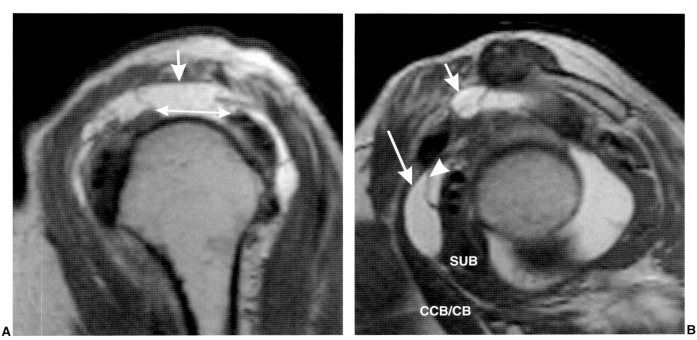

Fig. 10-53. Imagens de artroRM ponderadas em DP no plano sagital oblíquo mostrando ruptura completa do manguito rotador, associada à presença de **líquido na BSAD e na bursa subcoracóide**. (**A**) Ruptura do manguito rotador (entre seta dupla), com passagem de líquido para a BSAD (seta). (**B**) No plano mais anterior, identifica-se além do líquido na BSAD (seta pequena), líquido também na bursa subcoracóide (seta grande), que apresenta septação (ponta de seta).

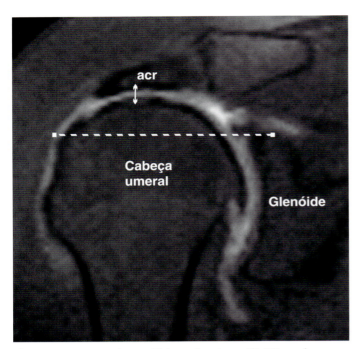

Fig. 10-54. Imagem de artroRM ponderada em T1 SG no plano coronal oblíquo, mostrando ruptura maciça do manguito rotador, com retração do coto proximal. Há **migração cefálica da cabeça umeral**, que se situa acima do plano da glenóide (representado pela linha pontilhada), com acentuada redução do espaço subacromial (seta dupla). Note o remodelamento secundário da superfície inferior do acrômio.

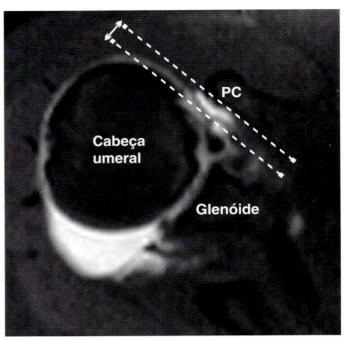

Fig. 10-55. Imagem de artroRM ponderada em T1 SG no plano axial em paciente com ruptura dos TSU e TSUB, mostrando a **redução do espaço coracoumeral**, representado pela seta dupla, que indica a distância entre as linhas pontilhadas que tangenciam a cabeça umeral e o processo coracóide.

CONSIDERAÇÕES SOBRE O MANGUITO ROTADOR OPERADO

A avaliação por imagem do manguito rotador operado apresenta uma série de dificuldades, pois as alterações pós-cirúrgicas podem mimetizar lesões. No estudo de Spielmann *et al.* realizado em pacientes assintomáticos submetidos previamente à reparação do manguito rotador, apenas 10% dos tendões foram normais à RM. Alteração na BSAD semelhante à bursite, irregularidades na superfície bursal do manguito rotador e padrão de edema na medula óssea da cabeça umeral são achados quase universais no pós-operatório, que podem persistir por alguns anos.

São esperadas alterações nas características do sinal dos tendões do manguito rotador, secundárias à presença de tecido de granulação e fibrose. A passagem do meio de contraste articular para a BSAD, utilizado como principal critério para o diagnóstico de ruptura completa do manguito rotador na artroRM, é achado freqüente nos exames realizados após a reparação do manguito, que pode persistir por alguns anos após a cirurgia. Isto ocorre porque pode haver passagem do meio de contraste por meio de um defeito no tendão bem reparado, porém não totalmente cicatrizado, ou pelo portal de entrada. Da mesma forma, a extensão do líquido articular para a articulação acromioclavicular (sinal do gêiser), também indicativo de ruptura do manguito, pode ocorrer no pós-operatório devido à manipulação da superfície inferior da articulação acromioclavicular (Fig. 10-56). Em contrapartida, aderências e tecido de granulação comumente presentes no pós-operatório podem impedir a passagem do meio de contraste por uma ruptura do manguito rotador. Também pode ocorrer leve migração cefálica da cabeça umeral em função do espessamento capsular, tecido cicatricial, atrofia muscular e/ou bursectomia. Além disso, o material cirúrgico pode gerar artefatos de suscetibilidade magnética que dificultam a análise de algumas imagens. Por esses motivos, alguns autores preconizam a utilização preferencial da RM com contraste venoso no ombro operado em vez da artroRM, visto ambas terem sensibilidade, especificidade e acurácia semelhantes, sendo a primeira um método não-invasivo e mais bem aceito pelos pacientes.

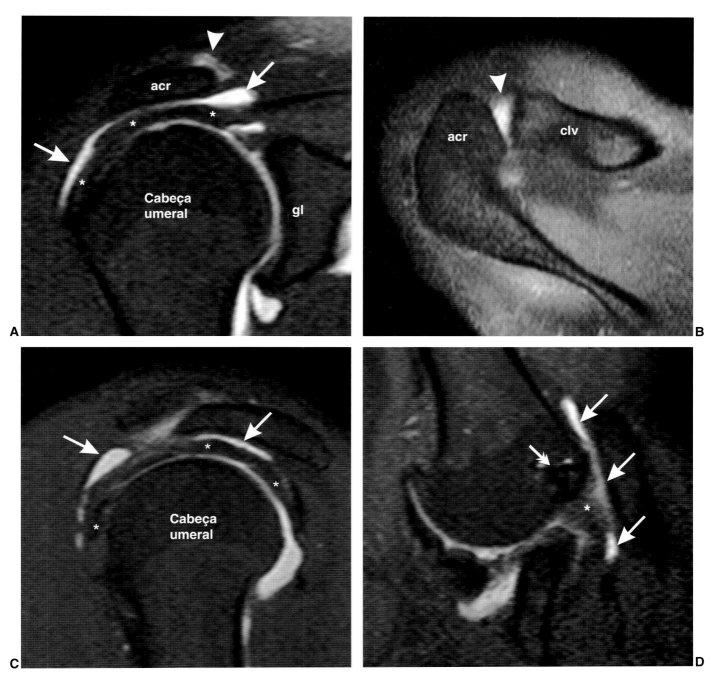

Fig. 10-56. Imagens de artroRM ponderadas em T1 SG, mostrando **alterações comuns no pós-operatório normal**. (**A**) Plano coronal oblíquo, mostrando a passagem do meio de contraste para a BSAD (setas), com extensão à articulação acromioclavicular (ponta de seta), sem sinais de re-ruptura do TSE (asteriscos). (**B**) Plano axial, confirmando a presença de contraste na articulação acromioclavicular (ponta de seta). (**C**) Plano sagital oblíquo, onde também é possível identificar a passagem do meio de contraste para a BSAD (setas) e avaliar a integridade dos tendões do manguito rotador (asteriscos). (**D**) Plano ABER, onde também se identifica o meio de contraste na BSAD (setas) e a integridade do *footprint* (asterisco). Note as âncoras de fixação na cabeça umeral (seta dupla).

LEITURAS SUGERIDAS

Andrade RP, Correa Filho MRC, Queiroz BC. Lesões do manguito rotador. *Rev Bras Ortop* 2004;39:621-636.

Berquist TH, Peterson JJ. Shoulder and arm. In: Berquist TH. *MRI of the musculoskeletal system.* 5th ed. Philadelphia, PA: Lippincott Williams & Wilkins, 2006. p. 555-656.

Burkhart SS, Lo IKY, Brady PC. *Burkhart's view of the shoulder: a cowboy guide to advanced shoulder arthroscopy.* Philadelphia, PA: Lippincott Williams & Wilkins. 2006.

Fuchs B, Weishaupt D, Zanetti M et al. Fatty degeneration of the muscles of the rotator *cuff*: assessment by computed tomography *versus* magnetic resonance imaging. *J Shoulder Elbow Surg* 1999;8:599-605.

Goutalier D, Postel JM, Lavau L et al. Impact of fatty degeneration of the supraspinatus and infraspinatus muscles on the prognosis of surgical repair of the rotator *cuff* [in French]. *Rev Chir Orthop Reparatrice Appar Mot* 1999;85:668-676.

Herold T, Bachthaler M, Hamer OW et al. In direct MR arthrography of the shoulder: use of abduction and external rotation to detect full- and partial-thickness tears of the supraspinatus tendon. *Radiology* 2006;240:152-160.

Kassarjian A, Bencardino JT, Palmer WE. MR imaging of the rotator *cuff*. *Magn Reson Imaging Clin N Am* 2004;12:39-60.

Lee SY, Lee JK. Horizontal component of partial-thickness tears of rotator *cuff*: imaging characteristics and comparison of ABER view with oblique coronal view at MR arthrography – initial results. *Radiology* 2002;224:470-476.

Lo IK, Burkhart SS. Arthroscopic repair of massive, contracted, immobile rotator *cuff* tears using single and doublé interval slides: technique and preliminary results. *Arthroscopy* 2004;20(1):22-23.

Mellado JM, Calmet J, Olona M et al. Surgically repaired massive rotator *cuff* tears: MRI of tendon integrity, muscle fatty degeneration, and muscle atrophy correlated with intraoperative and clinical findings. *AJR* 2005;184:1456-1463.

Millstein ES, Snyder SJ. Arthroscopy evaluation and management of rotator *cuff* tears. *Orthop Clin N Am* 2003;34:507-520.

Mohana-Borges AVR, Chung CB, Resnick D. MR imaging and MR arthrography of the postoperative shoulder: spectrum of normal and abnormal findings. *Radiographics* 2004;24:69-85.

Moosikasuwan JB, Miller TT, Burke BJ. Rotator *cuff* tears: clinical, radiographic and US findings. *Radiographics* 2005;25:1591-1607.

Morag Y, Jacobson JA, Miller B et al. MR imaging of rotator *cuff* injury: what the clinician needs to know. *Radiographics* 2006;26:1045-1065.

Nové-Josserand L, Edwards TB, O'Connor DP et al. The acromiohumeral and coracohumeral intervals are abnormal in rotator *cuff* tears with muscular fatty degeneration. *Clin Orthop* 2005;433:90-96.

Pfirrmann CWA, Zanetti M, Weihaupt D et al. Subscapularis tendon tears: detection and grading at MR arthrography. *Radiology* 1999;273:709-714.

Saupe N, Pfirrmann CWA, Schmid MR et al. Association between rotator *cuff* abnormalities and reduced acromiohumeral distance. *AJR* 2006;187:376-382.

Shah N, Diamantopoulos P. Position of the humeral head and rotator *cuff* tear. An anatomical observation in cadavers. *Acta Orthop Scand* 2004;75:746-749.

Spielmann AL, Forster BB, Kokan P et al. Shoulder after rotator *cuff* repair: MR imaging findings in asymptomatic individuals – initial experience. *Radiology* 1999;213:705-708.

Stoller DW, Wolf EM, Li AE et al. The shoulder. In: Stoller DW. *Magnetic resonance imaging in orthopaedics & sports medicine.* 3rd ed. Philadelphia, PA: Lippincott Williams & Wilkins, 2007. p. 1131-1461.

Tuite MJ. MR imaging of sports injuries to the rotator *cuff*. *Magn Reson Imaging Clin N Am* 2003;11:207-219.

Lesão da Polia e Instabilidade do Tendão da Cabeça Longa do Bíceps

11

CONTEÚDO

ESTABILIZADORES DO TENDÃO DA CABEÇA LONGA DO BÍCEPS
INSTABILIDADE DO TENDÃO DA CABEÇA LONGA DO BÍCEPS
Lesões associadas à instabilidade do TCLB
   Instabilidade do TCLB associada à lesão tendínea e da polia
   Instabilidade do TCLB associada à lesão labral
OUTRAS ALTERAÇÕES DO TCLB
Tendinose
Lesões longitudinais
Lesão completa do TCLB
LEITURAS SUGERIDAS

ESTABILIZADORES DO TENDÃO DA CABEÇA LONGA DO BÍCEPS

A porção intra-articular do tendão da cabeça longa do bíceps (TCLB), a partir da sua inserção proximal na margem superior da glenóide, atravessa o intervalo dos rotadores para localizar-se na goteira ou sulco intertuberositário ou bicipital. O posicionamento do TCLB na goteira bicipital é mantido por fatores ósseos, tendíneos e ligamentares (Quadro 11-1).

Os estabilizadores anteriores – ligamento umeral transverso (LUT) e tendão do subescapular (TSUB) – não são os estabilizadores mais importantes, uma vez que lesões isoladas nos mesmos não levam necessariamente a deslocamento do bíceps. Além disso, é questionável se o LUT é realmente uma entidade distinta ou se é apenas a continuação de algumas fibras do TSUB.

A cápsula articular e a polia do bíceps, formada pelos ligamentos coracoumeral (LCU) e glenoumeral superior (LGUS), são os estabilizadores principais, prevenindo o deslocamento medial do TCLB, sendo o LCU o obstáculo primário. Existe também uma estreita relação entre ruptura do manguito rotador e deslocamento do TCLB, uma vez que ruptura na porção mais anterior do tendão do supra-espinhoso (TSE) pode se estender para o intervalo rotador e envolver os LCU e LGUS.

Nas imagens de RM e artroRM, é fácil a localização tanto da porção intra quanto extra-articular do TCLB e dos seus principais limitantes anatômicos na goteira bicipital, uma vez que a sua bainha costuma ser preenchida por pequena quantidade de líquido ou pelo meio de contraste, em virtude da comunicação normal com a cavi-

Quadro 11-1 Estabilizadores e limitantes anatômicos do TCLB na goteira bicipital

Cabeça umeral	Limitante óssea posterior (assoalho) da goteira
Tuberosidade maior	Limitante óssea lateral da goteira
Tuberosidade menor	Limitante óssea medial da goteira
LUT	Limitante anterior da goteira
LCU	Polia do bíceps (limite superior)
LGUS	Polia do bíceps

dade articular (Fig. 11-1). Os ligamentos, por sua vez, nem sempre são identificados adequadamente na RM, principalmente nos casos onde não há derrame articular, e mesmo na artroRM, graças à presença de variações anatômicas (ausência congênita ou afilamento ligamentar acentuado), orientação oblíqua dos ligamentos que dificulta o seu acompanhamento, presença de tecido de granulação quando há ruptura tendínea associada, artefatos de movimentos etc.

Na artroscopia, apenas a porção intra-articular do TCLB é individualizada, sendo possível a avaliação de pequeno segmento extra-articular mais proximal, caso seja exercida tração no bíceps, de forma a trazer este segmento para o interior da articulação. O LCU também não costuma ser identificado nas artroscopias de rotina, em virtude da sua topografia superior. O LGUS, por sua vez, costuma ser bem identificado próximo ao TCLB (Fig. 11-2).

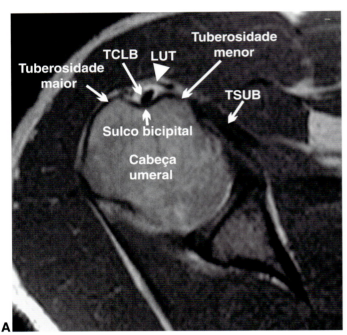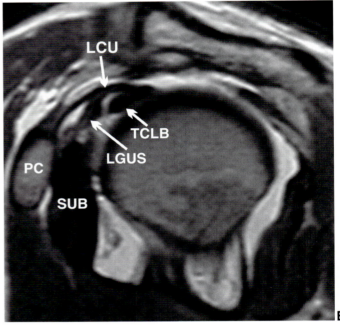

Fig. 11-1. Imagens de artroRM ponderadas em DP, mostrando os **estabilizadores do TCLB**. (**A**) Plano axial, mostrando o posicionamento normal do TCLB, o LUT (seu limite anterior), o TSUB e as limitantes ósseas do sulco ou goteira bicipital – a cabeça umeral (o assoalho da goteira) e as tuberosidades maior e menor. (**B**) Plano sagital oblíquo, mostrando a relação do TCLB com o LGUS e o LCU.

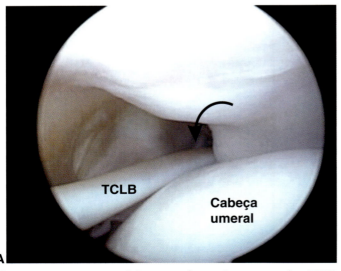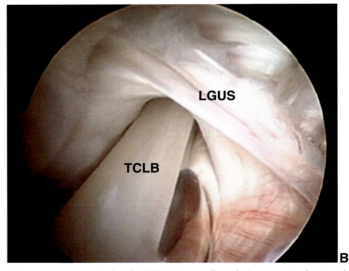

Fig. 11-2. Imagens artroscópicas, portal posterior, mostrando o **TCLB**. (**A**) Porção intra-articular do TCLB "mergulhando" na goteira bicipital (seta curva). (**B**) Nesta imagem, é possível identificar a íntima relação da porção intra-articular do TCLB com o LGUS.

INSTABILIDADE DO TENDÃO DA CABEÇA LONGA DO BÍCEPS

A diferenciação entre subluxação e luxação do bíceps pode ser difícil, uma vez que a subluxação é definida como a perda do contato parcial e/ou transitória do TCLB com a goteira bicipital, e a luxação significa perda completa e permanente (irredutível), características que nem sempre são de fácil diferenciação nos exames de imagem estáticos.

O deslocamento do TCLB pode ser lateral (raro, geralmente secundário a trauma com fratura da tuberosidade maior) ou medial (o mais comum, associado a lesões da polia do bíceps e/ou do manguito rotador). Existem três tipos básicos de deslocamento medial do TCLB: intra-articular, intratendíneo e extra-articular (Figs. 11-3 e 11-4).

Na artroscopia, um dos principais sinais indicativos de luxação do TCLB é a sua "horizontalização" em relação ao plano da glenóide. No posicionamento do paciente em decúbito lateral, a glenóide encontra-se paralela ao solo (plano aproximadamente horizontal), e o TCLB insere-se na sua porção superior, perpendicular à glenóide (plano aproximadamente vertical). Na luxação medial do TCLB, o mesmo passa a ter um eixo mais horizontal em relação à glenóide (Fig. 11-5). Nas imagens de RM e artroRM, esta modificação do eixo do TCLB também pode ser identificada no plano coronal oblíquo em alguns casos (Fig. 11-6).

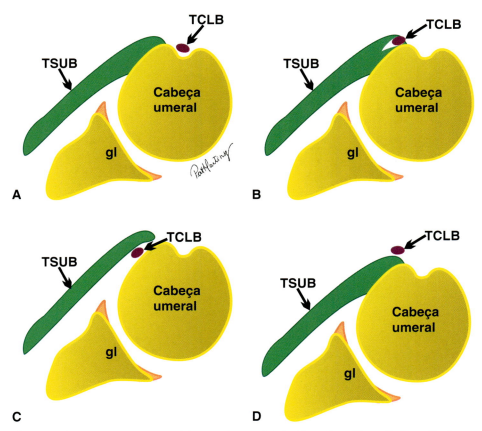

Fig. 11-3. Representação esquemática no plano axial dos **tipos de subluxação/luxação do TCLB com relação ao TSUB**. (**A**) Posicionamento normal do TCLB na goteira bicipital para comparação. (**B**) TCLB situado entre as fibras do TSUB, caso onde costuma haver lesão parcial do TSUB associada à lesão ligamentar. (**C**) Luxação intra-articular do TCLB, situado geralmente posterior ao TSUB, o que está associado à ruptura na inserção tendínea do TSUB e lesão do LGUS e LCU. (**D**) TCLB extracapsular, situado anteriormente ao TSUB, situação geralmente associada à lesão ligamentar e ruptura do manguito rotador, sem haver obrigatoriamente lesão do TSUB.

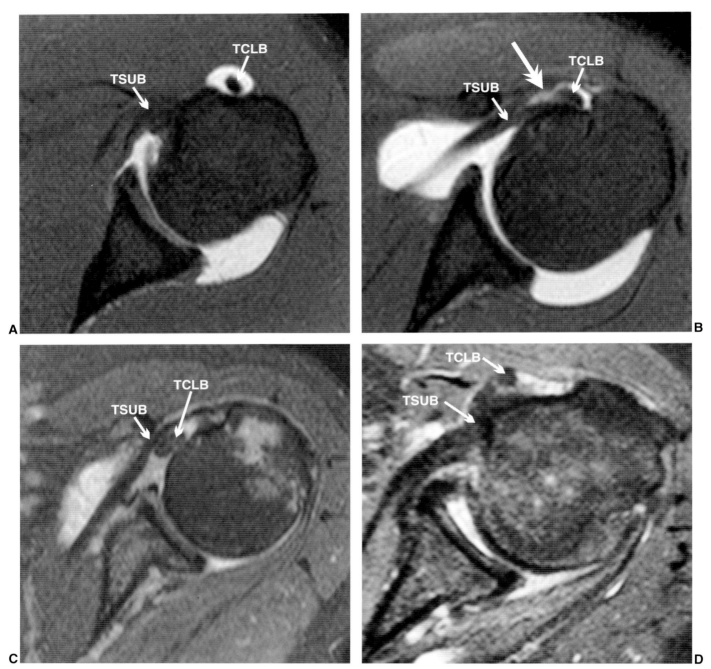

Fig. 11-4. Imagens de artroRM (A e B) e RM (C e D) no plano axial, mostrando os diversos **tipos de subluxação/luxação do TCLB com relação ao TSUB**. (**A**) Posicionamento normal do TCLB na goteira bicipital para comparação. (**B**) TCLB situado entre as fibras do TSUB, que apresenta ruptura longitudinal (seta dupla). (**C**) Luxação intra-articular do TCLB, situado posteriormente ao TSUB. Nesta imagem, não se identifica a inserção do TSUB na tuberosidade menor. (**D**) TCLB extracapsular, situado anteriormente ao TSUB, que se encontra aparentemente íntegro.

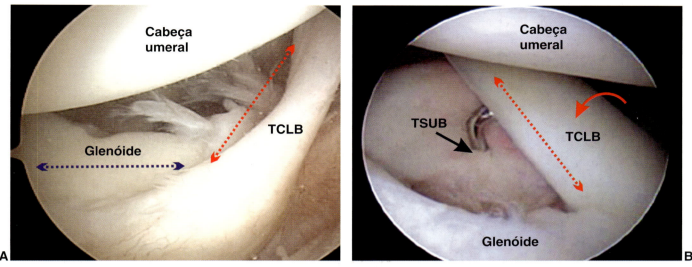

Fig. 11-5. Imagens artroscópicas, portal posterior, mostrando a **luxação medial do TCLB**. (**A**) Posicionamento normal do TCLB, com trajeto aproximadamente vertical (linha tracejada vermelha) com relação ao eixo da glenóide (linha tracejada azul). (**B**) Lesão do TSUB (seta), associada à luxação do TCLB (seta curva), identificada como uma horizontalização do seu eixo (linha tracejada vermelha) com relação à glenóide.

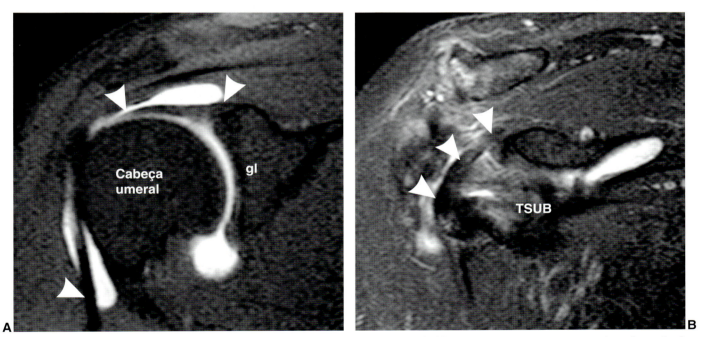

Fig. 11-6. Imagens de artroRM e RM ponderadas em T1 SG e T2 SG no plano coronal oblíquo, respectivamente, mostrando a **alteração do eixo na luxação do TCLB**. (**A**) Posicionamento normal do TCLB (pontas de seta), com trajeto intra-articular aproximadamente perpendicular com relação à glenóide. (**B**) No deslocamento do TCLB (pontas de seta), o mesmo encontra-se mais medial e anterior à cabeça umeral, no mesmo plano do TSUB, e o seu eixo não é mais perpendicular com relação à glenóide.

Lesões associadas à instabilidade do TCLB

Pela íntima relação anatômica do TCLB com o manguito rotador, *labrum* glenóide, ligamentos glenoumerais e LCU, é freqüente a associação de lesões nestas topografias. Habermeyer propôs uma classificação das lesões da polia do bíceps de acordo com as estruturas envolvidas (Quadro 11-2). Outro dado importante em relação às estruturas envolvidas nas lesões da polia consiste no fato de que a combinação das lesões tem implicação nos principais subtipos de deslocamento do TCLB (Quadro 11-3 e Fig. 11-7).

Em virtude de nem sempre ser possível a identificação das lesões ligamentares, é importante a descrição detalhada do posicionamento do TCLB, pois isto levanta a suspeita das estruturas que comumente são afetadas em determinado tipo de subluxação. Nos últimos anos, tem sido descrito na literatura o termo *hidden lesion* (do inglês "lesão oculta"), para descrever o deslocamento do TCLB associado à ruptura parcial do TSUB e lesão no intervalo rotador, acometendo o LGUS e LCU, muitas vezes não facilmente identificadas na artroRM e na artroscopia.

Quadro 11-2 Classificação de Habermeyer dos tipos de lesões da polia do bíceps

Tipo	Estruturas envolvidas nas lesões
1	Lesão isolada da polia, sem envolvimento do TSE ou do TSUB
2	Lesão da polia associada à ruptura parcial articular do TSE e discreta subluxação do TCLB
3	Lesão parcial distal do TSUB, com subluxação medial do TCLB, estendendo-se além do anel formado pelo complexo LGUS–LCU
4	Lesão do TSE e do TSUB, com deslocamento medial do TCLB anterior à pequena tuberosidade

Quadro 11-3 Tipos de subluxação do TCLB e a combinação das estruturas geralmente envolvidas em cada caso

Estruturas lesadas	Direção do deslocamento do TCLB	Subtipo do deslocamento do TCLB
Lesão isolada do TSUB/LUT	↑ Mobilidade do TPLB, mas subluxação pouco provável	Sem deslocamento
Ruptura longitudinal do TSUB, lesão dos LGUS e LCU	Luxação para o interior das fibras do TSUB	Intratendíneo
Ruptura na inserção do TSUB, lesão dos LGUS e LCU	Luxação medial intra-articular	Intra-articular
Lesão dos LGUS e banda medial do LCU	TPLB entre o LCU e TSUB	Intra-articular
Lesão do TSE com extensão à banda lateral do LCU	TPLB superficial ao LCU	Extra-articular

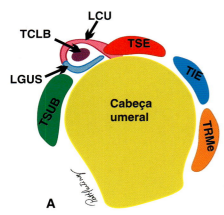

A

Posicionamento normal do TCLB com relação às estruturas tendíneas e ligamentares para comparação.

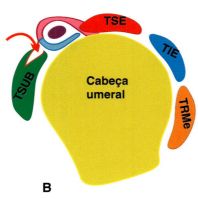

B

Lesão isolada do TSUB (seta curva), sem subluxação associada do TCLB.

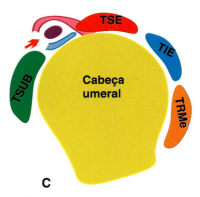

C

Lesão isolada da polia (seta), o que aumenta a mobilidade do TCLB, predispondo a diversas formas de deslocamento, dependendo do grau da lesão e das outras estruturas envolvidas. Equivalente ao tipo 1 de Habermeyer.

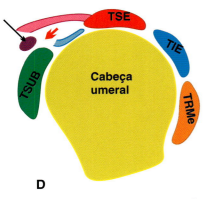

D

Lesão isolada da polia (seta vermelha), com envolvimento do LGUS e apenas da banda medial do LCU (banda lateral intacta), com o TCLB (seta preta longa) situado entre o TSUB e o LCU. Outra forma do tipo 1 de Habermeyer.

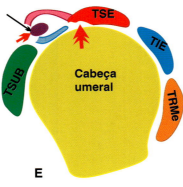

E

Lesão da polia (seta vermelha pequena), associada à ruptura articular parcial do TSE (seta dupla vermelha), com discreta subluxação do TSUB (seta preta longa), que ainda se situa dentro dos limites do anel formado pelo LGUS e LCU. Equivalente ao tipo 2 de Habermeyer.

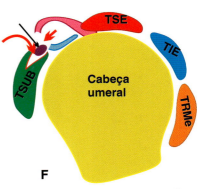

F

Lesão parcial do TSUB (seta vermelha curva) associada à lesão da polia (seta vermelha pequena), com subluxação do TCLB (seta preta longa) para o interior das fibras do TSUB. Equivalente ao tipo 3 de Habermeyer.

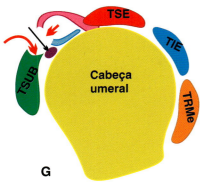

G

Lesão da polia (seta vermelha pequena), associada à ruptura na inserção do TSUB na tuberosidade menor (seta vermelha curva), com subluxação intra-articular do TCLB (seta preta longa). Outra forma do tipo 3 de Habermeyer.

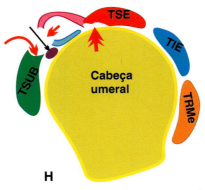

H

Lesão da polia (seta vermelha pequena), associada a rupturas na inserção do TSUB (seta vermelha curva) e na superfície articular do TSE (seta dupla vermelha), com subluxação intra-articular do TCLB (seta preta longa). Equivalente ao tipo 4 de Habermeyer.

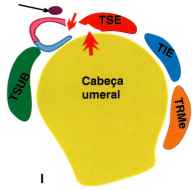

I

Deslocamento extra-articular do TCLB, que ocorre quando há lesão parcial do TSE (seta dupla vermelha), com extensão à banda lateral do LCU (seta vermelha pequena).

Fig. 11-7. Representação esquemática no plano sagital de **diversos tipos de subluxação do TCLB com relação às estruturas envolvidas e ao manguito rotador**.

■ Instabilidade do TCLB associada à lesão tendínea e da polia

No deslocamento intratendíneo, o TCLB insinua-se no interior das fibras do TSUB, quando o mesmo apresenta ruptura parcial associada à lesão da polia (Figs. 11-8 e 11-9).

Em outros casos, não se identifica deslocamento do TCLB nas imagens de artroRM, porém há indícios de lesão ligamentar no intervalo rotador (Fig. 11-10). Nestes casos, é importante a descrição destas alterações, para uma pesquisa clínica e cirúrgica mais minuciosa de instabilidade do TCLB.

Para que ocorra deslocamento intra-articular (Fig. 11-11), é necessário haver lesão do TSUB associada à lesão ligamentar, e o TCLB pode se localizar posteriormente ao TSUB ou entre o TSUB e o LCU, quando a banda lateral do LCU está poupada.

A luxação extra-articular (Fig. 11-12) ocorre, geralmente, quando há lesão na porção mais ântero-lateral do TSE, que se estende para a banda lateral do LCU, fazendo com que o TCLB se desloque anteriormente ao TSUB e ao LCU. Nestes casos, não é obrigatória a presença de lesão no TSUB.

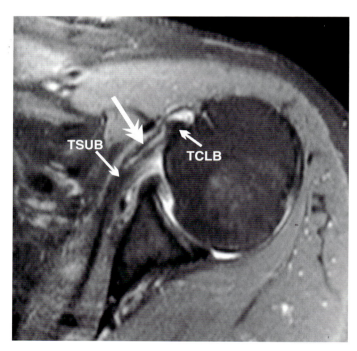

Fig. 11-8. Imagem de RM ponderada em DP SG no plano axial, mostrando **deslocamento intratendíneo do TCLB**. Ruptura longitudinal no TSUB (seta dupla), com discreta insinuação do TCLB entre as suas fibras. É freqüente, nestes casos, a associação à lesão no intervalo rotador, nem sempre de fácil identificação.

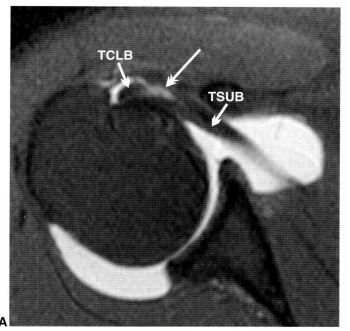
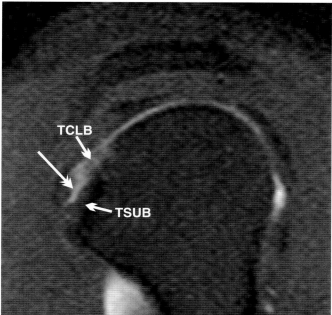
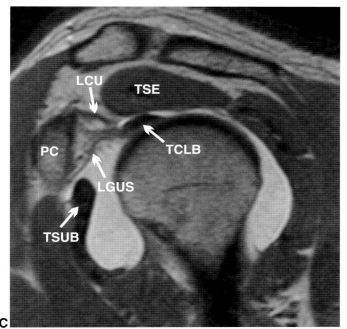

Fig. 11-9. Imagens de artroRM de um mesmo paciente, mostrando discreto **deslocamento intratendíneo do TCLB**, com aparente lesão do LCU. (**A**) Imagem ponderada em T1 SG no plano axial, mostrando discreta insinuação do TCLB entre as fibras do TSUB, que apresenta ruptura longitudinal (seta longa dupla).
(**B**) Imagem ponderada em T1 SG no plano sagital oblíquo, mostrando o TCLB e a ruptura do TSUB (seta longa dupla). Note que este segmento do TCLB apresenta sinal elevado, por tendinopatia.
(**C**) Imagem ponderada em DP no plano sagital oblíquo, mostrando o LCU identificado apenas próximo ao processo coracóide e não individualizado superiormente ao TCLB, sugerindo lesão (compare com a Figura 11-1B).

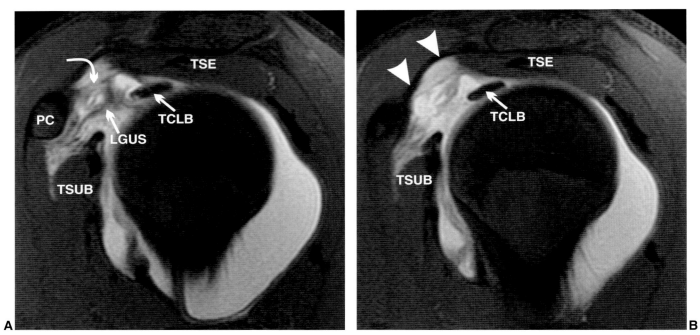

Fig. 11-10. Imagens de artroRM ponderadas em T1 SG no plano sagital oblíquo, mostrando **lesão na polia do TCLB**. (**A**) Há acentuada irregularidade e hipersinal do LGUS, com indefinição do LCU na sua topografia (seta curva). (**B**) Imagem subseqüente a (A), mostrando distensão capsular no intervalo rotador maior que o habitual, associada à indefinição do LCU.

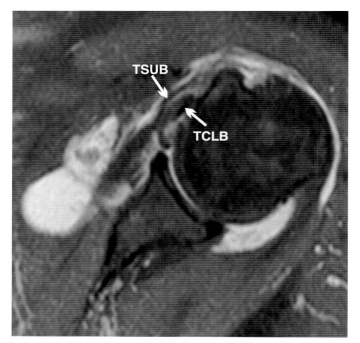

Fig. 11-11. Imagem de artroRM ponderada em T1 SG no plano axial, mostrando **luxação intra-articular do TCLB**. O TSUB encontra-se afilado próximo à sua inserção, com deslocamento medial do TCLB, que se situa no interior da articulação, posteriormente às fibras do TSUB.

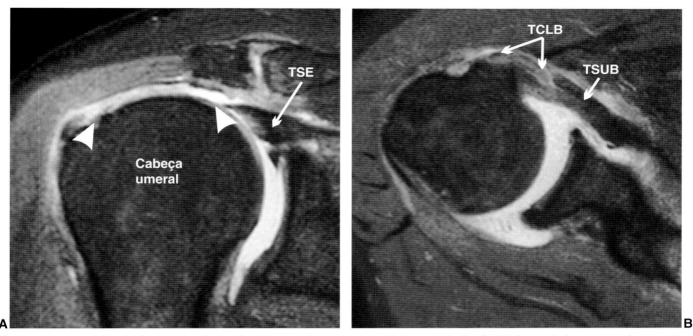

Fig. 11-12. Imagens de artroRM ponderadas em T1 SG em paciente com **luxação extra-articular do TCLB** associada à ruptura do manguito rotador. (**A**) Plano coronal oblíquo, mostrando ruptura maciça do TSE (pontas de seta), com retração proximal. (**B**) Plano axial, mostrando o deslocamento medial do TCLB, que se situa anteriormente ao TSUB. Note também que o TCLB encontra-se espessado e com sinal intra-substancial elevado, por tendinopatia.

■ Instabilidade do TCLB associada à lesão labral

Além das lesões tendíneas e ligamentares, o TCLB também pode estar associado a lesões labrais (Fig. 11-13), uma vez que sua inserção tem íntima relação com o *labrum* glenóide superior. Apesar de pouco comum, lesão do *labrum* superior pode se estender à âncora do TCLB (lesão SLAP tipo IV). Na artroscopia, é importante a realização da manobra de tração do bíceps, para melhor avaliação da extensão da lesão (Fig. 11-14).

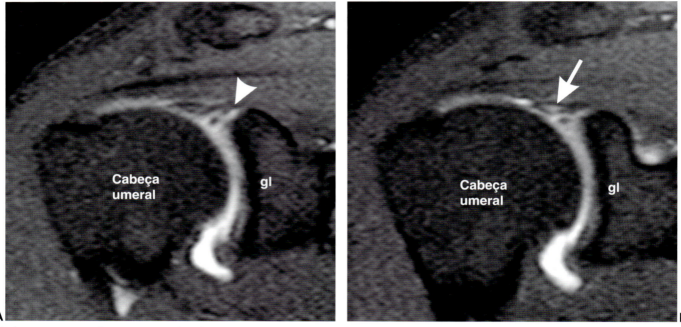

Fig. 11-13. Imagens de artroRM ponderadas em T1 no plano coronal oblíquo, mostrando **lesão do *labrum* superior, com extensão ao TCLB**. (**A**) Lesão do *labrum* superior (ponta de seta). (**B**) Extensão da lesão para a porção intra-articular do TCLB (seta).

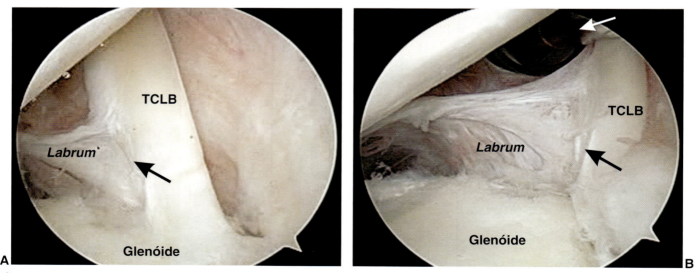

Fig. 11-14. Imagens artroscópicas, portal posterior, mostrando **lesão do *labrum* superior, com extensão ao TCLB**. (**A**) Lesão do *labrum* superior (lesão SLAP), estendendo-se ao TCLB (seta preta). (**B**) Com a manobra de tração do TCLB com o *probe* (seta branca), é possível notar que a lesão labral e a extensão para o TCLB (seta preta) são mais acentuadas do que o observado na imagem (A).

OUTRAS ALTERAÇÕES DO TCLB

O TCLB, a exemplo do manguito rotador, também pode ser acometido por tendinose, ruptura parcial (geralmente longitudinal intra-substancial, decorrente de atividades de pronação e supinação repetidas) ou ruptura completa (comumente aguda traumática). Apesar de a artroRM não ser indicada para a avaliação da tendinopatia ou da ruptura do TCLB, não é infreqüente a detecção incidental de alterações no TCLB no contexto da avaliação do manguito rotador ou mesmo na instabilidade recorrente.

Tendinose

A tendinose é caracterizada por espessamento e alteração do sinal do tendão, que normalmente é reduzido em todas as seqüências de RM (Fig. 11-15). Na artroscopia, o TCLB degenerado apresenta-se com irregularidade do contorno (Fig. 11-16).

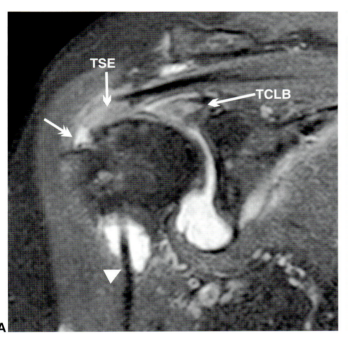

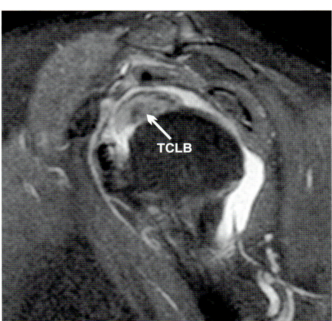

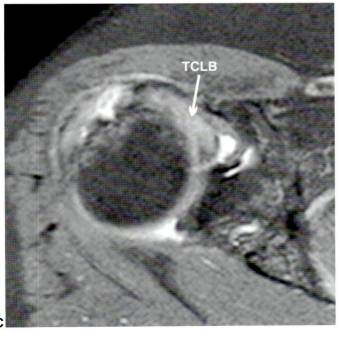

Fig. 11-15. Imagens de RM ponderadas em T2 SG em paciente com derrame articular proporcionando efeito artrográfico, mostrando **tendinose do TCLB**, associada à tendinose e ruptura do manguito rotador. (**A**) Plano coronal oblíquo, mostrando a porção intra-articular do TCLB espessada e com sinal heterogêneo, por tendinose. O TSE também tem sinal elevado, e observa-se ruptura completa na sua inserção (seta dupla). A porção extra-articular do TCLB (ponta de seta) tem espessura e sinal normais. (**B**) Plano sagital oblíquo, mostrando melhor o acentuado espessamento da porção intra-articular do TCLB. (**C**) Plano axial, também mostrando o sinal heterogêneo do TCLB.

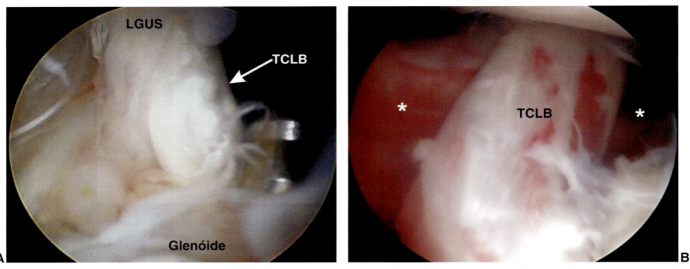

Fig. 11-16. Imagens artroscópicas, portal posterior, mostrando exemplos de **tendinose do TCLB**. (**A**) TCLB degenerado (seta), caracterizado pela acentuada irregularidade das suas fibras. (**B**) Tendinose do TCLB, que se encontra espessado e irregular. Nesse caso, é possível também notar a hiperemia do tendão e da sinóvia adjacente (asteriscos). Compare com o TCLB normal da Figura 11-2.

Lesões longitudinais

As rupturas intra-substanciais e longitudinais do TCLB são as rupturas mais freqüentes, podendo acometer tanto o segmento intra-articular quanto extra-articular do TCLB (Figs. 11-17 e 11-18).

Nas rupturas longitudinais extra-articulares, o TCLB apresenta aspecto bífido na goteira bicipital (Fig. 11-19). Nestes casos, é necessária a correlação clínica para diferenciação com um tendão congenitamente bífido. Não é possível a identificação destas lesões na artroscopia, em virtude da sua localização extra-articular.

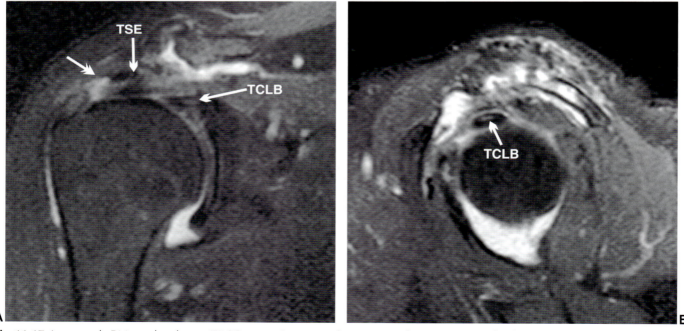

Fig. 11-17. Imagens de RM ponderadas em T2 SG em paciente com derrame articular proporcionando efeito artrográfico, mostrando **lesão intra-substancial no TCLB**. (**A**) Plano coronal oblíquo, mostrando imagem linear de alto sinal na porção intra-articular do TCLB (seta), compatível com lesão intra-substancial. Há também pequena ruptura completa no TSE (seta dupla). (**B**) Plano sagital oblíquo, mostrando foco de sinal elevado no interior da porção intra-articular do TCLB (seta).

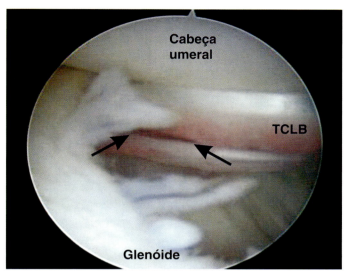

Fig. 11-18. Imagem artroscópica, portal posterior, mostrando **lesão longitudinal do TCLB** (setas). Note que, neste caso, o TCLB também está luxado medialmente em virtude da sua orientação horizontal com relação à glenóide.

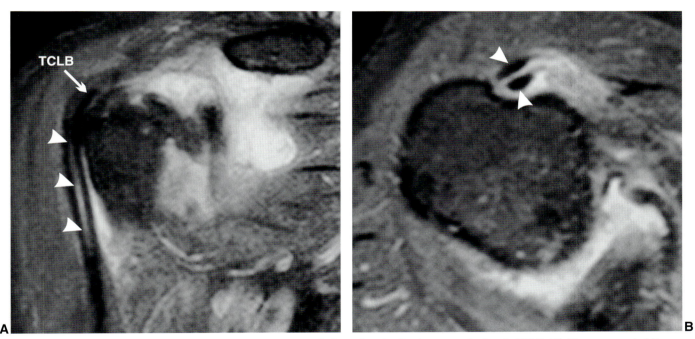

Fig. 11-19. Imagens de artroRM ponderadas em T1 SG, mostrando **lesão longitudinal extra-articular do TCLB**. (**A**) Plano coronal oblíquo, mostrando imagem linear com sinal semelhante ao líquido no interior da porção extra-articular do TSUB (pontas de seta). (**B**) No plano axial, o TCLB apresenta aspecto bífido (pontas de seta), em virtude da ruptura longitudinal.

Lesão completa do TCLB

A ruptura aguda tem história e exame físico típicos e, quando avaliada por métodos de imagem, não costuma ser avaliada pela artroRM, e sim pela ultra-sonografia ou RM convencional. Entretanto, em alguns casos, ela pode ser identificada na artroRM (Fig. 11-20).

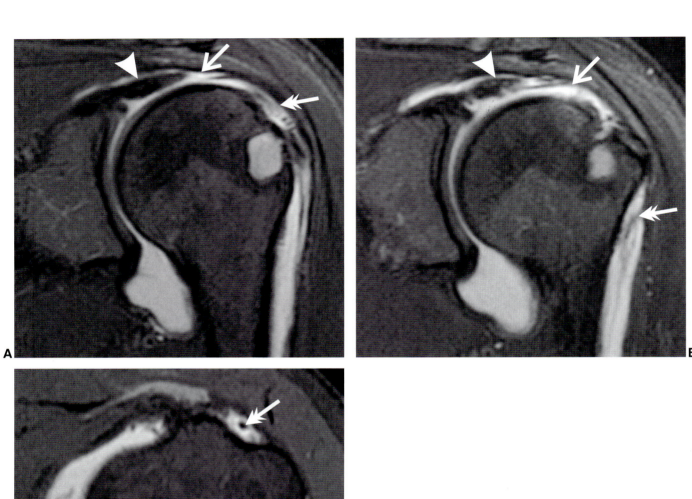
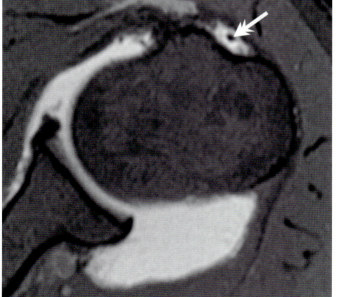

Fig. 11-20. Imagens de artroRM, mostrando caso de **ruptura completa do TCLB**. (**A**) Imagem ponderada em T1 SG no plano coronal oblíquo, mostrando a área de ruptura na porção intra-articular do TCLB (seta). O remanescente proximal tem espessura preservada (ponta de seta), e a porção mais distal e extra-articular encontra-se afilada (seta dupla). (**B**) Imagem ponderada em T2 SG no plano coronal oblíquo, mostrando a área de ruptura (seta) e também o remanescente proximal (ponta de seta). A porção mais extra-articular encontra-se afilada e irregular (seta dupla). (**C**) Imagem ponderada em T1 SG no plano axial, mostrando o acentuado afilamento da porção extra-articular do TCLB na goteira bicipital (seta dupla). Caso gentilmente cedido pelo Dr. Jaime Oliveira Neto.

LEITURAS SUGERIDAS

Beall DP, Wiliamson EE, Ly JQ et al. Association of bíceps tendon tears with rotator cuff abnormalities: degree of correlation with tears of the anterior and superior portions of the rotator cuff. *AJR* 2003;180:633-639.

Bennett WF. Subscapularis, medial and lateral coracohumeral ligament insertion anatomy: arthroscopic appearance and incidence of "hidden" rotator interval lesions. *Arthroscopy* 2001;17:173-180.

Bennett WF. Visualization of the anatomy of rotator interval and bicipital sheath. *Arthroscopy* 2001;17:107-111.

Bigoni BJ, Chung CB. MR imaging of the rotator cuff interval. *Magn Reson Imaging Clin N Am* 2004;12:61-73.

Chung CB, Dwek JR, Cho GJ et al. Rotator cuff interval: evaluation with MR imaging and MR arthrography of the shoulder in 32 cadavers. *J Comput Assist Tomogr* 2000;24:738-743.

Habermeyer P, Magosch P, Pritsch M et al. Anterosuperior impingement of the shoulder as a result of pulley lesions: a prospective arthroscopic study. *J Shoulder Elbow Surg* 2004;13(1):5-12.

Herold T, Bachthaler M, Hamer OW et al. Indirect MR arthrography of the shoulder: use of abduction and external rotation to detect full and partial-thickness tears of the supraspinatus tendon. *Radiology* 2006;240:152-160.

Jost B, Koch PP, Gerber C. Anatomy and functional aspects of the rotator interval. *J Shoulder Elbow Surg* 2000;9:336-341.

Krief OP. MRI of the rotator interval capsule. *AJR* 2005;184:1490-1494.

Millstein ES, Snyder SJ. Arthroscopy evaluation and management of rotator cuff tears. *Orthop Clin N Am* 2003;34:507-520.

Morag Y, Jacobson JA, Shields G et al. MR arthrography of rotator interval, long head of biceps brachii, and biceps pulley of the shoulder. *Radiology* 2005;235:21-30.

Nové-Josserand L, Edwards TB, O'Connor DP et al. The acromiohumeral and coracohumeral intervals are abnormal in rotator cuff tears with muscular fatty degeneration. *Clin Orthop* 2005;433:90-96.

Pfirrmann CWA, Zanetti M, Weihaupt D et al. Subscapularis tendon tears: detection and grading at MR arthrography. *Radiology* 1999;273:709-714.

Stoller DW, Wolf EM, Li AE et al. The Shoulder. In: Stoller DW. *Magnetic resonance imaging in orthopaedics & sports medicine.* 3rd ed. Philadelphia, PA: Lippincott Williams & Wilkins, 2007. p. 1-153.

Walch G, Nove-Josserand L, Levigne C et al. Tears of the supraspinatus tendon with "hidden" lesions of the rotator interval. *J Shoulder Elbow Surg* 1994;3:353-360.

Weishaupt D, Zanetti M, Tanner A et al. Lesions of the reflection pulley of the long biceps tendon. *Invest Radiol* 1999;34:463-469.

Werner A, Mueller T, Boehm D et al. The stabilizing sling for the long head of the biceps tendon in the rotator cuff interval: a histoanatomic study. *Am J Sports Medial* 2000;28:28-31.

12

Lesão Labral

CONSIDERAÇÕES GERAIS

As alterações do *labrum* podem ser degenerativas, caracterizadas por alteração do sinal labral, ou rupturas, relacionadas ou não à instabilidade. As lesões labrais podem ser identificadas na RM ou artroRM como:

- *Alteração do sinal*: o *labrum* normalmente apresenta baixo sinal em todas as seqüências de RM. Os padrões de sinal intralabral alterado (alto sinal ou sinal heterogêneo) não ocorrem apenas nas rupturas, podendo corresponder a tecido fibrovascular ou sinovial de permeio às bandas fibrosas de tecido conjuntivo que compõe o *labrum*, degeneração mucóide ou eosinofílica isolada ou em combinação com metaplasia condróide, calcificação próxima à base do *labrum*, ossificação ou hemorragia intralabral (Fig. 12-1).
- *Ruptura*: o diagnóstico de ruptura é considerado quando líquido articular ou meio de contraste intra-articular estende-se para o corpo do *labrum* ou ao longo de sua base, na junção com a cartilagem hialina da glenóide, ou quando o *labrum* está destacado (Fig. 12-2). Alguns autores consideram ruptura apenas quando a extensão do líquido ou do meio de contraste para o corpo do *labrum* é maior que 50%. Quando se considera a presença de recesso sublabral, o diagnóstico de ruptura é mais difícil, sendo por vezes impossível a diferenciação por causa da sobreposição nos achados de imagem. Neste caso, alguns autores consideram como ruptura apenas quando ocorre destacamento da cartilagem hialina. O *labrum* é considerado destacado quando está separado do tecido labral remanescente, da cartilagem hialina ou da glenóide subjacente por mais de 2 mm.

As lesões labrais mais importantes são comumente divididas em lesão do *labrum* ântero-inferior (lesão de Bankart) e lesão do *labrum* superior (lesão SLAP). A lesão de Bankart é a lesão labral mais comum, seguida da lesão que envolve todo o aspecto anterior do *labrum*. Lesão isolada do *labrum* ântero-superior (lesão SLAP) é incomum, e deve sempre ser considerada a hipótese de variantes anatômicas no diagnóstico diferencial (recesso ou forame sublabral, que podem ocorrer em até 70% dos indivíduos, principalmente com o avançar da idade).

CONTEÚDO

CONSIDERAÇÕES GERAIS
LESÃO LABRAL E INSTABILIDADE GLENOUMERAL
Lesão de Hill-Sachs

LESÃO DE BANKART
LESÃO DE BANKART ÓSSEA
Avaliação da perda óssea
VARIANTES DA LESÃO DE BANKART

LESÃO DO LABRUM SUPERIOR E LESÃO SLAP
LESÃO LABRAL TRIPLA
LESÃO LABRAL E RUPTURA DO MANGUITO ROTADOR
CISTOS PARALABRAIS
CORPOS LIVRES INTRA-ARTICULARES
LEITURAS SUGERIDAS

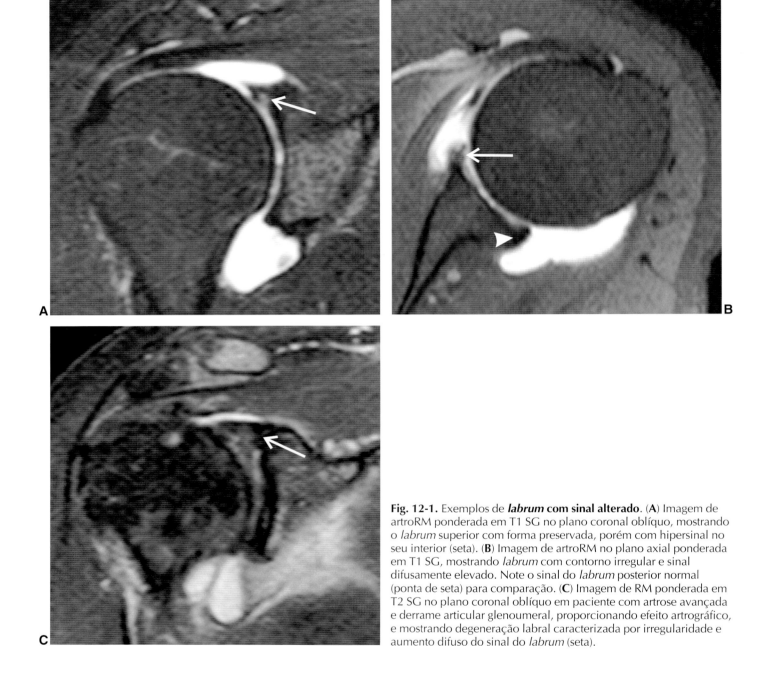

Fig. 12-1. Exemplos de ***labrum* com sinal alterado**. (**A**) Imagem de artroRM ponderada em T1 SG no plano coronal oblíquo, mostrando o *labrum* superior com forma preservada, porém com hipersinal no seu interior (seta). (**B**) Imagem de artroRM no plano axial ponderada em T1 SG, mostrando *labrum* com contorno irregular e sinal difusamente elevado. Note o sinal do *labrum* posterior normal (ponta de seta) para comparação. (**C**) Imagem de RM ponderada em T2 SG no plano coronal oblíquo em paciente com artrose avançada e derrame articular glenoumeral, proporcionando efeito artrográfico, e mostrando degeneração labral caracterizada por irregularidade e aumento difuso do sinal do *labrum* (seta).

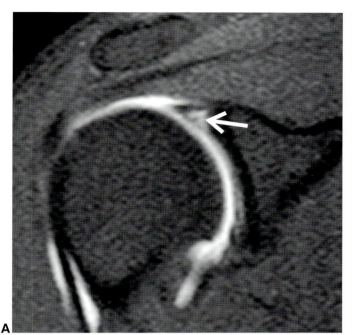 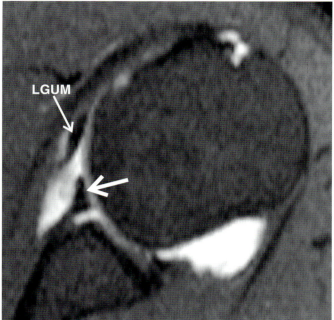

Fig. 12-2. Imagens de artroRM ponderadas em T1 SG, mostrando **exemplos de ruptura labral**. (**A**) Plano coronal oblíquo, mostrando insinuação do meio de contraste no *labrum* superior (seta) por ruptura. (**B**) Destacamento do *labrum* anterior (seta).

LESÃO LABRAL E INSTABILIDADE GLENOUMERAL

É bastante freqüente a associação de rupturas do *labrum* com trauma ou instabilidade glenoumeral.

Instabilidade é um aumento da translação ou saída da cabeça umeral da cavidade glenóide que causa sinais e sintomas nos mais variados graus; ou seja, aumento de translação sem sintomatologia não implica em diagnóstico de instabilidade. Os músculos do manguito rotador funcionam como estabilizadores dinâmicos da articulação glenoumeral, e o *labrum* glenóide, os ligamentos glenoumerais e a cápsula articular ajudam na manutenção da estabilidade passiva do ombro, impedindo a saída da cabeça umeral da cavidade glenóide no final do movimento, sendo que o ligamento glenoumeral inferior (LGUI) é o estabilizador mais importante.

A instabilidade glenoumeral pode ser classificada de acordo com a direção da mobilidade anormal da cabeça umeral com relação à glenóide (unidirecional ou multidirecional); de acordo com o fator causal (traumática ou atraumática) ou levando em conta a associação da direção da luxação com o fator causal (traumática unidirecional ou atraumática multidirecional, por exemplo). A instabilidade anterior de causa traumática é a associação mais freqüente, ocorrendo em cerca de 95% dos casos.

A luxação anterior da cabeça umeral comumente leva a uma fratura por impactação na cabeça umeral, denominada lesão de Hill-Sachs, e é um dos mais importantes fatores causais da lesão do *labrum* anterior.

Lesão de Hill-Sachs

Com o deslocamento anterior da cabeça umeral, ocorre impacto da margem póstero-superior da cabeça umeral com a porção ântero-inferior da glenóide, produzindo um defeito "em machadinha" no úmero. Esta fratura osteocondral por compressão na cabeça umeral é denominada fratura ou lesão de Hill-Sachs e indica luxação glenoumeral prévia (Figs. 12-3 a 12-6). Quando a luxação é recente, observa-se nas imagens de RM edema/hiperemia da medula óssea da cabeça umeral em correspondência ao local da contusão óssea (Fig. 12-7). A margem anterior da glenóide, a cartilagem hialina e o *labrum* anterior têm risco potencial de lesão secundária ao impacto da cabeça umeral, porém pode haver luxação prévia com lesão de Hill-Sachs sem lesão labral (veja Fig. 12-4C).

É importante distinguir a deformidade de Hill-Sachs da erosão que ocorre na cabeça umeral secundária à tendinopatia do manguito rotador e da área nua que existe nesta região, vista como uma irregularidade à RM, na topografia da inserção do tendão do infra-espinhoso. Habitualmente, a lesão de Hill-Sachs ocorre acima da goteira do TCLB, enquanto que a área nua tem localização mais inferior (Figs. 12-8 e 12-9).

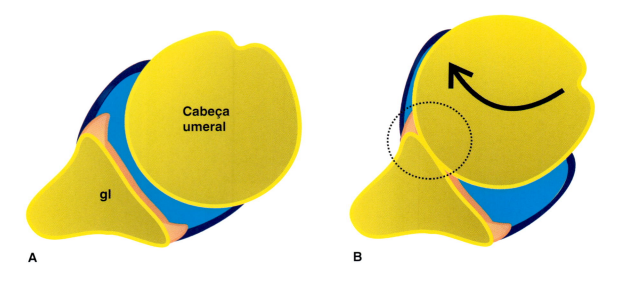
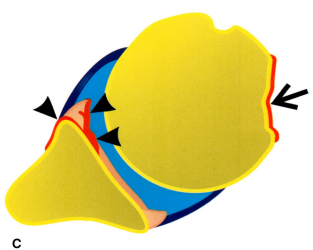

Fig. 12-3. Representação esquemática no plano axial, ilustrando o **mecanismo das lesões de Hill-Sachs e da margem anterior da glenóide**. (**A**) Relação glenoumeral normal para comparação. (**B**) Subluxação anterior da cabeça umeral, com impacto da margem póstero-superior da cabeça umeral com a porção ântero-inferior da glenóide (região destacada pelo círculo). (**C**) Articulação glenoumeral após redução, destacadas em vermelho as regiões com risco potencial de lesão secundária ao impacto. Seta – lesão de Hill-Sachs; pontas de seta – estruturas da porção ântero-inferior da glenóide com risco de lesão (*labrum* anterior, cartilagem glenoumeral e cortical anterior da glenóide).

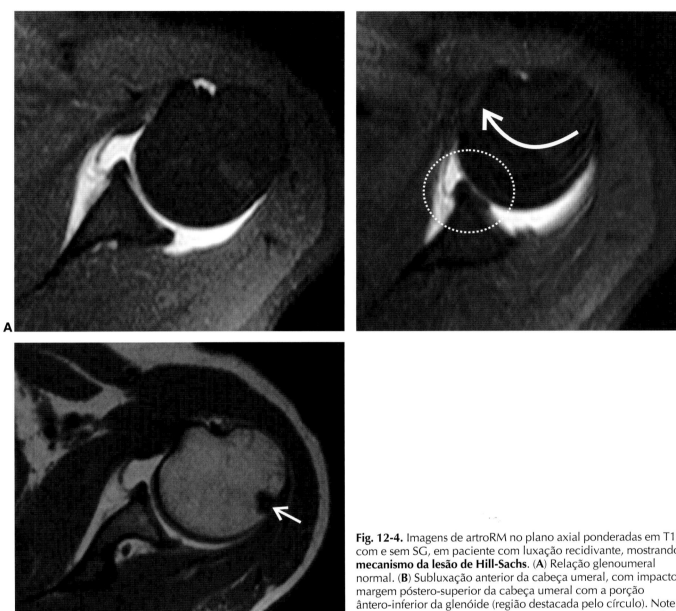

Fig. 12-4. Imagens de artroRM no plano axial ponderadas em T1 com e sem SG, em paciente com luxação recidivante, mostrando o **mecanismo da lesão de Hill-Sachs**. (**A**) Relação glenoumeral normal. (**B**) Subluxação anterior da cabeça umeral, com impacto da margem póstero-superior da cabeça umeral com a porção ântero-inferior da glenóide (região destacada pelo círculo). Note os artefatos secundários à movimentação do paciente. (**C**) Articulação glenoumeral após redução, mostrando cisto subcortical na face póstero-superior da cabeça umeral (seta). Neste caso, apesar da subluxação anterior, não havia lesão labral.

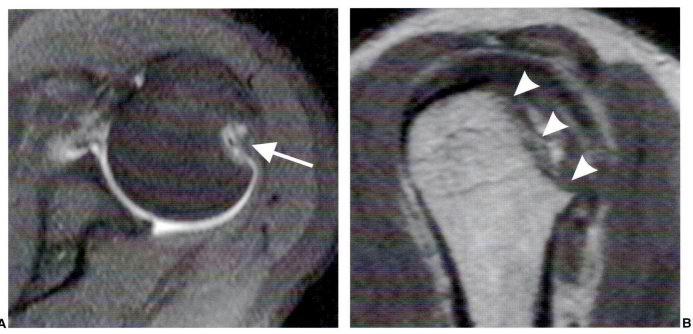

Fig. 12-5. Imagens de artroRM, mostrando a **lesão de Hill-Sachs**. (**A**) Imagem ponderada em T1 SG no plano axial, mostrando a depressão da margem posterior da cabeça umeral (seta), secundária à impactação prévia na glenóide. (**B**) Imagem ponderada em DP no plano sagital oblíquo no mesmo paciente de (A), mostrando melhor a extensão da lesão (pontas de seta).

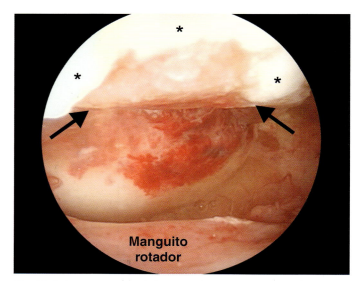

Fig. 12-6. Imagem artroscópica, portal posterior, mostrando a cartilagem normal da cabeça umeral (asteriscos) e a **lesão de Hill-Sachs** (setas), caracterizada por depressão da cortical associada à lesão condral na sua margem posterior.

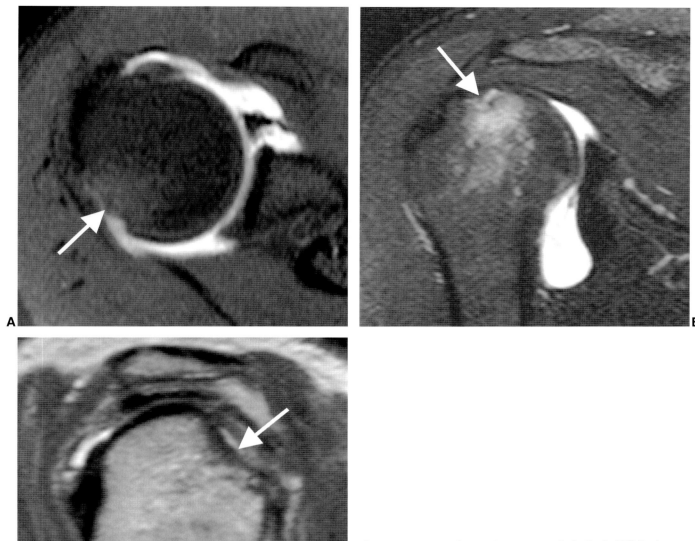

Fig. 12-7. Imagens de artroRM, mostrando **lesão de Hill-Sachs recente**. (**A**) Imagem ponderada em T1 SG no plano axial, mostrando a irregularidade e depressão da margem posterior da cabeça umeral (seta). (**B**) Imagem ponderada em T2 SG no plano coronal oblíquo, onde se identifica o edema da medula óssea da porção póstero-superior da cabeça umeral, caracterizando luxação recente (seta). (**C**) Imagem ponderada em DP no plano sagital oblíquo, mostrando a acentuada depressão da margem póstero-superior da cabeça umeral (seta).

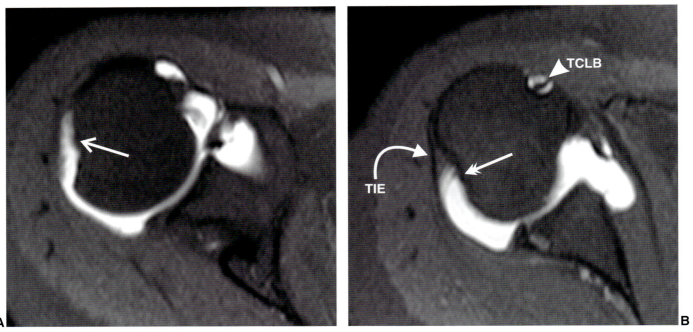

Fig. 12-8. Imagens de artroRM no plano axial ponderadas em T1 SG em paciente com luxação recidivante e lesão labral extensa, mostrando a **diferença entre lesão de Hill-Sachs e a área nua na cabeça umeral**. (**A**) Plano superior à goteira bicipital, mostrando a lesão de Hill-Sachs na face póstero-superior da cabeça umeral (seta). (**B**) Plano mais inferior, no nível da goteira do TCLB e na inserção do TIE, mostrando a área nua na face póstero-superior da cabeça umeral (seta dupla), que não deve ser confundida com a lesão de Hill-Sachs.

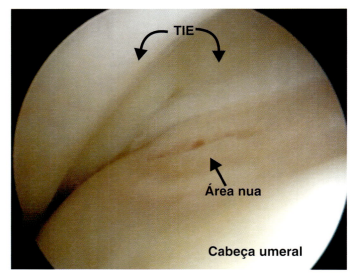

Fig. 12-9. Imagem artroscópica, portal posterior, mostrando a **área nua da cabeça umeral** (seta), onde não há cartilagem hialina, na topografia da inserção do TIE (setas curvas).

LESÃO DE BANKART

O tipo mais comum de destacamento do *labrum* anterior é a lesão de Bankart – avulsão do complexo labral-ligamentar da sua inserção na glenóide anterior ou ântero-inferior, com ruptura do periósteo escapular (Figs. 12-10 e 12-11). A lesão de Bankart geralmente é secundária à luxação glenoumeral anterior e freqüentemente é acompanhada da lesão de Hill-Sachs. É a lesão labral que apresenta pior prognóstico, porque ela incorpora a cápsula e o CLLI (complexo labral-ligamentar inferior) e produz instabilidade com mais freqüência (Fig. 12-12). Na artroRM, a lesão de Bankart pode ser sutil, identificada apenas pela insinuação do meio de contraste entre o *labrum* anterior e a glenóide, ou mais evidente, com destacamento labral (Fig. 12-13).

O plano em abdução e rotação externa (ABER) é o que melhor avalia as lesões do CLLI, em virtude do estresse exercido sobre o LGUI e o *labrum*, permitindo a identificação da insinuação do meio de contraste entre o *labrum* e a margem da glenóide (Figs. 12-14 e 12-15).

Na artroscopia, a lesão de Bankart é identificada como irregularidade e destacamento do *labrum*, sendo possível a introdução do *probe* entre o *labrum* e a margem anterior da glenóide (Figs. 12-16 e 12-17).

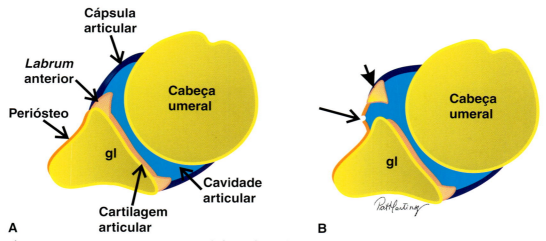

Fig. 12-10. Representação esquemática da **lesão de Bankart** clássica no plano axial. (**A**) Plano axial normal para comparação. (**B**) Lesão de Bankart, com avulsão do *labrum* anterior da glenóide (seta pequena) e lesão do periósteo escapular (seta grande).

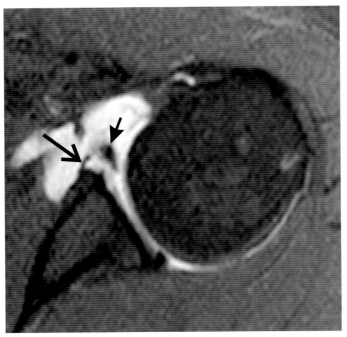

Fig. 12-11. Imagem de artroRM no plano axial ponderada em T1 SG, mostrando a **lesão de Bankart**, caracterizada por avulsão do *labrum* ântero-inferior (seta pequena) e lesão do periósteo escapular (seta grande).

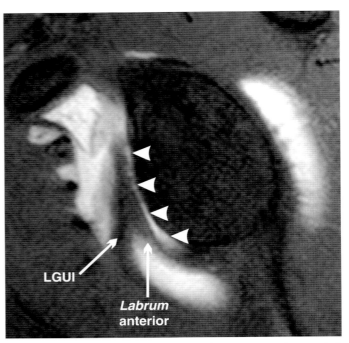

Fig. 12-12. Imagem de artroRM ponderada em T1 SG, plano sagital oblíquo, mostrando **lesão de Bankart**, caracterizada pelo destacamento do *labrum* anterior da glenóide (pontas de seta). Note a inserção do LGUI no *labrum* anterior destacado, o que leva à instabilidade glenoumeral.

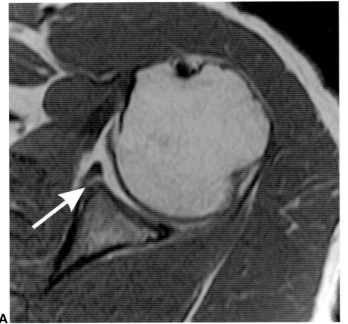
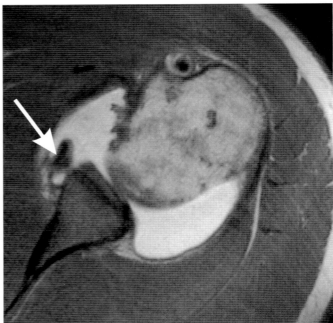

Fig. 12-13. Imagens de artroRM ponderadas em T1 no plano axial, mostrando alguns exemplos de **lesão de Bankart**. (**A**) Lesão de Bankart mais sutil, caracterizada pela insinuação do meio de contraste entre o *labrum* anterior e a glenóide (seta). (**B**) Lesão de Bankart mais evidente, com destacamento labral (seta).

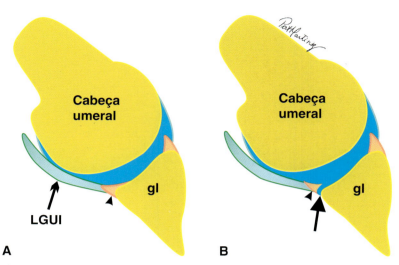

Fig. 12-14. Representação esquemática da **lesão de Bankart no plano ABER**. (**A**) CLLI normal para comparação, mostrando o LGUI (seta longa) e o *labrum* anterior (ponta de seta). (**B**) Lesão de Bankart, caracterizada pela insinuação do meio de contraste entre a margem glenóide (seta) e o *labrum* anterior (ponta de seta).

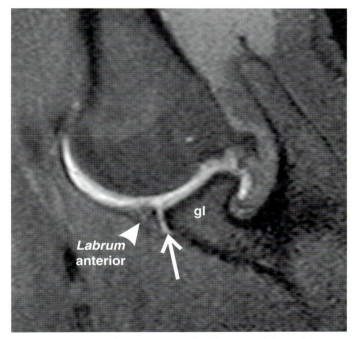

Fig. 12-15. Imagem de artroRM ponderada em T1 SG no plano ABER, mostrando **lesão de Bankart**. É mais evidente a insinuação do meio de contraste entre a margem da glenóide e o *labrum* anterior (seta).

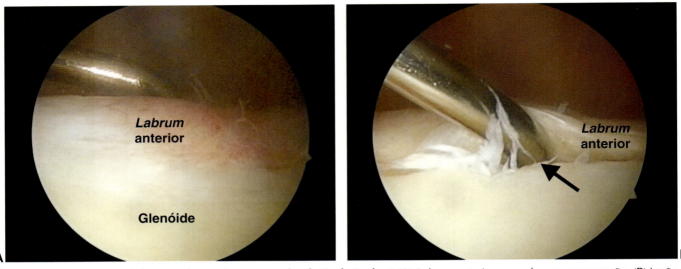

Fig. 12-16. Imagem artroscópica, portal posterior, mostrando a **lesão de Bankart**. (**A**) *Labrum* anterior normal, para comparação. (**B**) Lesão de Bankart, onde é possível a introdução do *probe* entre a glenóide e o *labrum* anterior destacado (seta), e há lesão do periósteo escapular.

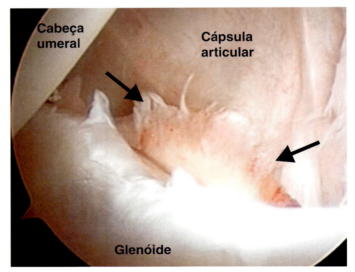

Fig. 12-17. Imagem artroscópica, portal posterior, mostrando outro caso de **lesão de Bankart**, onde é bem identificado o destacamento irregular do *labrum* ântero-inferior (setas).

LESÃO DE BANKART ÓSSEA

Quando há fratura da margem anterior da glenóide associada à lesão labral, denomina-se lesão de Bankart óssea, mais bem avaliada na artroRM nos planos axial e sagital oblíquo (Figs. 12-18 e 12-19), e também facilmente identificada na artroscopia (Figs. 12-20 e 12-21).

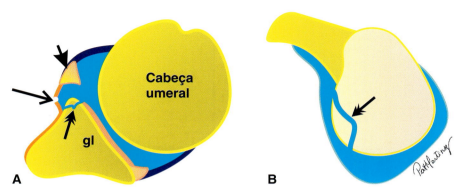

Fig. 12-18. Representação esquemática da **lesão de Bankart óssea**. (**A**) Plano axial, mostrando a lesão de Bankart clássica, com avulsão do *labrum* anterior (seta pequena) e lesão do periósteo escapular (seta grande), associada à lesão óssea na glenóide (seta dupla), caracterizando a lesão de Bankart óssea. (**B**) O plano sagital costuma mostrar melhor a extensão da lesão óssea na glenóide (seta dupla).

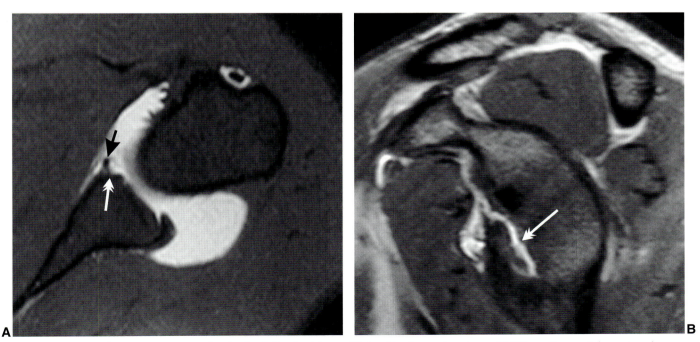

Fig. 12-19. Imagens de artroRM, mostrando a **lesão de Bankart óssea**. (**A**) Seqüência ponderada em T1 SG no plano axial, mostrando a lesão do *labrum* anterior (seta preta pequena) e a depressão da cortical da margem anterior da glenóide (seta dupla branca). (**B**) Seqüência ponderada em DP do plano sagital oblíquo, evidenciando melhor a extensão da lesão óssea na glenóide anterior (seta dupla).

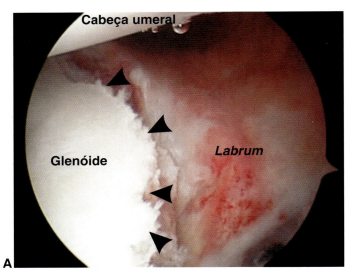 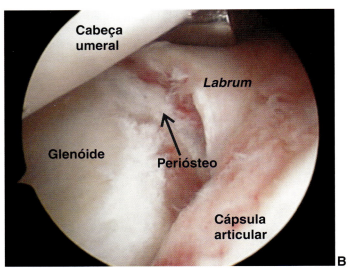

Fig. 12-20. Imagens artroscópicas, portal anterior, mostrando a **lesão de Bankart óssea**. (**A**) Há destacamento do *labrum* anterior, e observa-se lesão óssea na glenóide em correspondência (pontas de seta). Compare com a Figura 12-12, onde há apenas lesão labral. (**B**) Nesta lesão mais extensa do CLLI observa-se destacamento do *labrum* e do periósteo, com irregularidade da cortical da margem inferior da glenóide. Note que há também perda da inserção da cápsula articular/complexo ligamentar inferior, o que leva à instabilidade glenoumeral.

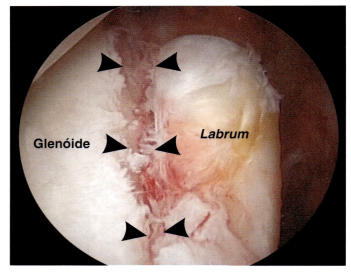

Fig. 12-21. Imagem artroscópica mais aproximada, portal anterior, mostrando a **lesão de Bankart óssea** na margem ântero-inferior da glenóide e o destacamento labral (pontas de seta).

Avaliação da perda óssea

Um dado importante no reparo das lesões de Bankart é a avaliação da perda óssea. No estudo de Burkhart e DeBeer com 194 pacientes submetidos a reparo da lesão de Bankart por via artroscópica, houve recorrência dos sintomas de instabilidade em 4% dos pacientes sem defeito ósseo significativo e em 67% dos pacientes com perda óssea mais acentuada, um índice considerado inaceitável. Por este motivo, nos casos em que há perda óssea importante, tanto na cabeça umeral quanto na glenóide, e na luxação crônica não reduzida (conhecida na literatura ortopédica como "luxação inveterada"), estaria indicada a realização de cirurgia aberta para enxertia óssea. Existem basicamente duas situações associadas à perda óssea significativa:

1. Lesão de Hill-Sachs extensa que se "encaixa" na glenóide em 90° de abdução e 90° de rotação externa (*engaging* Hill-Sachs), causando sintomas de subluxação mesmo após o reparo adequado da lesão de Bankart (Fig. 12-22). Os sintomas ocorrem quando o maior eixo da lesão de Hill-Sachs fica paralelo à margem anterior da glenóide, quando o braço é colocado na posição funcional de abdução e rotação externa. Geralmente, há também defeito significativo na glenóide associado à lesão de Hill-Sachs nestes casos. Quando o maior eixo da lesão de Hill-Sachs fica não-paralelo ou em diagonal em relação à margem anterior da glenóide, só há encaixe da lesão em posição não-funcional, como no atleta.

2. Glenóide que assume a forma de "pêra invertida", secundária à perda óssea significativa. Nos pacientes com lesão de Bankart em que há destacamento ou fratura impactada no pólo ântero-inferior da glenóide, levando à perda óssea maior que 25%, a metade inferior da glenóide fica menor que a metade superior, o que leva à inversão do formato habitual de pêra apresentado pela glenóide quando vista no plano sagital (Fig. 12-23).

Recentemente, têm surgido alguns trabalhos sobre a utilização da tomografia computadorizada na avaliação pré-operatória da perda óssea. Apesar de ser possível a identificação da perda óssea nas imagens de RM e artroRM, ainda não existem estudos suficientes sobre a acurácia na sua quantificação pré-operatória.

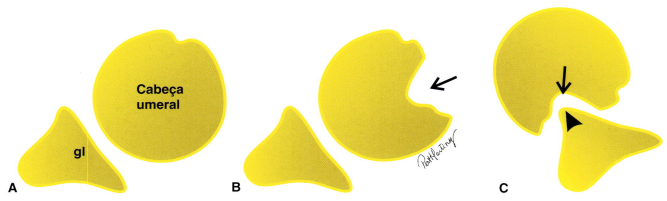

Fig. 12-22. Representação esquemática no plano axial do mecanismo do **encaixe da lesão de Hill-Sachs extensa na glenóide**. (**A**) Relação glenoumeral normal para comparação. (**B**) Lesão de Hill-Sachs, com grande defeito ósseo (seta). (**C**) Em 90° de abdução e rotação externa, a lesão (seta) se "encaixa" no bordo anterior da glenóide (ponta de seta). Baseado em Burkhart SS, Lo IKY, Brady PC. Understanding and recognizing pathology. In Burkhart's view of the shoulder: a cowboy guide to advanced shoulder arthroscopy. Lippincott Williams & Wilkins, 2006.

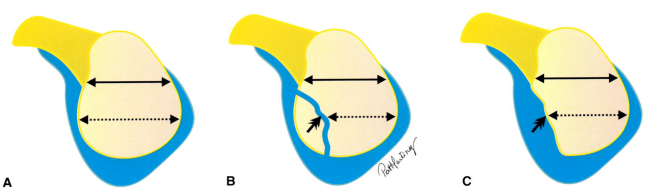

Fig. 12-23. Representação esquemática no plano sagital da **glenóide em formato de "pêra invertida"**. (**A**) Glenóide normal para comparação, onde o diâmetro da porção superior é menor que o inferior, configurando formato de pêra. (**B**) Lesão de Bankart óssea destacada (seta dupla), com grande defeito ósseo, fazendo com que o diâmetro inferior seja menor que o superior (formato de "pêra invertida"). (**C**) Glenóide também com formato de "pêra invertida", secundário à fratura impactada (seta dupla). Baseado em Burkhart SS, De Beer JF. Traumatic glenohumeral bone defects and their relationship to failure of arthroscopic Bankart repairs: significance of the inverted pear glenoid and the humeral engaging Hill-Sachs lesion. Arthroscopy 2000;16(7):677-694.

VARIANTES DA LESÃO DE BANKART

Existem alguns tipos de lesão do *labrum* ântero-inferior que, apesar de também serem lesões de Bankart, apresentam algumas peculiaridades que tornam a sua identificação mais difícil, tanto nos exames de imagem quanto na artroscopia.

- **Lesão de Perthes**: o *labrum* é avulsionado da glenóide, mas permanece fixo ao periósteo escapular subjacente que permanece intacto, porém deslocado medialmente. O complexo labral-ligamentar inferior permanece inserido no periósteo escapular (Figs. 12-24 e 12-25). É uma lesão de Bankart geralmente de difícil identificação tanto na artroRM quanto na artroscopia, visto que o *labrum* pode estar minimamente deslocado ou permanecer em sua posição anatômica. Por este motivo, o plano ideal para o diagnóstico de lesão do tipo Perthes é o ABER, pois o CLLI é estirado, permitindo a insinuação do meio de contraste entre o *labrum* e a glenóide (Fig. 12-26). Na artroscopia, caso o *labrum* anterior não seja cuidadosamente inspecionado com o *probe*, para a identificação do espaço existente entre o *labrum* e a margem anterior da glenóide, pode também ser interpretado como *labrum* normal (Fig. 12-27).

Em outros casos, pode ocorrer acentuado destacamento labral, a despeito da integridade do periósteo, o que é denominado "lesão de Perthes destacada", sendo facilmente identificada no plano axial (Fig. 12-28).

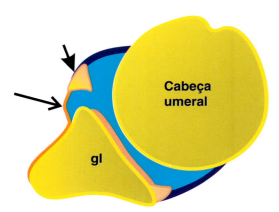

Fig. 12-24. Representação esquemática da **lesão de Perthes** no plano axial, mostrando o destacamento do *labrum* inferior (seta pequena), com o periósteo escapular intacto (seta grande).

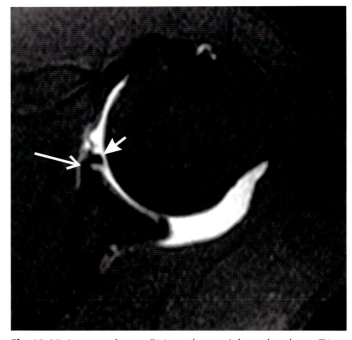

Fig. 12-25. Imagem de artroRM no plano axial ponderada em T1 SG, mostrando a **lesão de Perthes**, com o *labrum* ântero-inferior destacado (seta pequena) e a integridade do periósteo escapular, onde se insere o LGUI (seta grande).

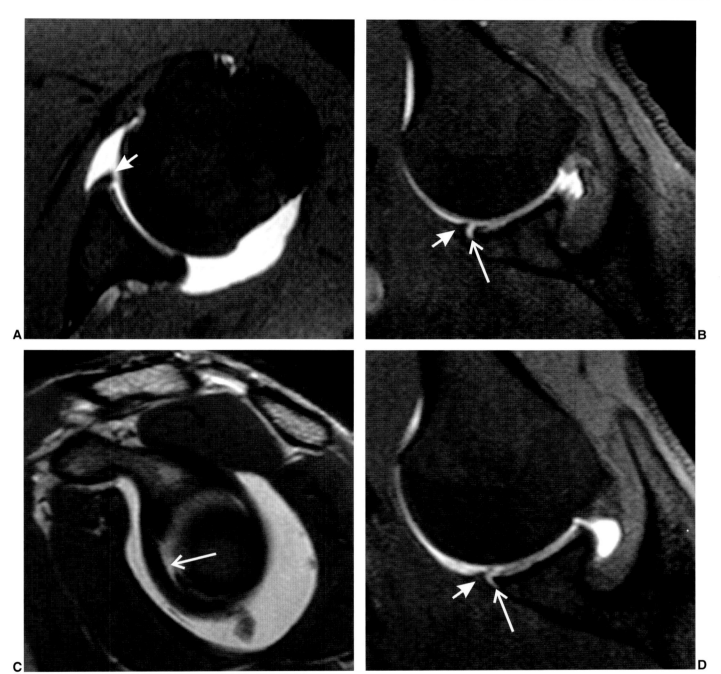

Fig. 12-26. Imagens de artroRM, mostrando **lesões de Perthes identificadas no plano ABER**. (**A**) Plano axial T1 SG, mostrando o *labrum* ântero-inferior aparentemente íntegro (seta). (**B**) Plano ABER no mesmo paciente da imagem (A), mostrando claramente o destacamento do *labrum* (seta pequena) e a insinuação do meio de contraste entre a glenóide e o *labrum* anterior (seta grande). (**C**) Plano sagital oblíquo, ponderação DP, em outro paciente que também apresentava *labrum* aparentemente íntegro no plano axial. No plano sagital, há imagem sugerindo destacamento labral (seta). (**D**) Plano ABER no mesmo paciente da imagem (C), mostrando de forma inequívoca o destacamento do *labrum* (seta pequena) e a insinuação do meio de contraste entre a glenóide e o *labrum* anterior (seta grande).

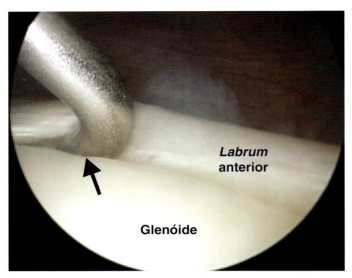

Fig. 12-27. Imagem artroscópica, portal posterior, mostrando a **lesão de Perthes**. *Labrum* anterior aparentemente íntegro, porém é possível introduzir o *probe* entre o *labrum* e a glenóide, caracterizando lesão de Perthes (seta).

■ **Lesão ALPSA** (do acrônimo em inglês *Anterior Labroligamentous Periosteal Sleeve Avulsion*): na lesão de Bankart clássica o periósteo escapular anterior é rompido, resultando no deslocamento do *labrum* e dos ligamentos a ele fixados anteriormente à margem glenóide. Na lesão ALPSA, o periósteo escapular anterior permanece intacto, permitindo que as estruturas labral-ligamentares se desloquem medialmente

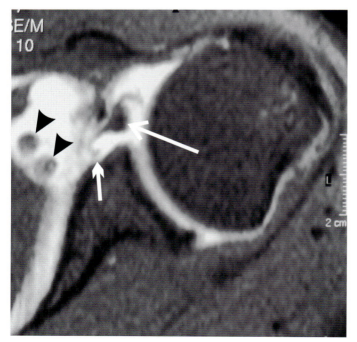

Fig. 12-28. Imagem de artroRM no plano axial ponderada em T1 SG, mostrando **lesão de Perthes destacada**. O *labrum* ântero-inferior destacado (seta grande), porém com o periósteo escapular íntegro (seta pequena). São observados corpos livres no recesso subescapular (pontas de seta).

e rodem inferiormente no colo escapular, semelhante a uma "dobra de manga de camisa" (Figs. 12-29 a 12-33).

■ **Lesão HAGL** (do acrônimo em inglês *Humeral Avulsion of the Glenohumeral Ligament*): avulsão isolada do LGUI de sua inserção umeral. Na artroRM, o recesso axilar, que costuma ter a forma de "U", passa a ter forma de "J", e ocorre extravasamento do meio de contraste ao longo do colo umeral. O diagnóstico, porém, é artroscópico, já que há freqüente sobreposição dos achados de imagens com outras lesões do complexo ligamentar inferior (Figs. 12-34 e 12-35).

Existem também as variações da lesão HAGL:

- **BHAGL** (*Bony Humeral Avulsion of the Glenohumeral Ligament*): quando há pequeno destacamento ósseo traumático na inserção do LGUI. É a lesão HAGL óssea.
- **RHAGL** (*Reverse Humeral Avulsion of the Glenohumeral Ligament*) ou **HAGL reversa**: ocorre geralmente com instabilidade posterior, havendo destacamento da porção posterior do LGUI da cabeça umeral.
- **AIGHL** (*Anterior Inferior Glenohumeral Ligament*): LGUI "flutuante". Há lesão da inserção do LGUI no pólo inferior da glenóide (componente de Bankart) e no colo anatômico do úmero (componente HAGL).
- **GAGL** (*Glenoid Avulsion of the Glenohumeral Ligament*): rara; avulsão do LGUI do pólo inferior da glenóide sem lesão labral associada.

■ **Lesão GLAD** (do acrônimo em inglês *GlenoLabral Articular Disruption*): ruptura parcial (superficial) do *labrum* ântero-inferior, associada a um defeito na cartilagem articular adjacente, envolvendo a fossa glenóide (Figs. 12-36 a 12-38). Resulta de uma adução forçada com o ombro em abdução e rotação externa, tipicamente sem relato de luxação prévia. O paciente costuma apresentar dor persistente, porém sem sinais de instabilidade, já que o complexo ligamentar ântero-inferior permanece íntegro. Todavia, este tipo de lesão pode progredir rapidamente para desarranjo articular com corpos livres intra-articulares.

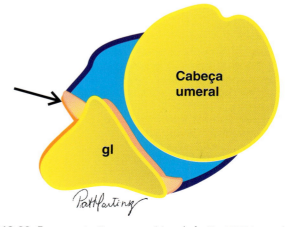

Fig. 12-29. Representação esquemática da **lesão ALPSA** no plano axial. Ocorre deslocamento medial do CLLI (seta), com o periósteo escapular anterior intacto.

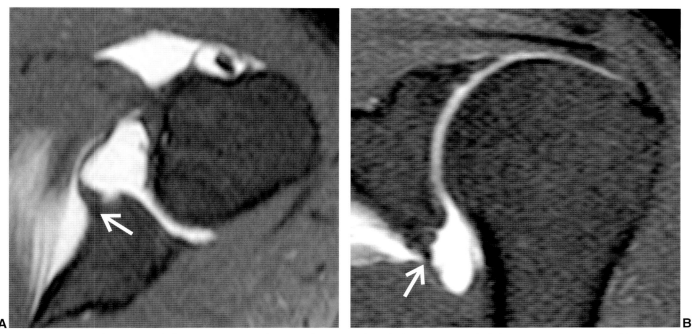

Fig. 12-30. Imagens de artroRM da **lesão ALPSA**. (**A**) Plano axial, mostrando o deslocamento medial do CLLI (seta), com o periósteo escapular anterior intacto. (**B**) Plano coronal oblíquo, também evidenciando o deslocamento medial do CLLI (seta).

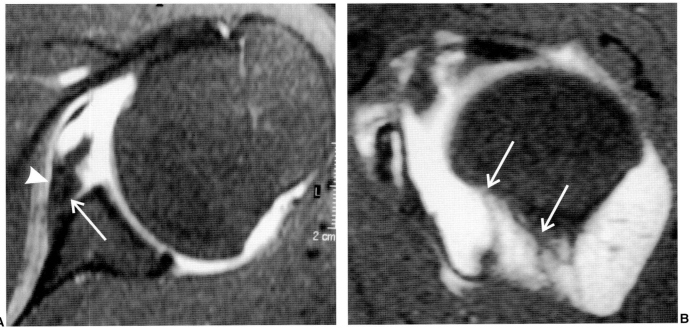

Fig. 12-31. Imagens de artroRM ponderadas em T1 SG em paciente com **lesão ALPSA crônica**. (**A**) Plano axial, mostrando o deslocamento medial do CLLI (seta). Note a integridade do periósteo, que se encontra apenas deslocado (ponta de seta). É comum na lesão ALPSA crônica a presença de tecido fibroso associado ao CLLI. (**B**) Plano sagital oblíquo no mesmo paciente, mostrando a irregularidade e a descontinuidade de algumas fibras do LGUI (setas).

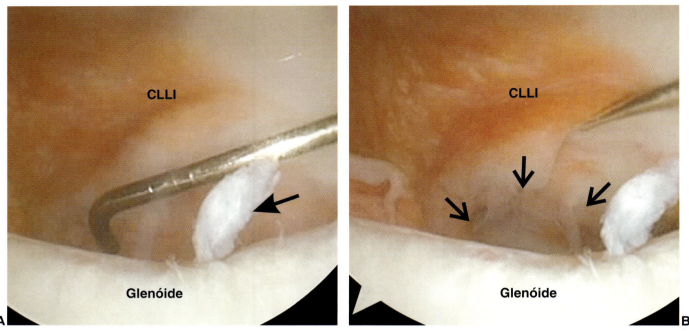

Fig. 12-32. Imagens artroscópicas, portal posterior, mostrando a **lesão ALPSA**. (**A**) Destacamento de pequeno fragmento da glenóide (seta). (**B**) Após leve tração da cápsula inferior, é possível identificar o destacamento do CLLI da glenóide (setas).

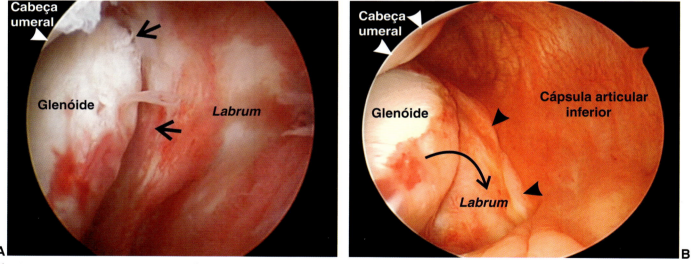

Fig. 12-33. Imagens artroscópicas, portal anterior, mostrando outros casos de **lesão ALPSA**. (**A**) Observe o extenso destacamento do *labrum* anterior da glenóide (setas), sem evidências de lesão do periósteo. (**B**) Nesta imagem, observa-se claramente o deslocamento medial do *labrum* (seta curva) e também das estruturas capsuloligamentares inferiores, que se encontram rodadas inferiormente no colo escapular junto ao *labrum* (pontas de seta pretas).

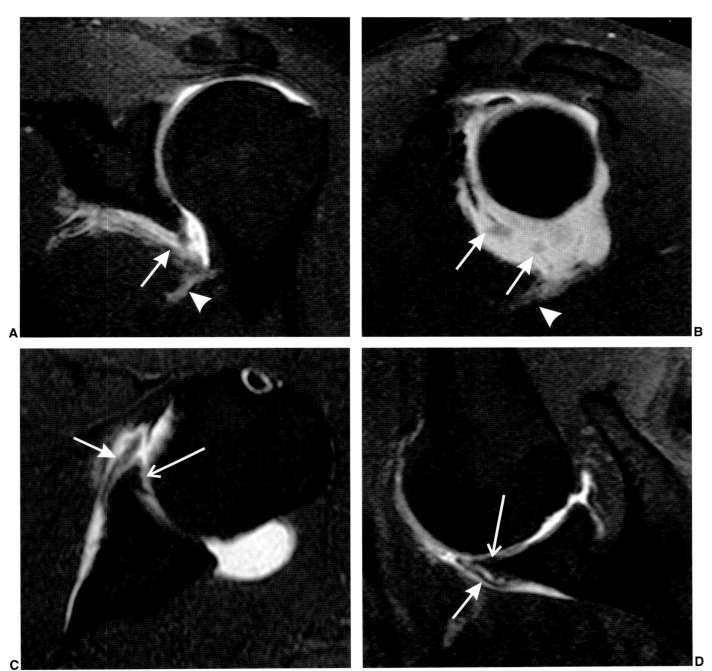

Fig. 12-34. Imagens de artroRM ponderadas em T1 SG em paciente com **lesão do complexo ligamentar inferior**. (**A**) Plano coronal oblíquo, mostrando a irregularidade da cápsula articular inferior (seta) e o pequeno extravasamento do meio de contraste (ponta de seta). (**B**) Plano sagital oblíquo, mostrando também o extravasamento do contraste (ponta de seta) e a indefinição do LGUI (setas). (**C**) Plano axial, mostrando discreta irregularidade do *labrum* ântero-inferior (seta grande) e o deslocamento do LGUI (seta pequena). (**D**) Plano ABER, onde não se identifica insinuação do contraste no *labrum* ântero-inferior (seta grande), mas há irregularidade e deslocamento do LGUI (seta pequena).

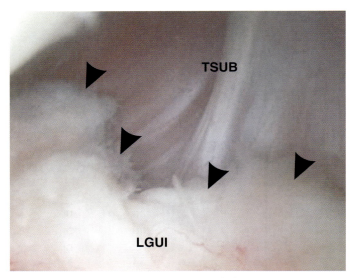

Fig. 12-35. Imagem artroscópica, mostrando **lesão HAGL** (pontas de seta), caracterizada pela avulsão do LGUI.

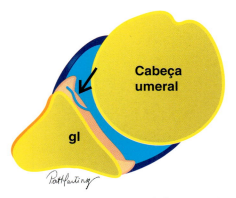

Fig. 12-36. Representação esquemática da **lesão GLAD** (seta), caracterizada por defeito da cartilagem glenóide associado à lesão labral superficial.

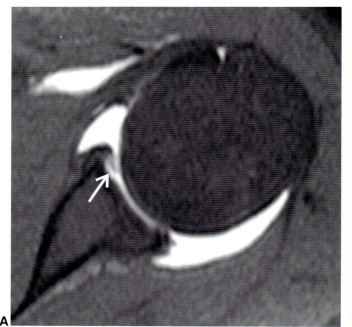
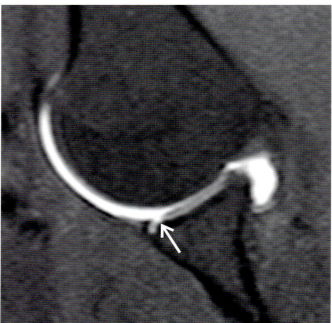

Fig. 12-37. Imagens de artroRM ponderadas em T1 SG em paciente com **lesão GLAD**. (**A**) Plano axial, mostrando irregularidade da cartilagem glenóide, associado à insinuação do meio de contraste no *labrum* anterior (seta) (**B**) Plano ABER, onde se identifica melhor o defeito na cartilagem (seta) e a insinuação do contraste entre o *labrum* e a glenóide.

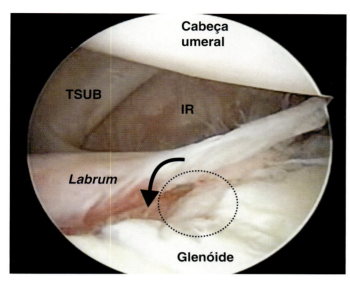

Fig. 12-38. Imagem artroscópica, portal posterior, mostrando a **lesão GLAD**. Observa-se lesão superficial no *labrum* anterior (seta curva), associada à pequena lesão na cartilagem da margem anterior da glenóide (círculo tracejado).

- *GLOM* (do acrônimo em inglês <u>G</u>lenoid <u>L</u>abral <u>O</u>void <u>M</u>ass): massa ovóide junto ao aspecto anterior da glenóide. Pode indicar avulsão do *labrum* glenóide anterior ou apenas o LGUM espessado, mimetizando lesão. Por este motivo, vários autores não recomendam o uso deste termo, pois o mesmo não é específico de lesão.

- *Lesão de Bankart reversa:* na luxação posterior, tipicamente ocorre uma lesão labral-capsular posterior, conhecida como lesão de Bankart reversa. As lesões secundárias à luxação posterior podem estar associadas à lesão do *labrum* posterior ou serem isoladas e extremamente sutis à RM (Figs. 12-39 a 12-41). A luxação posterior pode levar à ruptura do tendão do subescapular e estar associada à lesão óssea anterior, que pode ser tanto uma fratura por impactação quanto por avulsão, dependendo do estado do tendão do subescapular durante o deslocamento. A lesão na cabeça umeral anterior que pode ocorrer concomitantemente à lesão de Bankart reversa é denominada **lesão de Hill-Sachs reversa**.

- *Lesão POLPSA* (do acrônimo em inglês <u>PO</u>sterior <u>L</u>abrocapsular <u>P</u>eriosteal <u>S</u>leeve <u>A</u>vulsion): avulsão labral-capsular posterior.

- *Lesão GARD* (do acrônimo em inglês <u>G</u>lenoid <u>A</u>rticular <u>R</u>im <u>D</u>ivot): lesão que envolve a margem posterior da glenóide, a cavidade glenóide, ou ambas; está relacionada com o impacto.

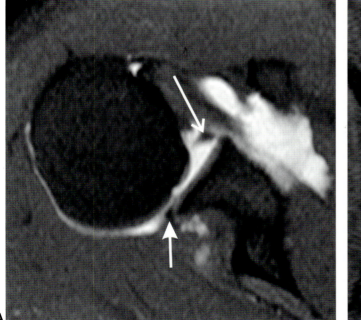
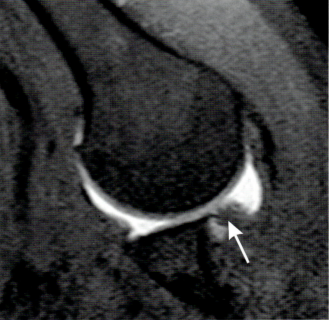

Fig. 12-39. Imagens de artroRM ponderadas em T1 SG em paciente com **lesão extensa do *labrum* inferior** e quadro clínico de instabilidade glenoumeral posterior. (**A**) Plano axial, mostrando a lesão do *labrum* inferior, com acometimento tanto da porção anterior (seta grande) quanto da posterior (seta pequena). Note a incongruência glenoumeral, presente mesmo em repouso. (**B**) Plano ABER, evidenciando melhor a subluxação glenoumeral posterior e o impacto sobre o *labrum* posterior, que se encontra avulsionado, deformado e com sinal elevado (seta).

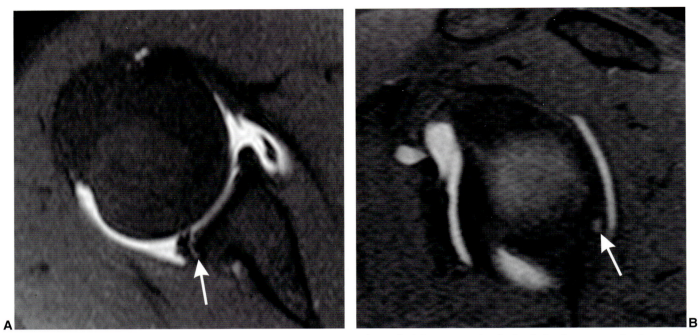

Fig. 12-40. Imagens de artroRM ponderadas em T1 SG em paciente com lesão do *labrum* posterior (**lesão de Bankart reversa**), não identificada em RM prévia. (**A**) Plano axial, mostrando a insinuação do meio de contraste entre a glenóide e o *labrum* posterior (seta). (**B**) Plano sagital oblíquo, evidenciando a lesão do *labrum* póstero-inferior (seta).

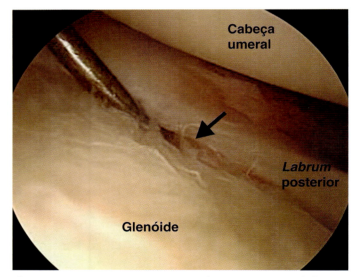

Fig. 12-41. Imagem artroscópica, portal anterior, mostrando **lesão do *labrum* posterior**. Observa-se lesão do *labrum* posterior (seta), permitindo a colocação do *probe* entre o *labrum* e a glenóide posterior.

LESÃO DO *LABRUM* SUPERIOR E LESÃO SLAP

A porção superior do *labrum* glenóide é funcionalmente importante porque serve como âncora para o tendão do bíceps. As lesões do *labrum* superior, embora menos freqüentes que as lesões do *labrum* ântero-inferior, são causas de instabilidade e dor crônica no ombro.

Em 1990, Snyder introduziu o conceito de lesão SLAP (acrônimo do inglês <u>S</u>uperior <u>L</u>abrum from <u>A</u>nterior to <u>P</u>osterior) para descrever alguns tipos de lesão que envolvem o aspecto superior do *labrum* glenóide.

Classicamente, a lesão SLAP está centrada na inserção do TCLB, com variável extensão às porções anterior ou posterior do *labrum*. Com base nos achados artroscópicos, Snyder classificou a lesão SLAP em quatro tipos (tipos I a IV). Em 1995, Maffet *et al.* descreveram outros três tipos (tipos V a VII) e nos últimos anos foram descritos mais três tipos (tipos VIII a X). O tipo II foi posteriormente classificado em três subtipos por Morgan *et al.* (Quadro 12-1 e Fig. 12-42). Os tipos IIB e IIC podem estar associados à lesão do tendão do infra-espinhoso.

Os quatro tipos básicos de lesão SLAP ainda são amplamente utilizados, permanecendo controversa a classificação em dez tipos, visto que nem sempre a precisa caracterização das lesões é possível, e existe variabilidade significativa na descrição das lesões entre diferentes observadores. Sua utilidade consiste principalmente em destacar as outras estruturas que podem estar acometidas juntamente com a lesão labral e na informação mais detalhada da sua extensão.

O primeiro passo na avaliação da lesão SLAP deve ser a determinação da presença de variantes anatômicas, principalmente o recesso e o forame sublabrais, as principais causas de erro diagnóstico (Fig. 12-43).

Foram descritos alguns critérios que podem auxiliar na diferenciação entre as variantes anatômicas e lesão SLAP (Quadro 12-2), porém não há consenso na literatura sobre a sensibilidade e a especificidade de cada um, provavelmente em virtude da considerável sobreposição entre os achados, da alta prevalência do recesso sublabral e das diferenças entre as populações estudadas. Deve ser ressaltado que, em vários casos, é impossível a diferenciação entre a lesão SLAP e estas variantes anatômicas com os métodos de imagem.

Quadro 12-1 Tipos de lesão SLAP

Tipos	Descrição
I	Irregularidade e alteração do sinal do *labrum* de etiologia provavelmente degenerativa
II	Avulsão do complexo labral-bicipital da margem glenóide A – lesão ântero-superior B – lesão póstero-superior C – lesão superior com componentes anterior e posterior
III	Lesão em "alça de balde" do *labrum* superior, geralmente com a porção central da ruptura destacada. O TCLB não está envolvido
IV	Lesão em "alça de balde" do *labrum* superior, com avulsão ou ruptura longitudinal do TCLB
V	Lesão do complexo labral-ligamentar ântero-inferior (lesão de Bankart) que se estende até o *labrum* superior ou vice-versa
VI	Lesões instáveis, em aba ou radiais, anteriores ou posteriores, associadas à separação do TCLB
VII	Separação do TCLB e do *labrum* superior, estendendo-se anteriormente para incluir o LGUM
VIII	Ruptura do *labrum* superior com extensão posterior semelhante ao tipo IIB, porém mais acentuada
IX	Destacamento completo ou quase completo do *labrum*, relacionado com extensos componentes anterior e posterior da lesão labral superior
X	Ruptura do *labrum* com extensão ao intervalo dos rotadores

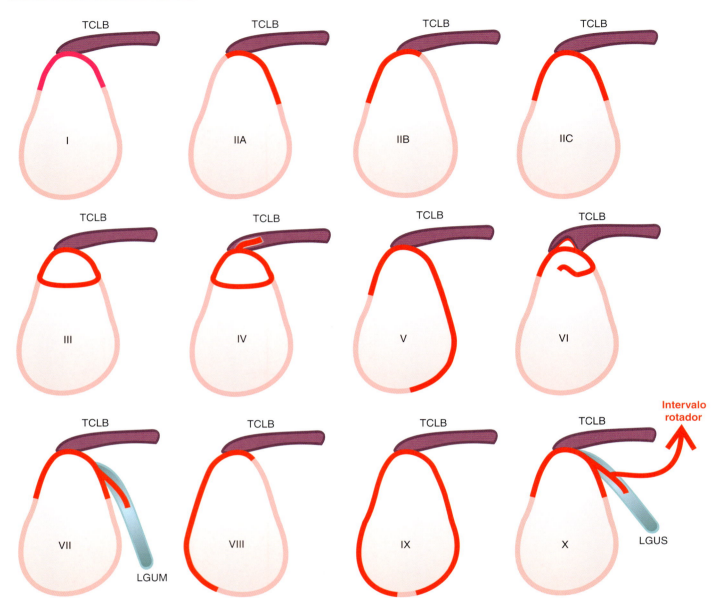

Fig. 12-42. Representação esquemática no plano sagital dos **tipos de lesão SLAP**. No tipo I, não há ruptura, apenas irregularidade e alteração do sinal do *labrum* ântero-superior, representado em rosa mais escuro. Nos tipos II a X, a topografia das lesões está representada em vermelho. Para descrição das lesões, veja Quadro 12-1. Modificado de Mohana-Borges AVR, Chung CB, Resnick D. Superior labral anteroposterior tear: classification and diagnosis on MRI and MR arthrography. AJR 2003;181:1449-1462.

Lesão Labral

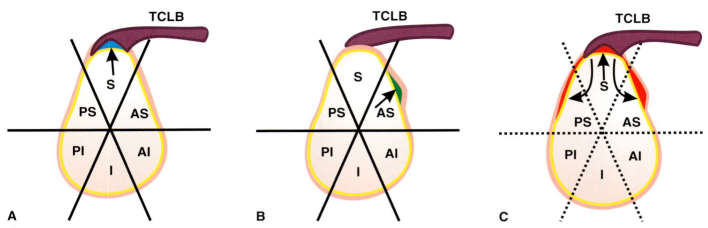

Fig. 12-43. Representação esquemática no plano sagital da **diferenciação entre recesso e forame sublabrais e lesão SLAP**. (**A**) Recesso sublabral em azul (seta), localizado na glenóide superior em torno de "12 horas", na topografia da inserção do TCLB. (**B**) Forame sublabral em verde (seta) na porção ântero-superior da glenóide em torno de "2 horas", anterior à inserção do TCLB. (**C**) Lesão SLAP em vermelho (seta), classicamente situada na porção superior da glenóide, assim como o recesso sublabral, com extensão variável para as porções ântero-superior e póstero-superior da glenóide (setas curvas). S = superior; I = inferior; AS = ântero-superior; AI = ântero-inferior; PS = póstero-superior; PI = póstero-inferior.

Quadro 12-2 Diferenças entre as variantes anatômicas e lesão SLAP. Deve ser enfatizado que nenhuma dessas características pode ser utilizada como critério absoluto no diagnóstico de lesão SLAP

Variante anatômica	Lesão *SLAP*	Observações
Ocorre em até 75% dos indivíduos	Ocorre em cerca de 4-6% das artroscopias	Quanto > a idade, ↑ a prevalência
Assintomática	Associada à dor, estalido e/ou trauma prévio	
Orientação medial, segue o contorno da glenóide	Orientação lateral*; em muitos casos é difícil determinar a orientação da lesão	*Achado com melhor correlação, mas com ↓ especificidade
Anterior ao TCLB	Extensão posterior ao TCLB*	*Tende a ocorrer mais na lesão SLAP
Contorno regular	Contorno irregular ou globular*	*Tende a ocorrer mais na lesão SLAP
< 2,5 mm largura	> 2,5 mm largura	↓ sensibilidade se avaliado isoladamente
Paralela à glenóide no plano axial	Paralela à glenóide no plano axial*	*Tende a ocorrer mais na lesão SLAP

*Estas alterações tendem a ocorrer com mais freqüência na lesão SLAP, mas em virtude da alta prevalência do recesso sublabral, também são bastante encontradas nestes casos.

Um dos critérios mais utilizados para o diagnóstico da lesão SLAP é a orientação lateral ou o aspecto globular e irregular da lesão (Figs. 12-44 e 12-45). Outro critério proposto, a extensão da lesão para o aspecto póstero-superior da glenóide, posterior à âncora do TCLB, embora seja extremamente freqüente na lesão SLAP, também pode ser encontrado no recesso sublabral, com alguns autores não encontrando diferença estatisticamente significativa entre estas duas situações. Outro fator que dificulta a interpretação é a ocorrência de lesão SLAP associada à presença de recesso e/ou forame sublabrais (Fig. 12-46).

Em 1996, Smith *et al.* descreveram o *single Oreo cookie sign* (sinal do biscoito Oreo único) e o *double Oreo cookie sign* (sinal do biscoito Oreo duplo), observados na artroRM no plano coronal oblíquo, fazendo analogia a um determinado tipo de biscoito recheado, onde o *labrum* e a glenóide seriam os biscoitos, e o meio de contraste, insinuando-se entre o *labrum* e a glenóide, seria o recheio (Fig. 12-47). Se o aspecto de *single Oreo cookie* fosse identificado anterior ao TCLB, representaria recesso sublabral; caso fosse identificado posterior ao TCLB, seria lesão SLAP. O aspecto de *double Oreo cookie sign* representaria a presença de ambos, onde

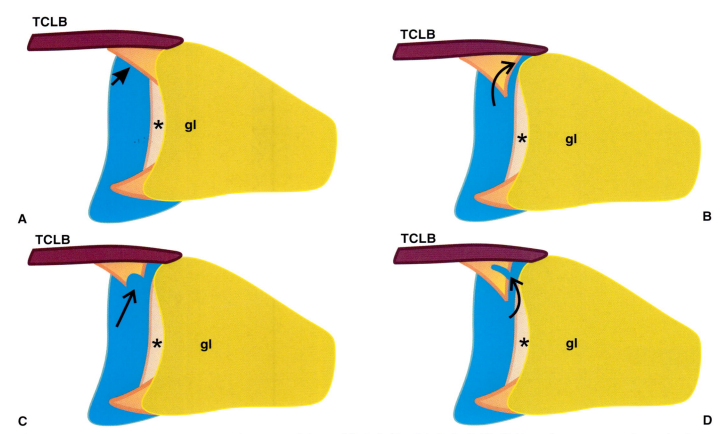

Fig. 12-44. Representação esquemática no plano coronal da **morfologia habitual da lesão SLAP**. (**A**) Normal para comparação, onde não se vê insinuação do líquido articular entre o CLB (seta) e a glenóide. (**B**) Recesso sublabral (seta curva). Costuma ter orientação medial, acompanhando a curvatura da glenóide. (**C**) Lesão SLAP com configuração globular (seta). (**D**) Lesão SLAP, que costuma ter orientação lateral (seta curva). (*) cartilagem glenóide.

uma linha branca seria o recesso, e a outra, a lesão SLAP. Embora o aspecto de *double Oreo cookie sign* tenha alta especificidade para lesão SLAP, ele é raramente encontrado na prática (menos de 20% dos casos). Além disso, como visto anteriormente, o *single Oreo cookie sign* mostrou ser inespecífico, podendo ocorrer tanto nos casos de recesso sublabral, que pode se estender posteriormente ao TCLB, ou lesão SLAP, que pode acometer apenas o *labrum* anteriormente à âncora bicipital (SLAP tipo IIA).

Na artroscopia, também é possível a identificação do recesso e do forame sublabrais, baseada na sua topografia (Fig. 12-48).

A artroRM é o método de imagem com maior sensibilidade, especificidade e acurácia na identificação da lesão SLAP. Enquanto que os planos axial e ABER são os mais apropriados para a detecção da lesão de Bankart, o plano coronal oblíquo é o mais sensível para o diagnóstico da lesão SLAP. O plano sagital oblíquo ajuda na compreensão dos diversos tipos de lesão SLAP e pode ser útil na detecção de fragmentos labrais destacados, na determinação da topografia da lesão labral em sextantes e na identificação da extensão da lesão para outras estruturas, como o TCLB, LGUM e o intervalo rotador. Entretanto, na prática, é menos útil que o plano coronal em virtude da maior suscetibilidade ao efeito de volume parcial e da obliqüidade da glenóide, que prejudica a avaliação do *labrum* em toda a sua extensão em um mesmo plano. O plano axial costuma também ser afetado pelo efeito de volume parcial, e o aspecto da lesão SLAP neste plano se confunde mais com o recesso sublabral. O plano ABER, embora mais adequado para a avaliação do *labrum* ântero-inferior, algumas vezes também pode auxiliar no diagnóstico de lesão SLAP (Figs. 12-49 a 12-60).

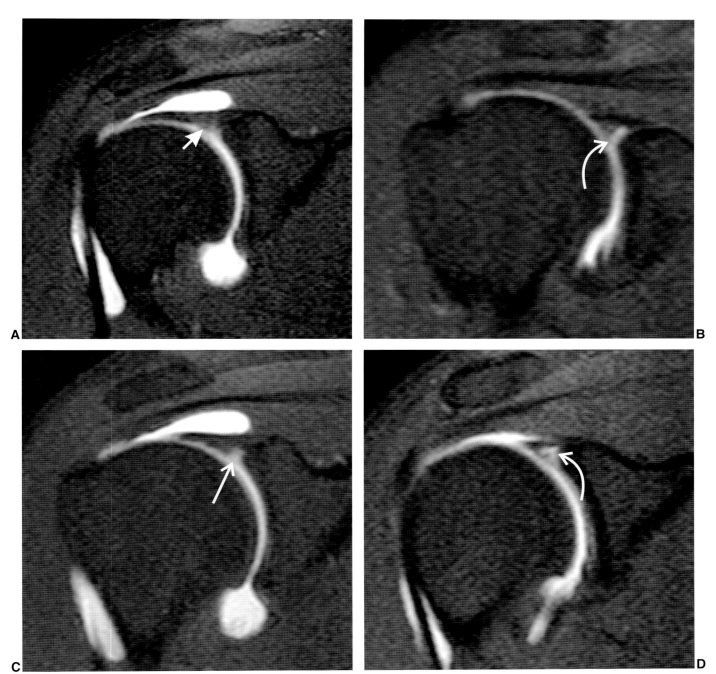

Fig. 12-45. Imagens de artroRM ponderadas em T1 SG no plano coronal oblíquo, mostrando algumas **configurações habituais da lesão SLAP**. (**A**) Normal para comparação, onde não se vê insinuação do líquido articular entre o CLB (seta) e a glenóide. (**B**) Recesso sublabral (seta curva). Costuma ter orientação medial, acompanhando a curvatura da glenóide. (**C**) Lesão SLAP com configuração globular (seta). (**D**) Lesão SLAP, que costuma ter orientação lateral (seta curva) e, neste caso, contorno irregular.

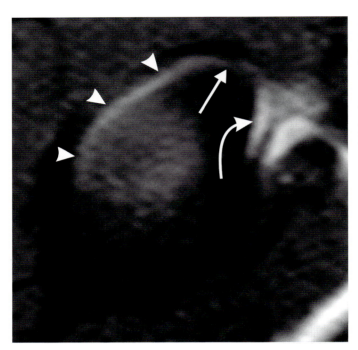

Fig. 12-46. Imagem de artroRM ponderada em T1 SG no plano sagital oblíquo, mostrando a **presença concomitante de lesão SLAP e variantes anatômicas**. Observa-se insinuação do meio de contraste entre o *labrum* e a glenóide superior (seta) e ântero-superior (seta curva), o que pode representar, respectivamente, recesso e forame sublabrais. Há, entretanto, extensa insinuação do contraste no aspecto póstero-superior da glenóide (pontas de seta), o que indica a possibilidade de lesão SLAP concomitante.

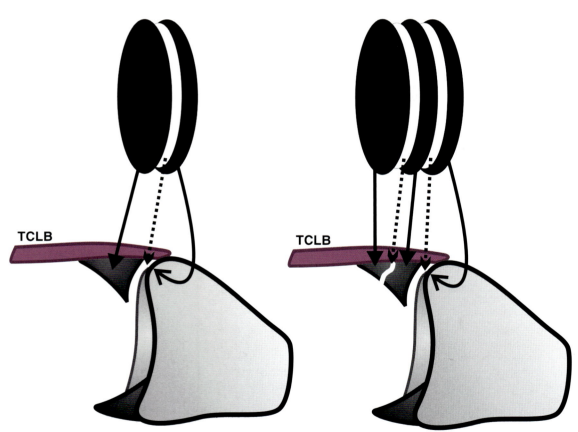

Fig. 12-47. Representação esquemática do *Oreo cookie sign*. À esquerda, o *single Oreo cookie sign*, onde o primeiro biscoito representa o *labrum*, o recheio a insinuação do contraste entre o *labrum* e a glenóide e o outro biscoito a glenóide. À direita, o *double Oreo cookie sign*, onde o primeiro biscoito representa o *labrum*, o primeiro recheio a insinuação do contraste na lesão SLAP, o segundo biscoito novamente o *labrum*, o outro recheio a insinuação do contraste entre o *labrum* e a glenóide, e o último biscoito a glenóide. Modificado de Smith DK, Chopp TM, Aufdemorte TB *et al*. Sublabral recess of the superior glenoid *labrum*: study of cadavers with conventional nonenhanced MR imaging, MR arthrography, anatomic dissection, and limited histologic examination. Radiology 1996;201:251-256.

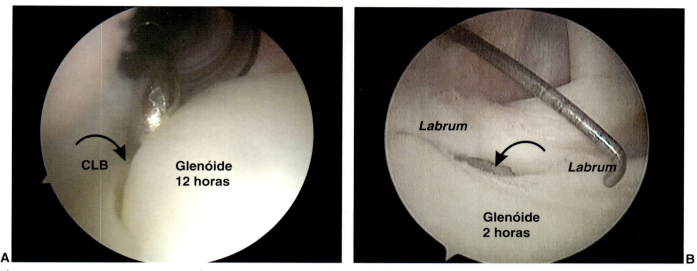

Fig. 12-48. Imagens artroscópicas, portal posterior. (**A**) Recesso sublabral, na topografia de "12 horas". (**B**) Forame sublabral, na topografia de "2 horas".

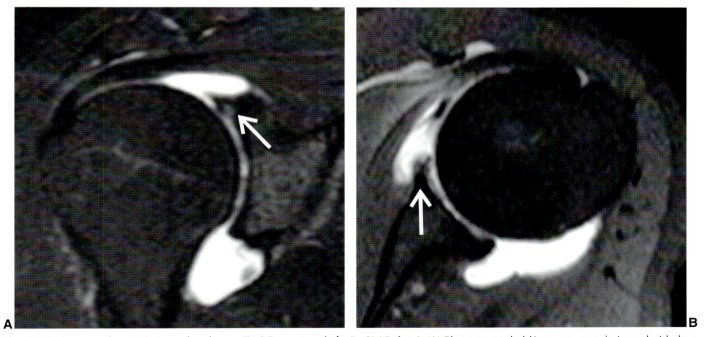

Fig. 12-49. Imagens de artroRM ponderadas em T1 SG, mostrando **lesão SLAP tipo I**. (**A**) Plano coronal oblíquo, mostrando irregularidade e hipersinal no *labrum* ântero-superior (seta). (**B**) Plano axial no mesmo paciente, mostrando também a irregularidade e o hipersinal no *labrum* ântero-superior (seta).

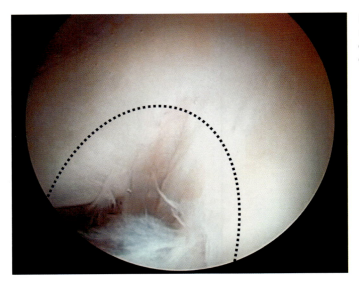

Fig. 12-50. Imagem artroscópica, portal posterior, mostrando **lesão SLAP tipo I**, caracterizada por área de irregularidade do *labrum* superior (área demarcada pela linha pontilhada).

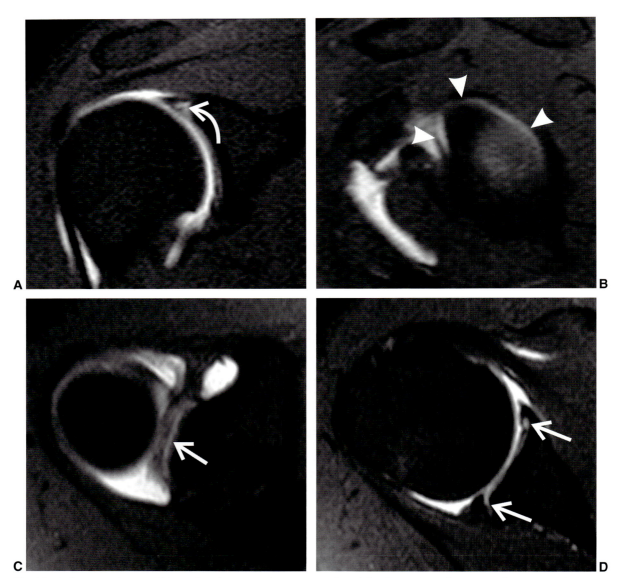

Fig. 12-51. Imagens de artroRM ponderadas em T1 SG, mostrando a **típica lesão SLAP tipo II**. (**A**) Plano coronal oblíquo, mostrando a lesão de contorno irregular, com orientação lateral (seta). (**B**) Plano sagital oblíquo no mesmo paciente, mostrando que a lesão do *labrum* superior estende-se anterior e posteriormente (pontas de seta). (**C**) Plano axial mais superior, mostrando também a extensão ântero-posterior da lesão. (**D**) Plano axial um pouco mais inferior com relação à (C), confirmando a lesão no *labrum* anterior e posterior (setas).

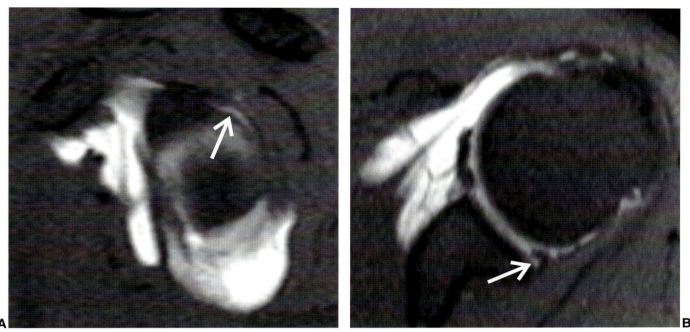

Fig. 12-52. Imagens de artroRM ponderadas em T1 SG, mostrando **lesão SLAP tipo II que envolve apenas o *labrum* posterior**. (**A**) Plano sagital oblíquo, mostrando a lesão no *labrum* posterior (seta). (**B**) Plano axial no mesmo paciente, mostrando também a lesão labral posterior (seta).

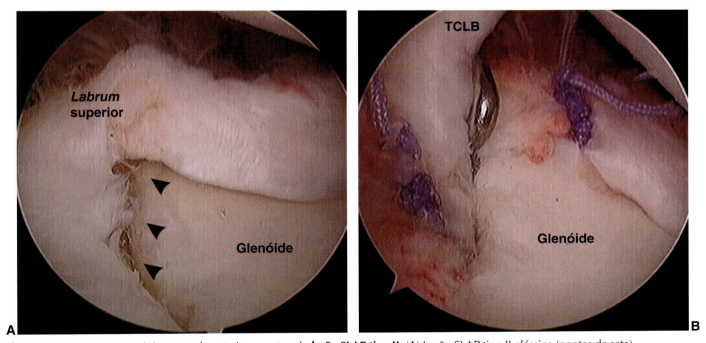

Fig. 12-53. Imagem artroscópica, portal posterior, mostrando **lesão SLAP tipo II**. (**A**) Lesão SLAP tipo II clássica (pontas de seta), acometendo a porção superior do *labrum*, que se encontra destacado da glenóide e com contorno irregular. (**B**) Lesão SLAP após reparo.

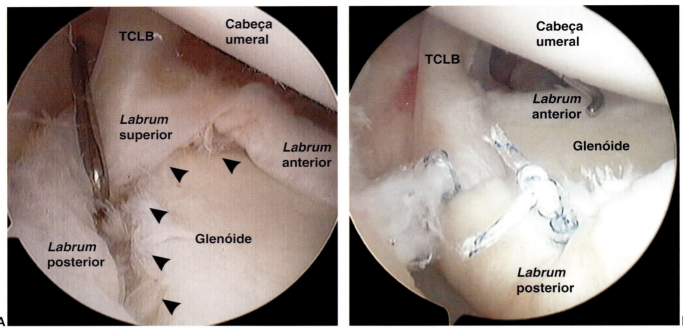

Fig. 12-54. Imagem artroscópica, portal posterior, mostrando **lesão SLAP tipo II, com acometimento principal do *labrum* posterior**. (**A**) Lesão SLAP tipo II (pontas de seta), acometendo o *labrum* superior, com maior extensão à sua porção posterior. Note a relação do *labrum* com a âncora do TCLB. (**B**) Lesão SLAP após reparo do *labrum* póstero-superior.

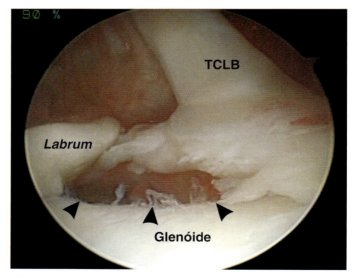

Fig. 12-55. Imagem artroscópica, portal posterior, mostrando **lesão SLAP tipo II** (pontas de seta), neste caso limitada ao *labrum* superior, adjacente à âncora do bíceps. Note que não há envolvimento do TCLB.

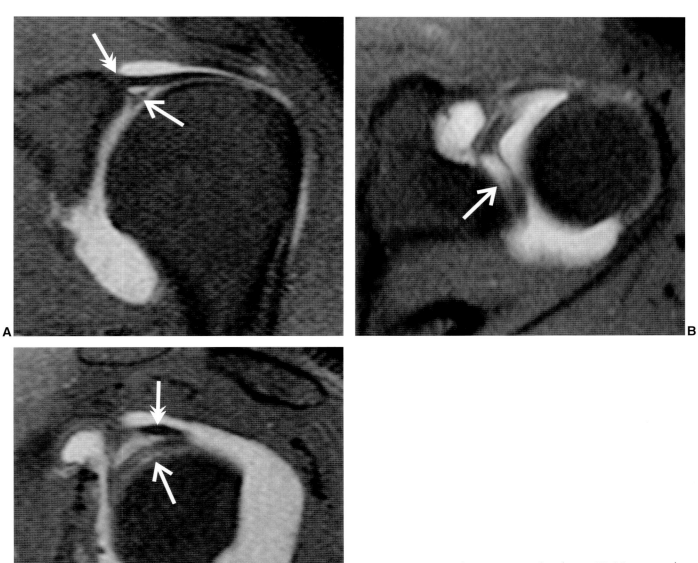

Fig. 12-56. Imagens de artroRM ponderadas em T1 SG mostrando **lesão SLAP tipo III**, caracterizada como uma lesão em "alça de balde" sem envolvimento do TCLB. (**A**) Plano coronal oblíquo, mostrando o destacamento do *labrum* superior (seta). Note a integridade da inserção do TCLB (seta dupla). (**B**) Plano axial superior, mostrando também a lesão labral (seta). (**C**) Plano sagital oblíquo no mesmo paciente, mostrando o destacamento do *labrum* superior (seta) e a âncora do TCLB íntegra (seta dupla).

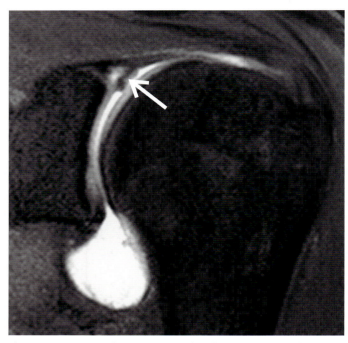

Fig. 12-57. Imagem de artroRM ponderada em T1 SG no plano coronal oblíquo, mostrando outro caso de **lesão SLAP tipo III**, caracterizada pelo aspecto em "alça de balde" (seta). Exame realizado em aparelho de 3 tesla, gentilmente cedido pelo Dr. Jaime A. Oliveira Neto.

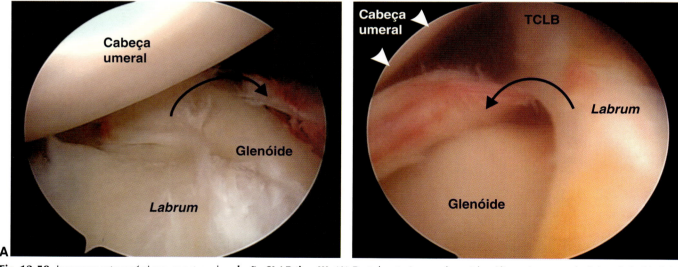

Fig. 12-58. Imagens artroscópicas, mostrando a **lesão SLAP tipo III**. (**A**) Portal anterior, onde se identifica a imagem de "alça de balde" do *labrum* superior (seta curva). (**B**) Portal posterior, onde também se identifica a "alça de balde" (seta curva), com integridade do TCLB preservada.

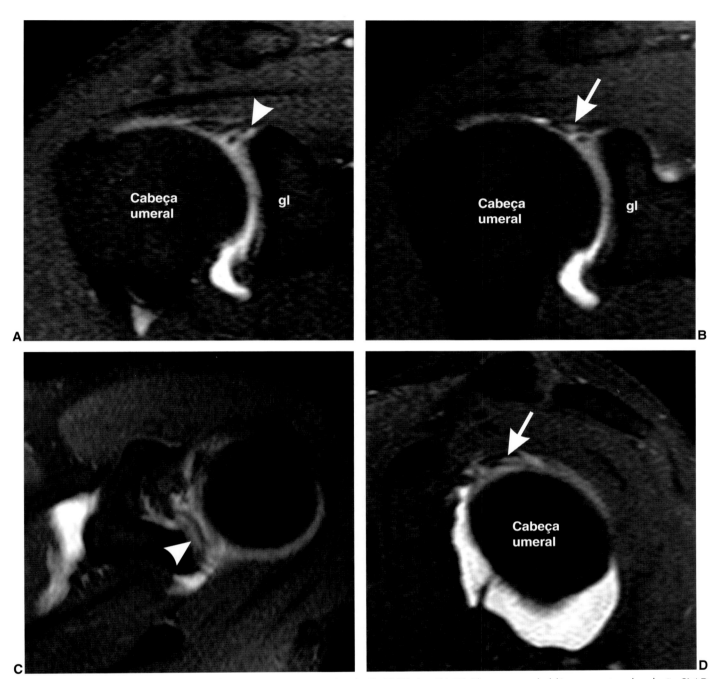

Fig. 12-59. Imagens de artroRM ponderadas em T1 SG, mostrando a **lesão SLAP tipo IV**. (**A**) Plano coronal oblíquo, mostrando a lesão SLAP (ponta de seta). (**B**) Plano coronal oblíquo mais anterior, mostrando a extensão da lesão para a âncora do TCLB (seta), caracterizada por imagem linear de hipersinal no interior do tendão. (**C**) Plano axial, mostrando a lesão SLAP (ponta de seta). (**D**) Plano sagital oblíquo, mostrando também a extensão da lesão para o TCLB (seta).

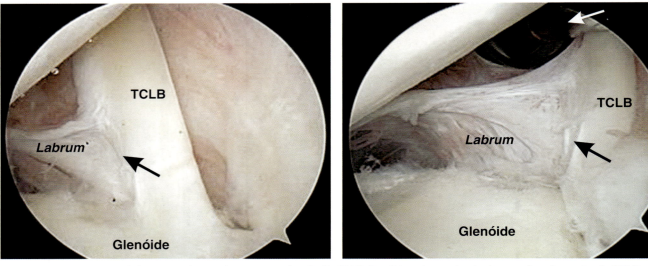

Fig. 12-60. Imagens artroscópicas, portal posterior, mostrando a **lesão SLAP tipo IV** e a importância da manobra de tração do TCLB no diagnóstico das lesões do complexo labral-bicipital. (**A**) Lesão do *labrum* superior, que se estende à âncora do TCLB (seta). (**B**) Ao realizar a manobra de tração do TCLB com o *probe* (seta branca), observa-se muito melhor a extensão da lesão do *labrum* superior, que se encontra destacado da glenóide, assim como a extensão à âncora do TCLB (seta preta).

LESÃO LABRAL TRIPLA

É um tipo incomum de lesão labral (representa cerca de 2,5% de todas as lesões labrais tratadas artroscopicamente), que inclui lesão do *labrum* anterior (lesão de Bankart), posterior (lesão de Bankart reversa) e lesão SLAP (Fig. 12-61), com a maioria dos pacientes apresentando dor e instabilidade anterior.

LESÃO LABRAL E RUPTURA DO MANGUITO ROTADOR

Existe associação entre lesão SLAP e lesão parcial do manguito rotador, principalmente na porção anterior do TSE, mais bem identificada no plano ABER (Figs. 12-62 e 12-63). Um mecanismo proposto para esta associação seria o impacto interno ou glenoumeral póstero-superior, um pinçamento do manguito rotador entre o *labrum* glenóide póstero-superior e a tuberosidade maior, fisiológico a 90° de abdução e 90° de rotação externa, mas que, quando exacerbado como nos atletas de arremesso, pode acarretar disfunção e lesões labrais e tendíneas. Recentemente, foi descrito também a **lesão SLAC** (acrônimo do inglês *Superior Labrum Anterior Cuff*), combinação da lesão SLAP que envolve a inserção do LGUS e a porção anterior do TCLB (o que leva à microinstabilidade ântero-superior), com ruptura parcial da superfície articular do TSE secundária ao contato do tendão com a glenóide e o *labrum* superior.

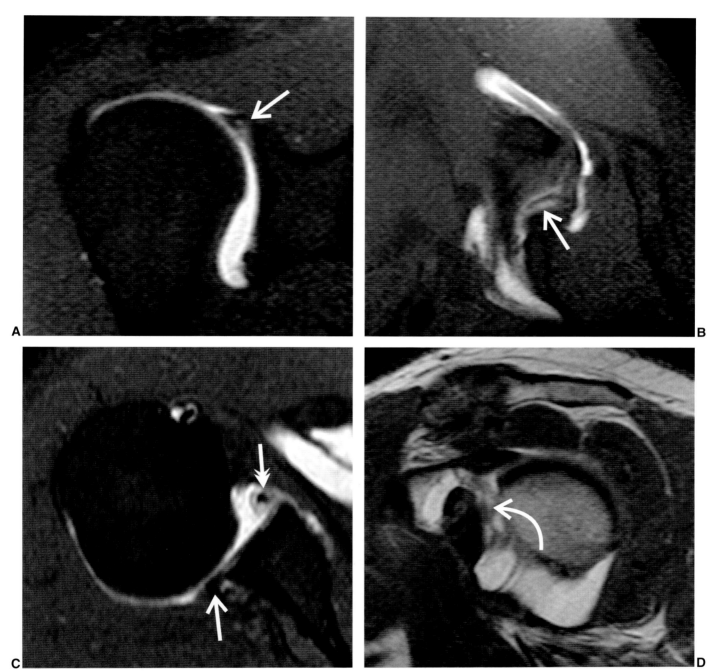

Fig. 12-61. Imagens de artroRM ponderadas em T1 SG e DP, mostrando **lesão labral tripla**. (**A**) Plano coronal oblíquo, mostrando a lesão do *labrum* superior (seta), de contorno irregular, com orientação lateral (lesão SLAP). (**B**) Plano ABER no mesmo paciente, mostrando também a lesão do *labrum* superior (seta). (**C**) Plano axial mais inferior, mostrando destacamento do *labrum* ântero-inferior (lesão de Bankart, seta dupla) e do *labrum* posterior (seta). Note a incongruência glenoumeral. (**D**) Plano sagital oblíquo mostrando que, neste caso, há, também, acentuada irregularidade e hipersinal do LGUM (seta curva), por lesão.

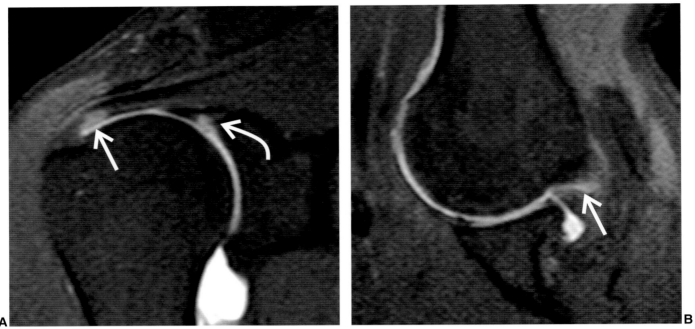

Fig. 12-62. Imagens de artroRM ponderadas em T1 SG, mostrando lesão secundária ao **impacto interno** em paciente de 36 anos. (**A**) Plano coronal oblíquo, mostrando lesão SLAP (seta curva) e lesão parcial na superfície articular do TSE (seta). (**B**) Plano ABER, mostrando melhor a extensão da lesão parcial articular do TSE (seta).

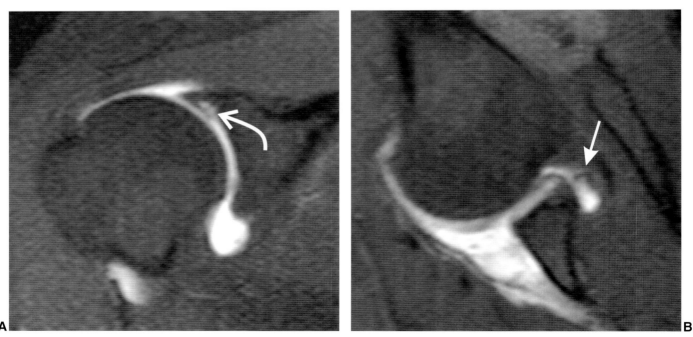

Fig. 12-63. Imagens de artroRM ponderadas em T1 SG, mostrando associação de **lesão SLAP e ruptura do manguito rotador**. (**A**) Plano coronal oblíquo, mostrando lesão SLAP (seta curva). (**B**) Plano ABER, mostrando lesão parcial articular do TSE sutil (seta), que não era identificada no plano coronal oblíquo.

CISTOS PARALABRAIS

Massas císticas do ombro (cisto sinovial, cisto *ganglion* ou pseudocisto e cistos paralabrais) são incomuns, porém clinicamente importantes por dois motivos: podem estar relacionadas com a neuropatia por encarceramento do nervo supra-escapular ou axilar, levando à atrofia dos músculos supra e/ou infra-espinhoso (Fig. 12-64), e também têm associação com ruptura labral. Os cistos paralabrais geralmente têm localização posterior e estão relacionados com a ruptura do *labrum* póstero-superior, incluindo lesão SLAP, podendo comunicar-se com a lesão labral, o que faz com que haja preenchimento dos mesmos pelo meio de contraste na artroRM (Fig. 12-65). Entretanto, pode não

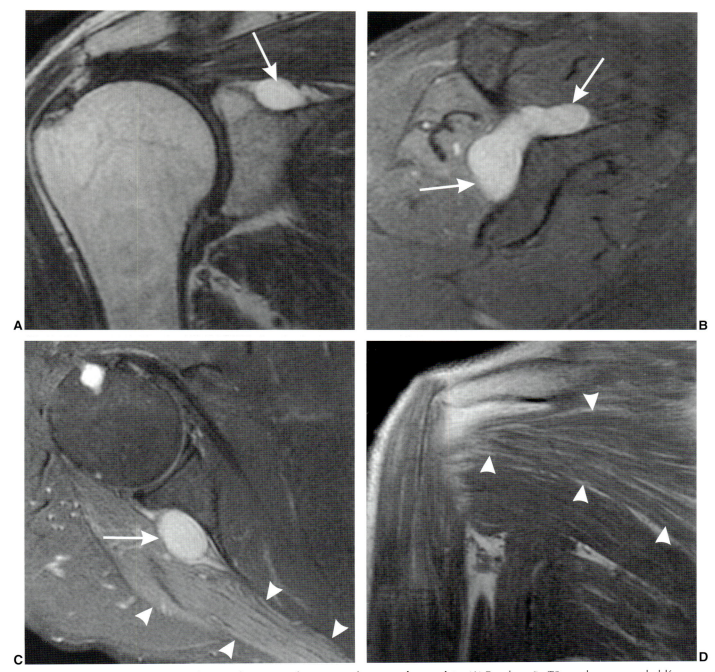

Fig. 12-64. Imagens de RM, mostrando caso de **neuropatia compressiva causada por cisto**. (**A**) Ponderação T2 no plano coronal oblíquo, mostrando cisto (seta) localizado no entalhe espinoglenóide, na topografia do nervo supra-escapular. (**B**) Ponderação DP SG no plano sagital oblíquo, mostrando melhor a extensão e a localização posterior do cisto (setas). (**C**) Ponderação DP SG no plano axial, mostrando a localização posterior do cisto (seta) e o hipersinal no ventre muscular do infra-espinhoso (pontas de setas), secundário à denervação. (**D**) Ponderação T1 no plano coronal oblíquo, mostrando melhor a atrofia gordurosa do músculo infra-espinhoso (pontas de setas). Caso gentilmente cedido pelo Dr. Jaime A. Oliveira Neto.

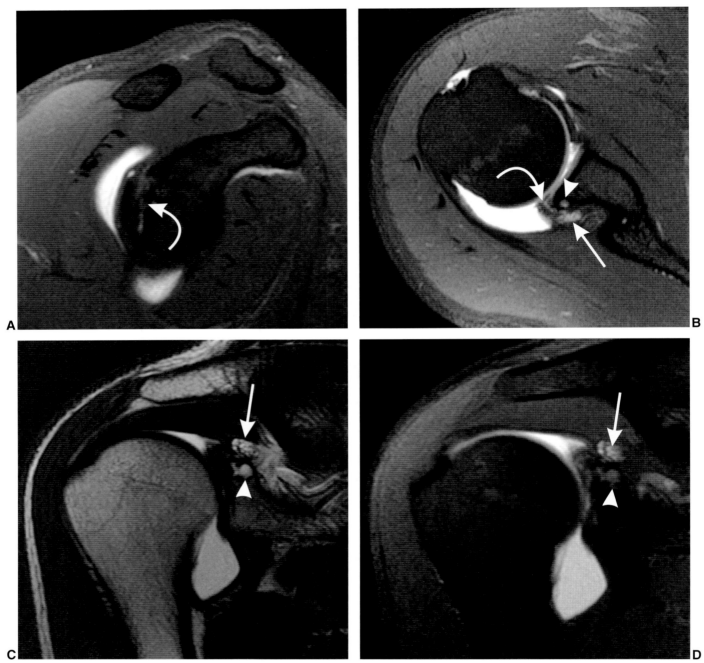

Fig. 12-65. Imagens de artroRM, mostrando **cisto paralabral**. (**A**) Ponderação T1 SG no plano sagital oblíquo, mostrando extensa lesão do *labrum* posterior (seta curva). (**B**) Ponderação T1 SG no plano axial, mostrando lesão do *labrum* posterior (seta curva), o cisto paralabral (seta) e o cisto subcondral na glenóide (ponta de seta). (**C**) Ponderação T2 no plano coronal oblíquo, mostrando também o cisto paralabral (seta) e também cisto subcondral na glenóide (ponta de seta), ambos com alto sinal. (**D**) Ponderação T1 SG no plano coronal oblíquo, mostrando que houve preenchimento do cisto paralabral pelo contraste (seta), o mesmo apresentando maior hipersinal com relação ao cisto subcondral na glenóide (ponta de seta). Caso gentilmente cedido pelo Dr. Jaime A. Oliveira Neto.

haver comunicação do cisto com a cavidade articular, o que faz com que seja extremamente importante a realização de seqüências ponderadas em T2 para a identificação das massas císticas do ombro, pois mesmo cistos volumosos podem passar despercebidos, caso sejam realizadas apenas ponderações T1 SG (Fig. 12-66).

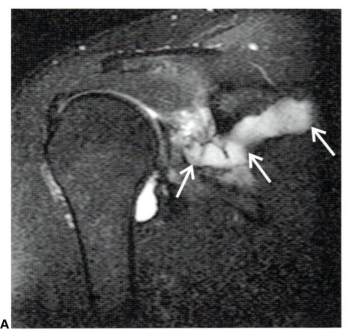
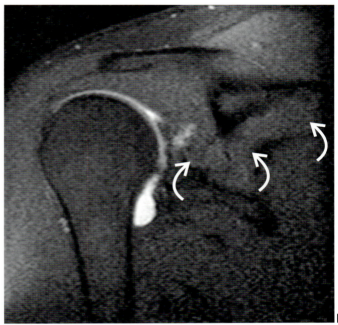

Fig. 12-66. Imagens de artroRM no plano coronal oblíquo, mostrando a importância da ponderação T2 na detecção das massas císticas. Volumoso cisto paralabral, que se insinua para a incisura espinoglenóide, o que pode causar neuropatia por compressão do nervo supra-escapular. (**A**) Ponderação T2 SG, mostrando o cisto de contorno lobulado (setas). (**B**) Ponderação T1 SG no mesmo plano da imagem (A), mostrando que o cisto tem o mesmo comportamento de sinal dos tecidos adjacentes, não sendo possível a sua individualização. Setas curvas – topografia do cisto paralabral identificado em (A).

CORPOS LIVRES INTRA-ARTICULARES

A presença de corpos livres intra-articulares pode ocorrer no contexto das lesões labrais, geralmente secundária à lesão osteocondral decorrente do impacto. Os corpos livres são bem identificados na artroRM como imagens de baixo sinal em todas as seqüências, circundadas pelo meio de contraste (Fig. 12-67). As lesões na cartilagem da glenóide e da cabeça umeral nem sempre são visualizadas na artroRM (Fig. 12-68), mas são facilmente apreciadas nas artroscopias, onde também podem ser identificados os corpos livres intra-articulares (Fig. 12-69).

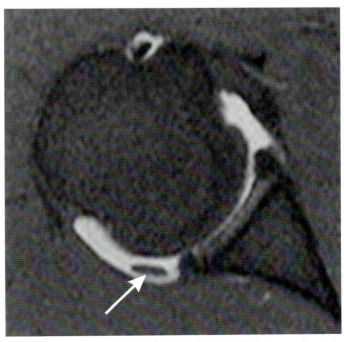

Fig. 12-67. Imagem de artroRM ponderada em T1 SG no plano axial, mostrando **corpo livre intra-articular** posterior (seta).

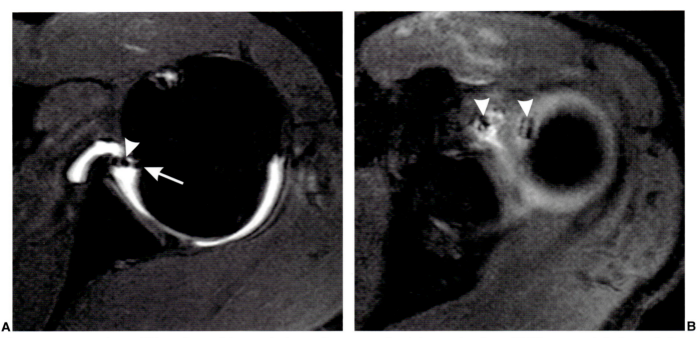

Fig. 12-68. Imagens de artroRM no plano axial, com técnica gradiente-eco volumétrica ponderada em T1 SG, mostrando **lesão condral** na cabeça umeral. (**A**) Lesão na cartilagem da cabeça umeral (seta) com pequenos corpos livres intra-articulares (ponta de seta). Note a integridade da cartilagem da glenóide. (**B**) Plano mais superior, mostrando corpos livres (pontas de seta), com o maior fragmento proveniente da lesão condral adjacente à cabeça umeral.

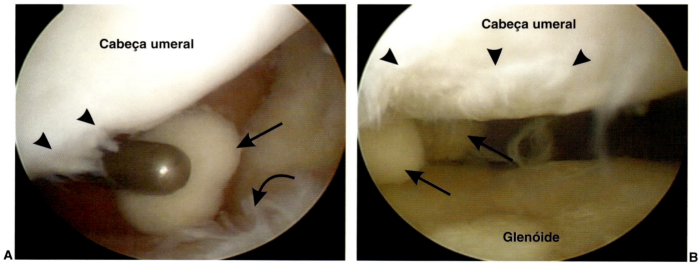

Fig. 12-69. Imagens artroscópicas, portal posterior, mostrando **corpos livres intra-articulares**. (**A**) Corpo livre (seta), associado a lesões condrais na cabeça umeral (pontas de seta) e na glenóide (seta curva). (**B**) Corpos livres na articulação glenoumeral (setas), também associados à lesão na cartilagem da cabeça umeral (pontas de seta).

LEITURAS SUGERIDAS

Andrade RP. Instabilidade multidirecional do ombro. *Rev Bras Ortop* 2000;35:333-339.

Beltran J, Kim DH. MR imaging of shoulder instability injuries in the athlete. *Magn Reson Imaging Clin N Am* 2003;11:221-238.

Bencardino JT, Beltran J, Rosenberg ZS et al. Superior labrum anterior-posterior lesions: diagnosis with MR arthrography of the shoulder. *Radiology* 2000;214:267-271.

Berquist TH, Peterson JJ. Shoulder and arm. In: Berquist TH. *MRI of the musculoskeletal system*. 5th ed. Philadelphia, PA: Lippincott Williams & Wilkins, 2006. p. 555-656.

Burkhart SS, De Beer JF. Traumatic glenohumeral bone defects and their relationship to failure of arthroscopic Bankart repairs: significance of the inverted pear glenoid and the humeral engaging Hill-Sachs lesion. *Arthroscopy* 2000;16(7):677-694.

Burkhart SS, Lo IKY, Brady PC. *Burkhart's view of the shoulder: a cowboy guide to advanced shoulder arthroscopy*. Philadelphia, PA: Lippincott Williams & Wilkins, 2006.

Burkhart SS, Morgan CD, Kibler WB. The disabled throwing shoulder: spectrum of pathology. Part I: Pathoanatomy and biomechanics. *Arthroscopy* 2003;19(4):404-420.

Burkhart SS, Morgan CD, Kibler WB. The disabled throwing shoulder: spectrum of pathology. Part II: Evaluation and treatment of SLAP lesions in throwers. *Arthroscopy* 2003;19(5):531-539.

Carrol KW, Helms CA, Speers KP. Focal articular cartilage lesions of the superior humeral head: MR imaging findings in seven patients. *AJR* 2000;176:393-397.

Chandnani VP, Yeager TD, DeBerardino T et al. Glenoid labral tears: prospective evaluation with MR imaging, MR arthrography, and CT arthrography. *AJR* 1993;161:1229-1235.

Cvitanic O, Tirman PFJ, Feller JF et al. Using abduction and external rotation of the shoulder to increase the sensitivity of labrum. *AJR* 1997;169:837-844.

Ejnisman B, Andreoli CV, Carrera EF et al. Lesões músculo-esqueléticas no ombro do atleta: mecanismo de lesão, diagnóstico e retorno à prática esportiva. *Rev Bras Ortop* 2001;36:389-394.

Griffith JF, Yung PSH, Antonio GE et al. CT compared with arthroscopy in quantifying glenoid bone loss. *AJR* 2007;189:1490-1493.

Jee WH, McCauley TR, Katz LD et al. Superior labral anterior posterior (SLAP) lesions of the glenoid labrum: reliability and accuracy of MR arthrography for diagnosis. *Radiology* 2001;218:127-132.

Lo IKY, Partren PM, Burkhart SS. The inverted pear glenoid: an indicator of significant glenoid bone loss. *Arthroscopy* 2004;20:169-174.

Melvin JS, MacKenzie JD, Nacke E et al. MRI of HAGL lesions: four arthroscopically confirmed cases of false-positive diagnosis. *AJR* 2008;191:730-734.

Mihata T, McGarry MH, Tibona JE et al. Type II SLAP lesions: a new scoring system – the sulcus escore. *JBJS* 2005;14:19S-23S.

Mohana-Borges AVR, Chung CB, Resnick D. Superior labral anteroposterior tear: classification and diagnosis on MRI and MR arthrography. *AJR* 2003;181:1449-1462.

Park YH, Lee JY, Moon SH et al. MR arthrography of the labral capsular ligamentous complex in the shoulder: imaging variations and pitfalls. *AJR* 2000;175:667-672.

Rao AG, Kim TK, Chronopoulos E et al. Anatomical variants in the anterosuperior aspect of the glenoid labrum. *JBJS* 2003;85A:653-659.

Sanders TG, Tirman PFJ, Linares R et al. The glenolabral articular disruption lesion: MR arthrography with arthroscopic correlation. *AJR* 1999;172:171-175.

Smith DK, Chopp TM, Aufdemorte TB et al. Sublabral recess of the superior glenoid labrum: study of cadavers with conventional nonenhanced MR imaging, MR arthrography, anatomic dissection, and limited histologic examination. *Radiology* 1996;201:251-256.

Stoller DW, Wolf EM, Li AE et al. The Shoulder. In: Stoller DW. *Magnetic resonance imaging in orthopaedics & sports medicine*. 3rd ed. Philadelphia, PA: Lippincott Williams & Wilkins, 2007. p. 1131-1461.

Tuite MJ, Rutkowski A, Enright T et al. Width of high signal and extension posterior to biceps tendon as signs of superior labrum anterior to posterior tears on MRI and MR arthrography. *AJR* 2005;185:1422-1428.

Veado MAC. Luxação inveterada do ombro. *Rev Bras Ortop* 2004;39:1-13.

Wagner SC, Schweitzer ME, Morrison WB et al. Shoulder instability: accuracy of MR imaging performed after surgery in depicting recurrent injury – initial findings. *Radiology* 2002;222:196-203.

Capsulite Adesiva

CONTEÚDO
ESTÁGIOS EVOLUTIVOS DA CAPSULITE ADESIVA
AVALIAÇÃO POR IMAGEM DA CAPSULITE ADESIVA
Achados na RM e artroRM relacionados com a capsulite adesiva
RM × artroRM na capsulite adesiva
LEITURAS SUGERIDAS

A capsulite adesiva é uma síndrome clínica (também conhecida como "ombro congelado") caracterizada por dor e importante restrição dos movimentos ativos e passivos, principalmente à elevação e rotação externa do braço, secundária à inflamação e espessamento sinoviais com contração da cápsula articular. Afeta pacientes com idade superior a 40 anos, estimando-se a sua prevalência em 2 a 3% da população geral e em 5 a 6% dos pacientes avaliados por cirurgiões especializados em ombro. É mais comum em mulheres (70% casos) e costuma ser unilateral, porém cerca de 20 a 30% dos pacientes irão desenvolver capsulite adesiva no ombro contralateral.

A causa da capsulite ainda não está completamente estabelecida, com estudos propondo uma etiologia auto-imune em virtude dos altos níveis de proteína C reativa e da presença do HLA-B27. Além disso, a maior incidência de capsulite adesiva é conhecida em pacientes com doenças de etiologia auto-imune, como no hipotireoidismo e no diabetes melito (prevalência de 10 a 20%), principalmente no tipo I. Há também relação entre capsulite e trauma (capsulite pós-traumática), que ocorre em 10% dos casos. Durante a cirurgia são encontradas alterações inflamatórias e fibróticas, dependendo da fase da doença.

A capsulite é classificada como **idiopática**, quando não há causa ou fator predisponente conhecido, ou **secundária**, quando há antecedentes de trauma, doenças sistêmicas ou condições inflamatórias intrínsecas (Quadro 13-1).

Quadro 13-1 Classificação da capsulite adesiva em relação ao fator causal

Causas de capsulite adesiva			
Idiopática	**Secundária**		
	Sistêmica	Extrínseca	Intrínseca
Não há causa ou fator predisponente conhecido	Diabetes	Trauma	Tendinopatia
	Hipotireoidismo	Fratura	Artrites
	Auto-imune	Cirurgias	

ESTÁGIOS EVOLUTIVOS DA CAPSULITE ADESIVA

Foram descritos quatro estágios evolutivos da capsulite adesiva, com base em dados clínicos, artroscópicos e histopatológicos (Quadro 13-2).

Quadro 13-2 Estágios evolutivos da capsulite adesiva

Estágio 1	*Estágio inicial*
História e exame físico	- Sintomas presentes há menos de 3 meses - Dor em repouso e noturna; dor aguda ao movimento - Perda progressiva dos movimentos ativos e passivos, principalmente extensão, abdução, rotações interna e externa - No exame sob anestesia ou após administração intra-articular de anestésico há melhora significativa do arco do movimento
Artroscopia	- Sinovite glenoumeral hipervascular, mais pronunciada na cápsula ântero-superior
Histopatológico	- Sinóvia hipervascular e hipertrófica
Estágio 2	*"Estado de congelamento"*
História e exame físico	- Sintomas presentes de 3 a 9 meses - Dor crônica em repouso e noturna, com distúrbios significativos do sono - Dor e perda significativa dos movimentos ativos e passivos - No exame sob anestesia há alívio da dor e melhora parcial do arco do movimento
Artroscopia	- Sinovite difusa e pedunculada, com espessamento capsular e resistência ao artroscópio
Histopatológico	- Sinóvia hipervascular e hipertrófica, com formação de tecido cicatricial perivascular e subsinovial; fibroplasia capsular; não há infiltrado inflamatório
Estágio 3	*"Estado congelado"*
História e exame físico	- Sintomas presentes de 9 a 15 meses - Dor mínima em repouso ou noturna, exceto no final do movimento; rigidez significativa - Marcada perda do arco do movimento (ativo e passivo) - No exame sob anestesia não há melhora do arco do movimento
Artroscopia	- Sinóvia fibrótica e não mais hipervascular
Histopatológico	- Tecido colagenoso denso e hipervascular com fina camada de tecido sinovial sem hipervascularidade ou hipertrofia significativas
Estágio 4	*"Estado do descongelamento"*
História e exame físico	- Sintomas presentes de 9 a 15 meses - Dor mínima - Melhora progressiva do arco do movimento
Artroscopia e histopatológico	- Em virtude de os pacientes no estágio 4 raramente serem submetidos à cirurgia, não existem dados artroscópicos ou histopatológicos disponíveis, segundo conhecimento dos autores

AVALIAÇÃO POR IMAGEM DA CAPSULITE ADESIVA

O diagnóstico da capsulite adesiva é baseado nos dados clínicos e de exame físico, sendo obtidas de rotina apenas as radiografias simples do ombro para a avaliação da relação glenoumeral e para a pesquisa de potenciais causas secundárias e/ou de alguns diagnósticos diferenciais, como fraturas, artropatias e tendinopatia calcária. No caso do ombro operado, as radiografias também podem ser úteis na avaliação do posicionamento das âncoras de fixação.

A RM ou artroRM do ombro não são, obrigatoriamente, necessárias, sendo reservadas para casos selecionados, como, por exemplo:

- Casos duvidosos, em função de queixas inespecíficas e/ou exame físico difícil.
- História de trauma e/ou pacientes osteopênicos, com possibilidade de fratura oculta.
- Suspeita de lesão do manguito rotador.
- Pacientes com idade inferior a 40 anos e/ou atletas, pela menor prevalência de capsulite adesiva nesta faixa etária

Quadro 13-3 — Alterações relacionadas com a capsulite adesiva

Achados de RM e ARTRORM relacionados com a capsulite adesiva	Observações
Pouca distensão da cápsula articular	Exclusivo artroRM
Resistência à administração do contraste, com introdução de pequeno volume	Exclusivo artroRM
Distribuição preferencial do meio de contraste intra-articular para a bainha do TCLB e/ou recesso subescapular	Exclusivo artroRM
Espessamento do recesso axilar maior que 3 a 4 mm no plano coronal	RM e artroRM
Edema no recesso axilar (ponderações sensíveis a líquido, como T2 e DP SG)	RM e artroRM
Edema no intervalo rotador (ponderações sensíveis a líquido, como T2 e DP SG)	RM e artroRM
Espessamento capsular no intervalo rotador (plano sagital *sem SG*)	RM e artroRM
Espessamento do LCU (plano sagital *sem SG*)	RM e artroRM
Obliteração do triângulo de gordura subcoracóide (plano sagital *sem SG*)	RM e artroRM
Impregnação da sinóvia espessada pelo meio de contraste venoso	Exclusivo RM

e em virtude da maior incidência de lesão sutil do manguito rotador e/ou lesão labral.
- Situações que envolvem questões médico-legais ou trabalhistas, onde há necessidade de comprovação diagnóstica e/ou exclusão de determinadas condições.
- Pacientes que não respondem ao tratamento conservador e/ou muito ansiosos, para confirmação da suspeita clínica e exclusão de outros diagnósticos diferenciais.
- Quando se cogita a realização de tratamento cirúrgico.

Achados na RM e artroRM relacionados com a capsulite adesiva

Foram descritos vários achados de imagem por RM e artroRM relacionados com a capsulite adesiva, porém não há concordância quanto à sua importância na literatura. As alterações identificadas na RM e artroRM que mais freqüentemente têm sido relacionadas com a capsulite adesiva estão descritas no Quadro 13-3.

▪ Pouca distensão da cápsula articular e resistência à administração do contraste intra-articular

A pouca distensão da cápsula articular e a resistência à introdução do meio de contraste intra-articular são achados freqüentemente descritos nos exames artrográficos, o que leva alguns autores a defenderem a realização da artroRM para caracterização desta pequena distensão capsular (Fig. 13-1). Mengiardi *et al.*, em estudo onde foram analisadas as artroRM pré-operatórias de 22 pacientes com capsulite adesiva comprovada por artroscopia, encontraram redução significativa do volume do recesso axilar nos pacientes com capsulite adesiva (0,53 mL) quando comparados ao grupo controle (0,88 mL).

Apesar de a pouca distensão do recesso axilar ser um achado freqüente na capsulite adesiva, nem sempre há resistência à administração do contraste, pois as alterações fibróticas podem não ser ainda pronunciadas, e o líquido introduzido pode ser direcionado para os locais de menor

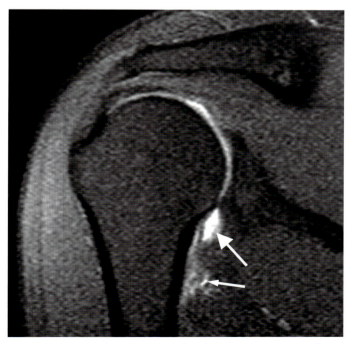

Fig. 13-1. Imagem de artroRM ponderada em T1 SG, mostrando a **pouca distensão articular** pelo meio de contraste em paciente com capsulite adesiva, principalmente no recesso axilar (seta). Note que houve discreto extravasamento do contraste inferiormente (seta pequena).

resistência que normalmente se comunicam com a cavidade articular, como a bainha do TCLB e o recesso subescapular. Caso ocorra ruptura da cápsula em virtude do aumento da pressão exercida pelo líquido e/ou fraqueza capsular, o extravasamento do contraste também faz com que a resistência diminua, e o contraste seja administrado facilmente (Fig. 13-2). Nestes casos, é possível a administração do volume habitual da solução de contraste (15 a 20 mL), sem resistência significativa.

Deve ser levado em consideração que, exatamente pelas características descritas anteriormente, a punção na capsulite adesiva é mais difícil e com maior risco de extravasamento do contraste e/ou punção extra-articular. Estas intercorrências, associadas à pouca distensão articular habitual nestes casos, reduzem significativamente a qualidade do exame e também podem prejudicar a interpretação de outras eventuais lesões concomitantes. A punção difícil também se torna mais dolorosa para o paciente, sendo geralmente necessária a administração de maior volume de anestésico, o que gera infiltração líquida secundária mais ampla, podendo mascarar sinais importantes de capsulite adesiva, como as alterações inflamatórias no intervalo rotador e no recesso axilar, identificadas nas ponderações sensíveis a líquido (T2 e DP com SG e STIR).

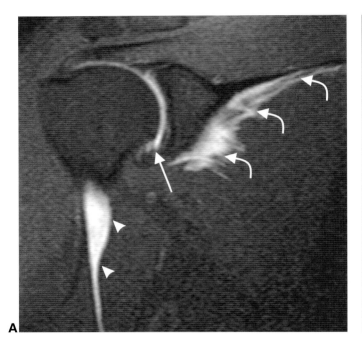

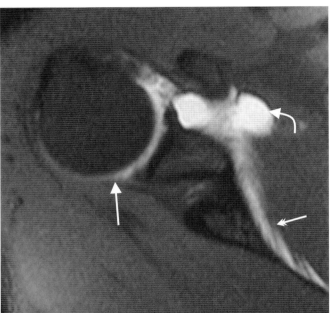

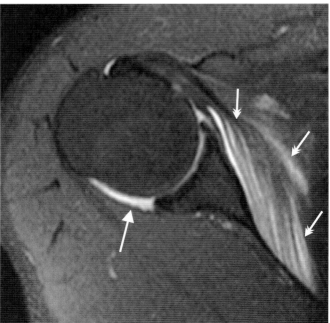

Fig. 13-2. Imagens de artroRM ponderadas em T1 SG mostrando a **distribuição do meio de contraste em pacientes com capsulite adesiva**. (**A**) Plano coronal oblíquo, mostrando a pouca distensão articular (seta), e a distribuição preferencial do contraste para a bainha do TCLB (pontas de seta) e anteriormente ao TSUB (setas curvas). (**B**) Plano axial em outro paciente, mostrando a pouca distensão articular (seta) e a distribuição do contraste para o recesso subescapular (seta curva). Note que houve extravasamento do contraste para o ventre do subescapular (seta dupla). (**C**) Plano axial em outro paciente, mostrando também a pouca distensão articular (seta) e um maior extravasamento do contraste de permeio às fibras do subescapular (setas duplas).

■ Espessamento do recesso axilar

O espessamento do recesso axilar é considerado por diversos autores como sinal característico de capsulite adesiva quando superior a 3-4 mm, tanto na artroRM quanto na RM (Figs. 13-3 e 13-4). Todavia, alguns trabalhos questionam esta afirmação, considerando que este "espessamento" não representaria verdadeiramente hipertrofia ou tecido cicatricial, mas seria apenas o aspecto normal da cápsula articular pouco distendida. Por este motivo, alguns autores recomendam a avaliação da espessura do recesso axilar apenas com administração de contraste intra-articular, para a adequada distensão da cápsula. Entretanto, como visto nas figuras anteriores, nos pacientes com capsulite adesiva, a cápsula articular costuma ser pouco distensível, o que faz com que as imagens de artroRM obtidas após a administração intra-articular de contraste e as de RM sem contraste sejam bem semelhantes em muitos casos. De fato, no estudo de Mengiardi et al.[10] não houve diferença estatisticamente significativa em relação à

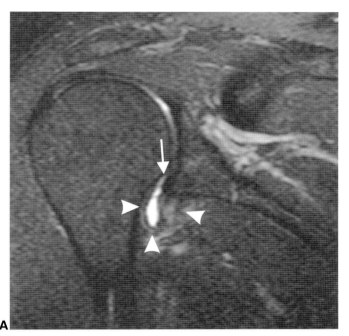 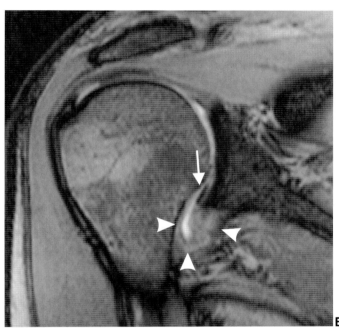

Fig. 13-3. Imagens de artroRM no plano coronal oblíquo, mostrando a **pouca distensão da cápsula articular** (seta) e o **espessamento do recesso axilar** (pontas de seta) em paciente com capsulite adesiva. (**A**) Ponderação T1 SG com técnica turbo *spin-eco*. (**B**) Ponderação T1 com técnica gradiente-eco, mostrando melhor a cápsula espessada.

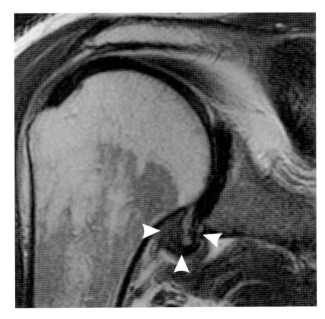

Fig. 13-4. Imagem de RM no plano coronal oblíquo na ponderação DP, mostrando o **aparente espessamento do recesso axilar** (pontas de seta) em paciente com capsulite adesiva.

espessura da cápsula no recesso axilar nos pacientes com capsulite (média de 3,9 mm) em comparação ao grupo controle (média de 3,6 mm). Com base nestas observações, podemos considerar que o espessamento capsular no recesso axilar pode ocorrer na capsulite adesiva, uma vez que a sinovite e a presença de tecido cicatricial subsinovial fazem parte de sua fisiopatologia; porém, este espessamento tem de ser avaliado cuidadosamente e não deve ser valorizado como achado isolado, principalmente nos exames sem contraste intra-articular, uma vez que pode representar apenas a cápsula normal não-distendida.

■ Edema na topografia do recesso axilar e no intervalo rotador

Apesar de o espessamento do recesso axilar ser controverso, um dos sinais característicos da capsulite adesiva é o edema na sua topografia e também no intervalo rotador (Fig. 13-5), provavelmente secundário ao processo inflamatório local. Estas alterações são identificadas apenas nas ponderações sensíveis a líquido (T2 e DP com SG ou STIR), e irão passar despercebidas nas artroRM se forem apenas utilizadas as seqüências ponderadas em T1 de rotina ou seqüências sem supressão de gordura.

■ Espessamento do ligamento coracoumeral e da cápsula do intervalo rotador

O espessamento do ligamento coracoumeral (LCU) é um dos achados mais específicos da capsulite adesiva, e é mais bem avaliado nas seqüências sem supressão de gordura no plano sagital oblíquo, tanto na RM quanto na artroRM (Fig. 13-6). O espessamento do LCU igual ou superior a 4 mm tem especificidade de 95% e sensibilidade de 59%, enquanto que o espessamento da cápsula do intervalo rotador igual ou superior a 7 mm tem especificidade de 86% e sensibilidade de 64% para capsulite adesiva.

■ Obliteração da gordura subcoracóide

Abaixo do LCU e póstero-inferiormente ao processo coracóide existe uma região triangular preenchida por gordura. A obliteração desta gordura subcoracóide é um achado bastante específico para a capsulite adesiva, podendo variar desde infiltração parcial até obliteração completa da gordura por tecido de baixo sinal nas ponderações sem supressão de gordura (Figs. 13-7 e 13-8). Quando a obliteração da gordura subcoracóide é completa, este é o achado mais específico para capsulite adesiva (especificidade de 100%), porém pouco sensível (sensibilidade de 32%).

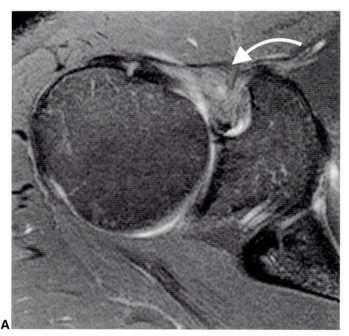 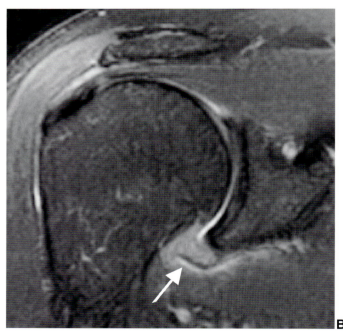

Fig. 13-5. Imagens de RM em paciente com **capsulite adesiva**. (**A**) Plano axial, ponderação DP SG, mostrando o edema no intervalo rotador (seta curva). (**B**) Plano coronal oblíquo, ponderação T2 SG, mostrando a cápsula do recesso axilar espessada e com sinal elevado (seta), por edema em sua topografia e também nas partes moles adjacentes. (Caso gentilmente cedido pelo Dr. Jaime A. Oliveira Neto.)

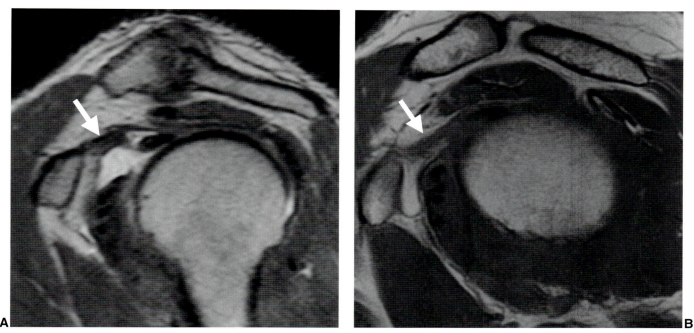

Fig. 13-6. Imagens ponderadas em DP sem supressão de gordura no plano sagital oblíquo, mostrando o **espessamento do LCU** (seta) em pacientes com capsulite adesiva. (**A**) Imagem de artroRM. (**B**) Imagem de RM. Note que tanto as imagens de artroRM quanto as de RM demonstram adequadamente o espessamento do LCU.

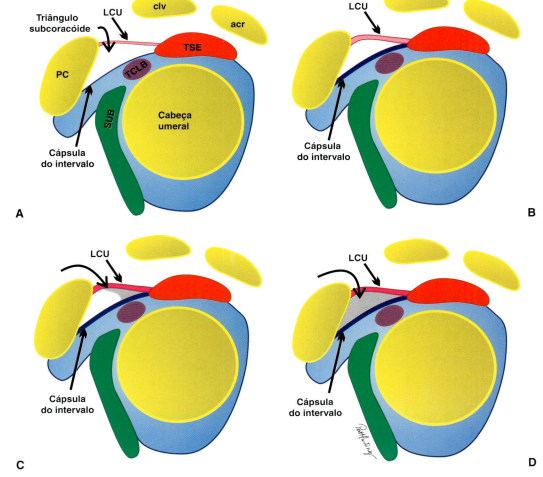

Fig. 13-7. Representação esquemática dos **achados mais específicos da capsulite adesiva no plano sagital**. (**A**) Ombro normal para comparação. (**B**) Espessamento do LCU e da cápsula do intervalo rotador. (**C**) Obliteração parcial do triângulo de gordura subcoracóide (seta curva). (**D**) Obliteração completa do triângulo de gordura subcoracóide (seta curva). (Baseado em Mengiardi B, Pfirrmnn CWA, Gerber C, Hodler J, Zanetti M. Frozen shoulder: MR arthrographic findings. Radiology 2004; 233: 486-492.)

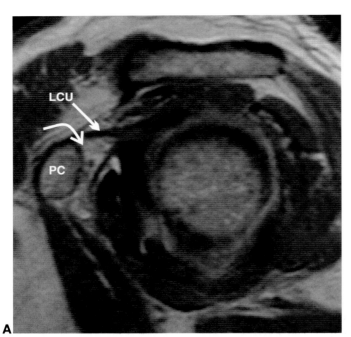 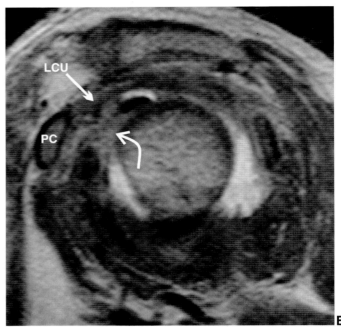

Fig. 13-8. Imagens de artroRM ponderadas em DP no plano sagital oblíquo, mostrando **espessamento do LCU e a obliteração completa do triângulo de gordura subcoracóide**. (**A**) Paciente sem história de capsulite adesiva, mostrando o sinal normal da gordura subcoracóide (seta curva) para comparação (alto sinal nas seqüências sem SG). (**B**) Paciente com capsulite adesiva, mostrando o espessamento do LCU e a obliteração completa do triângulo de gordura subcoracóide (seta curva), caracterizado pela presença de tecido com baixo sinal em sua topografia.

■ Impregnação da sinóvia espessada pelo meio de contraste venoso

O uso de RM com contraste venoso também é útil na detecção das alterações inflamatórias da capsulite adesiva, caracterizadas pela intensa impregnação da cápsula articular espessada pelo contraste, assim como pela sinóvia, principalmente no intervalo rotador (Fig. 13-9).

RM × artroRM na capsulite adesiva

Nos casos selecionados, onde é necessário prosseguir a investigação diagnóstica com RM ou artroRM, é freqüente o questionamento sobre qual destes é o exame ideal. Em primeiro lugar, a despeito do exame escolhido, é de extrema importância a escolha das ponderações adequadas. A capsulite adesiva costuma ser subdiagnosticada, tanto nos estudos de RM quanto nos de artroRM, em virtude do baixo índice de suspeição, o que faz com que os seus sinais característicos não sejam ativamente pesquisados ou valorizados, e no emprego de seqüências pouco sensíveis para os seus sinais, como a não utilização de seqüências sem supressão de gordura no plano sagital oblíquo na RM e na artroRM ou de seqüências sensíveis a líquido como STIR ou T2 e DP SG na artroRM. A Figura 13-10 ilustra caso de paciente submetido previamente a reparo do manguito rotador, que apresentava dor e acentuada restrição dos movimentos, com suspeita clínica de re-ruptura do manguito, demonstrando a importância da escolha adequada das ponderações no diagnóstico de capsulite adesiva. As imagens clássicas de artroRM na ponderação T1 SG demonstravam apenas pouca distensão do recesso axilar, o que poderia ser atribuído à passagem do líquido articular para a bursa subacromial-subdeltóidea por meio da re-ruptura do manguito rotador ou à punção difícil em virtude das alterações cicatriciais decorrentes da manipulação cirúrgica prévia e do quadro álgico apresentado pelo paciente. Entretanto, nas ponderações adicionais sensíveis a líquido e também na ponderação sem supressão de gordura, foi identificada uma série de alterações que não eram visíveis nas seqüências T1 SG, como bursite subacromial-subdeltóidea, tendinose importante nas fibras remanescentes do tendão supra-espinhoso e sinais de denervação do seu ventre muscular, caracterizada por edema/hiperemia, além de vários achados característicos de capsulite adesiva.

Deve ser ressaltado que a prioridade nos exames de artroRM é a realização de seqüências ponderadas em T1 SG, visto que é a ponderação com maior sensibilidade para detectar as alterações intra-articulares. O acréscimo de outras ponderações, além de variar entre as instituições, pode ser inviável por questões operacionais ou por prolongar demasiadamente o tempo do exame, o que nem sempre é

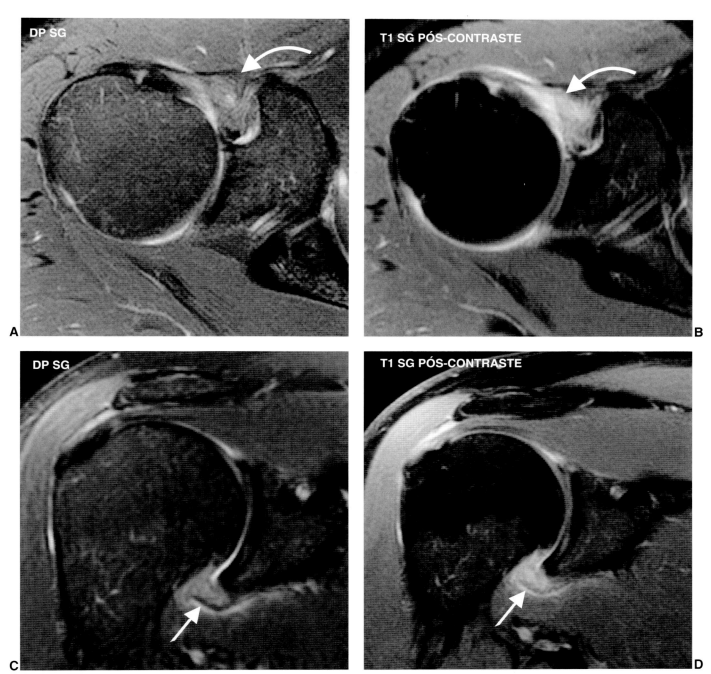

Fig. 13-9. Imagens de RM em paciente com **capsulite adesiva** (mesmo caso da Fig. 13-5). (**A**) Plano axial, ponderação DP SG, mostrando o edema no intervalo rotador (seta curva). (**B**) Mesmo plano da imagem (A), ponderação T1 SG após administração de contraste venoso, mostrando a intensa impregnação pelo contraste na topografia do intervalo rotador (seta curva), em correspondência com a área de edema. (**C**) Plano coronal oblíquo, ponderação T2 SG, mostrando a cápsula do recesso axilar espessada e com sinal elevado (seta). (**D**) Mesmo plano da imagem (C), ponderação T1 SG após administração de contraste venoso, mostrando a intensa impregnação pelo contraste na topografia do recesso axilar (seta). (Caso gentilmente cedido pelo Dr. Jaime A. Oliveira Neto.)

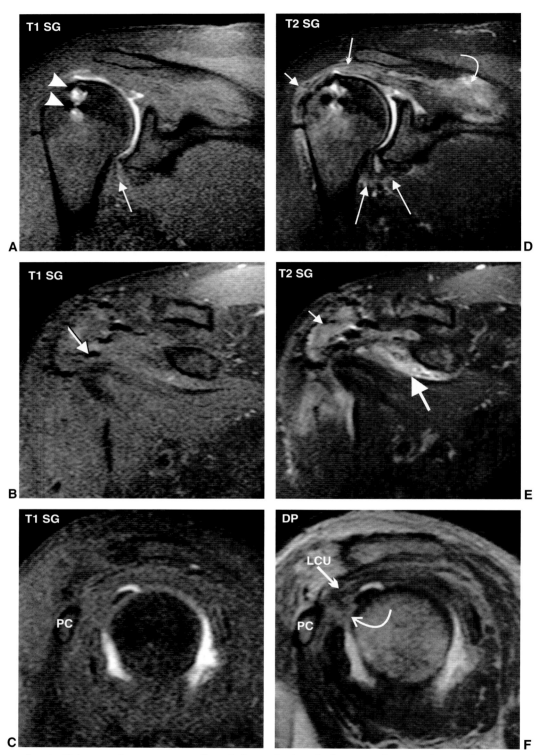

Fig. 13-10. Imagens de artroRM em paciente com **capsulite adesiva após cirurgia de reparo do manguito rotador**. As imagens A-C foram adquiridas na ponderação T1 SG, e as imagens D-F são as imagens correspondentes nas ponderações T2 SG e DP sem SG, respectivamente. (**A**) Plano coronal oblíquo, mostrando as âncoras de fixação na cabeça umeral (pontas de seta) e a pouca distensão do recesso axilar (seta). (**B**) Plano coronal oblíquo no nível do intervalo rotador, sem alterações expressivas. (**C**) Plano sagital oblíquo. (**D**) Imagem na ponderação T2 SG no mesmo plano de (A), mostrando importante bursite subacromial-subdeltóidea (seta pequena), tendinose do TSE (seta dupla), edema/hiperemia no ventre muscular do supra-espinhoso secundário à denervação (seta dupla curva) e edema no recesso axilar (setas longas). (**E**) Imagem na ponderação T2 SG no mesmo plano de (B), mostrando o acentuado edema/sinovite no intervalo rotador (seta grande), além da bursite subacromial-subdeltóidea (seta pequena). (**F**) Plano sagital oblíquo na ponderação DP sem SG no mesmo plano de (C), mostrando o espessamento do LCU (seta) e a obliteração completa da gordura subcoracóide (seta curva), caracterizando capsulite adesiva. Note que estas alterações não eram identificadas nas imagens ponderadas em T1 SG.

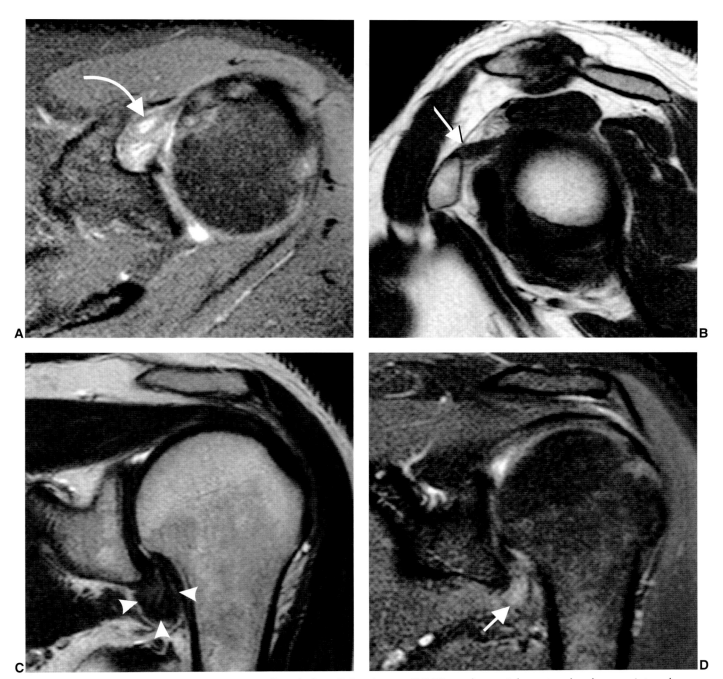

Fig. 13-11. Imagens de RM em paciente com **capsulite adesiva**. (**A**) Ponderação DP SG no plano axial, mostrando edema no intervalo rotador (seta curva). (**B**) Ponderação T1 no plano sagital oblíquo, mostrando o LCU espessado (seta). (**C**) Ponderação T2 no plano coronal oblíquo, mostrando o aparente espessamento do recesso axilar (pontas de seta). (**D**) Imagem na ponderação T2 SG no mesmo plano de (C), mostrando também sinais de edema no recesso axilar (seta).

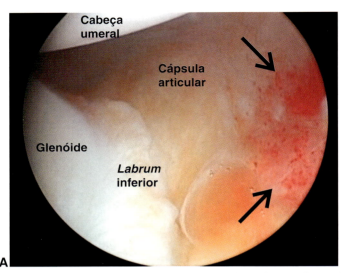
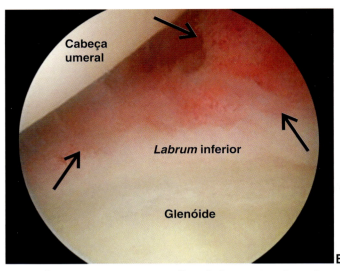

Fig. 13-12. Imagens artroscópicas da porção inferior da articulação glenoumeral, em pacientes com **capsulite adesiva**. (**A**) Portal anterior, onde se observa hiperemia da sinóvia do recesso axilar (setas), secundária ao processo inflamatório local. Compare com a coloração dos demais segmentos da cápsula articular. (**B**) portal posterior, onde também se identifica hiperemia da sinóvia em toda a porção inferior da cápsula articular (setas).

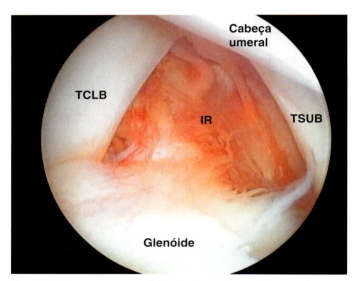

Fig. 13-13. Imagem artroscópica do intervalo rotador, portal posterior, em paciente com **capsulite adesiva**. Note a hiperemia da sinóvia da região do intervalo rotador (IR).

tolerado pelos pacientes. Em contrapartida, como visto no Quadro 13-3, a maioria das alterações descritas como características da capsulite adesiva pode ser detectada na RM de rotina com a utilização das ponderações adequadas. A Figura 13-11 ilustra caso de paciente de 50 anos apresentando dor e limitação dos movimentos, com suspeita clínica de capsulite adesiva e/ou lesão do manguito rotador. As imagens de RM evidenciaram edema no intervalo rotador e no recesso axilar, com aparente espessamento da cápsula articular nesta topografia, além de espessamento do LCU (5 mm), confirmando a suspeita clínica de capsulite adesiva e excluindo lesão tendínea.

Na escolha dos métodos de imagem na investigação da capsulite adesiva, deve ser considerado que a artroRM é um procedimento invasivo, com maior custo e desconforto para o paciente, em especial nos pacientes com capsulite adesiva, onde a punção costuma ser mais difícil e dolorosa, acarretando também potencial redução na qualidade do exame. Além disso, como visto anteriormente, os principais achados da capsulite adesiva podem ser identificados na RM. Por estes motivos, é razoável utilizar a RM convencional como primeira escolha na investigação da capsulite adesiva, reservando a artroRM para casos selecionados.

O tratamento da capsulite adesiva é essencialmente clínico, em virtude da resolução espontânea da maioria dos casos em 1 a 2 anos. Por este motivo, raramente os pacientes são submetidos à cirurgia e, nestes casos, os achados da capsulite adesiva dependem da fase da doença, como visto no Quadro 13-2. Os achados que melhor se correlacionam com as imagens de RM ou artroRM são as alterações inflamatórias no recesso axilar e no intervalo rotador, identificadas como hiperemia da sinóvia secundária à sinovite (Figs. 13-12 e 13-13).

LEITURAS SUGERIDAS

Bigoni BJ, Chung CB. MR imaging of the rotator cuff interval. *Magn Reson Clin N Am* 2004;12:61-73.

Bunker TD, Anthony PP. The pathology of frozen shoulder: a Dupuytren-like disease. *J Bone Joint Surg Am* 1995;77:677-683.

Carrillon Y, Noel E, Fantino O et al. Magnetic resonance imaging findings in idiopahic adhesive capsulitis of the shoulder. *Rev Rhum Engl Ed* 1999;66:201-206.

Connell D, Padmanabhan R, Buchbinder R. Adhesive capsulitis: role of MR imaging in differential diagnosis. *Eur Radiol* 2002; 12:2100-2106.

Emig EW, Schweitzer ME, Karasick D *et al*. Adhesive capsulitis of the shoulder: MR diagnosis. *AJR* 1995;164:1457-1459.

Hannafin JA, Chiaia TA. Adhesive capsulitis: a treatment approach. *Clin Orthop* 2000;372:95-109.

Holloway GB, Schenk T, Williams GR *et al*. Arthroscopic capsular release for the treatment of refractory postoperative or post-fracture shoulder stiffness. *J Bone Joint Surg Am* 2001;83-A:1682-1687.

Jost B, Koch PP, Gerber C. Anatomy and functional aspects of the interval rotator. *J Shoulder Elbow Surg* 2000;9:336-341.

Manton GL, Schweitzer ME, Weishaupt D *et al*. Utility of MR arthrography in the diagnosis of adhesive capsulitis. *Skeletal Radiol* 2001;30:326-330.

Mengiardi B, Pfirrmnn CWA, Gerber C *et al*. Frozen shoulder: MR arthrographic findings. *Radiology* 2004;233:486-492.

Omari A, Bunker TD. Open Surgical release for frozen shoulder: surgical findings and results of the release. *J Shoulder Elbow Surg* 2001;10:353-357.

Shaffer B, Tibone JE, Kerlan RK. Frozen shoulder: a long-term follow-up. *J Bone Joint Surg Am* 1992;74:738-746.

Sheridan MA, Hannafin JA. Upper extremity: emphasis on frozen shoulder. *Orthop Clin N Am* 2006;37:531-539.

Stoller DW. Shoulder. In: *Magnetic resonance imaging in orthopaedics & sports medicine*. 3rd ed. Philadelphia, PA: Lippincott Williams & Wilkins, 2007. cap. 1, p. 1-153.

Tamai K, Yamato M. Abnormal synovium in the frozen shoulder: a preliminary report with dynamic magnetic resonance imaging. *J Shoulder Elbow Surg* 1997;6:534-543.

Warner JJ, Allen A, Marks PH *et al*. Arthroscopic release for chronic, refractory adhesive capsulitis of the shoulder. *J Bone Joint Surg Am* 1996;78:1808-1816.

Índice Remissivo

Os números em *itálico* referem-se às Figuras ou Tabelas.
Os números em **negrito** referem-se aos Quadros.

■ A

aac (Articulação Acromioclavicular)
  imagens de artroRM da, *44*
ABER *(Abduction External Rotation)*
  marcação do plano, 10
Acrômio, *18*, *25*, *29*
  espessura do, 32
  imagem artroscópica do acrômio tipo III, *38*
  inclinação do, *35*
    lateral, *35*
    anterior, *36*
    posterior, *36*
  superfície inferior do, *37*
    imagem artroscópica da, *37*
  tipos de, **32**, *33*, *34*, *38*
    representação dos, *32-34*
    imagens do, *33*
Administração
  do meio de contraste intra-articular, 4
AIGHL *(Anterior Inferior Glenohumeral Ligament)*
  lesão, 212
ALPSA *(Anterior Labroligamentous Periosteal Sleeve Avulsion)*
  lesão, 212, *213*, *214*
    crônica, *213*
Anatomia
  capsular, 65-81
    cápsula articular, 65
      abertura normal da, 101
  das bursas do ombro, 97-104
  dos recessos articulares do ombro, 97-104
  labral, 83-95
    morfologia, 83
    labrum anterior, *83*, *84*
      tipos de, *83*, *84*
    topografia, 85
    CLB, 86, *87*, *88*, *89*
      tipos de inserção do, **86**
      recesso, 89, *90*, *91*, *93*, *94*
        sublabral, 89, *90*, *91*, *94*
        subescapular, *93*

      sulco sublabral, 89
      forame sublabral, 91, *92-94*
    CLLI, 95
  ligamentar, 65-81
    ligamentos, 66, 78
      glenoumerais, 66
      superficiais, 78
  músculo-tendínea, 47-64, *116-123*
    TCLB, 47
    manguito rotador, 54
      tendões do, **54**
      conceito do *footprint*, 62
    imagens de artroRM, *116-123*
  óssea, 27-45, *116-123*
    cintura escapular, 27
      clavícula, 27
      porção proximal do úmero, 28
      escápula, 31
    articulações do ombro, 43
    imagens de artroRM, *116-123*
  seccional normal do ombro, 115-131
Aparelho de tração, *17*
Arco coracoacromial, 106
Articulação(ões)
  acromioclavicular, ver aac
  do ombro, 43
    principais, *43*
  glenoumeral, *20-21*, *23*, *45*
Artrografia
  considerações, 1, 2
    gerais, 1
    técnicas, 2
      ponderações mais utilizadas, 2
      administração intra-articular do meio de contraste, 4
      posicionamento do paciente, 5
      marcação dos planos das imagens, 5-12
        axial, 7
        coronal oblíquo, 8
        sagital oblíquo, 9
        ABER, 10
      papel das ponderações adicionais, 13
  pacientes que mais se beneficiam da, **1**

  por RM (artroRM), 1-14
  RM *versus*, 248
Artroscopia
  do ombro, 15-26
    considerações, 15
      gerais, 15
      técnicas, 15
    posicionamento do paciente na, 15
      cadeira de praia, *16*
      decúbito lateral, *16*, *17*
    portais, 17
      posterior, 19
      anterior, 22
      lateral, 24
Artroscópio
  introdução do, *19*
Atrofia do manguito rotador, *13*, 169, **170**, **171**
  classificação, **170**
  estimativa de, *169*

■ B

Bankart
  lesão de, *203*, *204*, *206*, 207
    representação da, *203*
    no plano ABER, *205*
    óssea, 207, *208*
      representação da, *207*
      avaliação da perda óssea, 209
    variantes da, 210
      ALPSA, 212
      GARD, 217
      GLAD, 212
      GLOM, 217
      HAGL, 212
      Perthes, 210
      POLPSA, 217
      reversa, 217
BHAGL *(Bony Humeral Avulsion of the Glenohumeral)*
  lesão, 212

Bíceps
  tendão do, *51*, **182**
    cabeça curta do, *ver TCCB*
    cabeça longa do, *ver TCCB*
    lesões da, **182**
BSAD (Bursa Subacromial-Subdeltóidea), 97
  líquido na, *99*, *173*
    secundário à ruptura do manguito rotador, 99
    imagem artroscópica da, 99
Buford
  complexo de, 73, *74*
    imagem do, *73*
      de artroRM, *73*
      artroscópica, *74*
Bursa(s)
  anatomia das principais, 97-104
  infra-espinhosa, 100
  subacromial-subdeltóidea, *ver BSAD*
  subcoracóide, 99, *100*, *173*
  supra-acromial, 97
  supracoracóide, 99, *101*
Bursectomia, 37
Bursite
  subacromial-subdeltóidea, *13*, 98, *99*, *173*
  supra-acromial, *98*, 99

■ C

Cabeça
  umeral, *18*, *20*, *21*, *23*, *29*, *30*, *174*, *202*
    imagem artroscópica da, *30*
    área nua na, *30*, *202*
      lesão de Hill-Sachs e diferença entre, *202*
    migração cefálica da, *174*
Cápsula
  articular, 65, *67*, 101, 243
    imagens artroscópicas da, *67*
    aberturas normais na, 101
    pouca distensão da, 243, *245*
    resistência à administração do contraste intra-articular, 243
  do intervalo rotador, 246
Capsulite adesiva, 241-252
  alterações relacionadas, **243**
  após cirurgia de reparo do manguito rotador, 250
  avaliação por imagem da, 242
    achados na RM, 243, *251*
    achados na artroRM, 243
    RM *versus* artroRM na, 248
    imagens artroscópicas, *252*
  classificação da, **241**
  estágios evolutivos, 241, **242**
Cintura escapular, 27
  clavícula, 27
  escápula, 31
    acrômio, 32

    processo coracóide, 39
    glenóide, 41
    porção proximal do úmero, 28
Cisto(s)
  paralabrais, 235, *236*, *237*
    neuropatia compressiva por, 235
Classificação
  das lesões da polia do TCLB, **182**
  das rupturas do manguito rotador, 134, 139
  de Cofield, **161**
  de Goutalier, 169, **170**
  de Habermeyer, **182**
  de Snyder, **139**, **161**
Clavícula, *18*, 27
  osteólise pós-traumática da, *14*
  representação da, *27*, *28*
    no plano coronal, *27*, *28*
CLB (Complexo Labral-Bicipital), 86
  imagens do, *86*, *87*
    de artroRM, *86*
    artroscópica, *87*
  tipos de inserção do, **86**
CLLI (Complexo Labral-Ligamentar Inferior), 95
  imagem do, *95*
    de artroRM, *95*
    artroscópica, *95*
Complexo
  de Buford, 73, *74*
    imagem do, *73*
      de artroRM, *73*
      artroscópica, *74*
  labral-bicipital, *ver CLB*
  labral-ligamentar inferior, *ver CLLI*
  ligamentar inferior, 215
    lesão do, 215
Contraste
  intra-articular, 243
    resistência à administração do, 243
  meio de, 4, *244*, 248
    administração intra-articular do, 4
    distribuição do, *244*
      na capsulite adesiva, *244*
    venoso, 248
      impregnação da sinóvia pelo, 248
Corpo(s) livres, *103*, *104*, *237*, *238*
  imagens dos, *103*, *104*
    de artroRM, *103*
    artroscópica, *104*

■ D

Decúbito
  na artroRM do ombro, *5*
  na artroscopia do ombro, *16*, *17*
Definição(ões)
  anatômicas relevantes, 105-112
    espaço, 105, 112
      subacromial, 105

      quadrilátero, 112
      triangular, 112
    intervalo, 106, 107
      coracoumeral, 106
      dos rotadores, 107
    arco coracoacromial, 106
    polia do TCLB, 110
Deslocamento
  do TCLB, *184*, *185*

■ E

Edema
  do intervalo rotador, 246
  na topografia, 246
    do recesso axilar, 246
Escápula, 31
  acrômio, 32
  espinha da, *25*
  glenóide, 41
  processo coracóide, 39
  reparos anatômicos da, *31*
Espaço
  coracoumeral, *106*, *174*
    imagem do, *106*
      de artroRM, *106*
    redução do, *174*
  quadrilátero, 112
    imagem, *112*
      de artroRM, *112*
  subacromial, *15*, *24*, 105
    portal lateral para avaliação do, *24*
    imagem de artroRM do, *105*
  subcoracóide, 100
  triangular, 112
    imagem, *112*
      de artroRM, *112*
Espessamento
  da cápsula do intervalo rotador, 246
  do LCU, 246, *247*
  do recesso axilar, 245
Espinha
  da escápula, *25*
Estabilizador(es)
  do TCLB, 177, *178*

■ F

Fluoroscopia (FL)
  para guiar a punção articular, 4
    vantagens, **4**
    desvantagens, **4**
Footprint
  conceito do, 62
Forame
  de Rouvière, *78*
  de Weitbrecht, *78*
  sublabral, 91, *92-94*, *221*, *225*
    e diferenciação entre lesão SLAP, *221*

G

GAGL *(Glenoid Avulsion of the Glenohumeral Ligament)*
  lesão, 212
GARD *(Glenoid Articular Rim Divot)*
  lesão, 217
GLAD *(Glenolabral Articular Disruption)*
  lesão, 212, *216*, *217*
Glenóide, *21*, *23*, *30*, 41
  cavidade, 41
  em formato de pêra invertida, *210*
  fossa, 41
  imagens da, *41*
    de artroRM, *41*
    artroscópicas, *42*
  margem anterior da, *198*
    mecanismo das lesões da, *198*
    encaixe da lesão de Hill-Sachs na, *209*
  tipos de inserção capsular na, **67**
  tipos morfológicos da, *43*
GLOM *(Glenoid Labral Ovoid Mass)*
  lesão, 217
Gordura
  subcoracóide, 246, *248*
    obliteração da, 246
    triângulo de, *248*
      obliteração completa do, *248*
Goteira
  bicipital, *21*, **177**
    TCLB na, **177**
      estabilizadores do, **177**
      limitantes anatômicos do, **177**
Goutalier
  classificação de, 169, **170**

H

Habermeyer
  classificação de, **182**
HAGL *(Humeral Avulsion of the Glenohumeral Ligament)*
  lesão de, 212, *216*
    variantes da, 212
      AIGHL, 212
      BHAGL, 212
      GLAD, 212
      RHAGL, 212
    reversa, 212
    óssea, 212
Hill-Sachs
  lesão de, *197*, *200*, *209*, 217
    mecanismo da, *198*, *199*
    recente, *201*
    e diferença entre área nua da cabeça umeral, *202*
    extensa, *209*
    reversa, 217

I

Impacto
  interno, 234
  síndrome do, 15, 32
Inserção
  capsular, *65*, *66*, **67**
  das cabeças, *51*
    do bíceps, *51*
      curta, *51*
      longa, *51*
  do CLB, **86**
  do TIE, *30*
  do TSE, *152*
    ruptura completa na, *152*
  dos tendões do manguito rotador, **54**
Instabilidade
  do TCLB, 177-192
    lesões associadas à, 182, 184, 188
  glenoumeral, 197
    lesão labral e, 197
    de Hill-Sachs, 197, *198-202*
Intervalo
  coracoumeral, 106
  dos rotadores, 107
    imagem do, *107-109*
      de artroRM, *107*, *108*
      artroscópica, *109*
    edema no, 246
    espessamento da cápsula do, 246

L

Labrum, 30
  anterior, *20*, *83*, *84*
    lesão do, *218*
    tipos de, *83*, *84*
  imagem do, *85*, *86*
    artroscópica, *85*, *86*
    com sinal alterado, *196*
  inferior, *217*
    lesão do, *217*
  posterior, *21*, *23*, *218*, *227*
    lesão do, *218*
  superior, *23*, 188
    lesão do, *188*
      com extensão ao TCLB, *188*
LCA (Ligamento Coracoacromial), *18*, *25*, 80
LCAI (Ligamento Acromioclavicular Inferior), 78, 79
LCAS (Ligamento Acromioclavicular Superior), 78, 79
LCC (Ligamento Coracoclavicular), 78, 80
LCU (Ligamento Coracoumeral), 78, 79
  espessamento do, 246, *247*, *248*
LEIT (Ligamento Escapular Inferior Transverso), 78, 81

Lesão(ões)
  ALPSA, 212, *213*, *214*
    crônica, *213*
  da polia do TCLB, 177-192
    classificação das, **182**
    instabilidade associada à, 184
  de Bankart, 217, *218*
    reversa, 217, *218*
  de HAGL, 212, *216*
    variantes da, 212
      AIGHL, 212
      BHAGL, 212
      GLAD, 212
      RHAGL, 212
  de Perthes, 210, *211*
    no plano ABER, *211*, *212*
    destacada, *212*
  do complexo ligamentar inferior, *215*
  do manguito rotador, 133-175
    rupturas parciais, 134
      tipos das, 134
      classificação das, 134, 139
      do TSUB, 149
    tipo PASTA, 144
    ruptura completa, 151
      definição, 151
      tipos das, 153
      classificação das, 153-168
    atrofia muscular do, 169
      classificação, **170**
    sinais indiretos de ruptura do, 172
  GARD, 217
  GLAD, 212, *217*
  GLOM, 217
  labral, 188, 195-238
    instabilidade do TCLB associada à, 188
    instabilidade glenoumeral associada à, 197
    de Hill-Sachs, 197, *198-202*
    de Bankart, 203, *204-206*
      óssea, 207, *208*
      variantes da, 210
    SLAP, 219
      tipos de, **219**, *220*, *221*, *225-232*
      morfologia habitual da, *222*
      configurações habituais da, *223*
      variantes anatômicas, *224*
    tripla, 232, *233*
    e ruptura do manguito rotador, 232
    cistos paralabrais, 235
    corpos livres intra-articulares, 237, *238*
    do *labrum*, 188, *217*, *218*, 219
      superior, *188*, 219
        com extensão ao TCLB, *188*
      inferior, *217*
      posterior, *218*

no TCLB, *190*, *191*
  intra-substancial, *190*
  longitudinal, *191*
  completa, *192*
POLPSA, 217
secundária ao impacto interno, *234*
SLAC, 232
SLAP, 219, *220*, *221*
  tipos de, **219**, *220*, *225-232*
  diferenciação entre, *221*
    e recesso sublabral, *221*
    e forame sublabral, *221*
  morfologia habitual da, *222*
  configurações habituais da, *223*
  presença concomitante de variantes anatômicas, *224*
  e ruptura do manguito rotador, *234*
  tendínea, 184
    instabilidade associada à, 184
LEST (Ligamento Escapular Superior Transverso), *78*, 81
LGUI (Ligamento Glenoumeral Inferior), 74
  banda anterior, 21
  banda posterior, 21
  imagem do, *74*, *95*
    de artroRM, *74*, *95*
      no plano axial, *74*
      no plano sagital oblíquo, *75*
      no plano coronal oblíquo, *76*
      no plano ABER, *76*
    artroscópica, *77*
  recesso axilar, 21
LGUM (Ligamento Glenoumeral Médio), *20*, 70
  complexo de Buford, *73*, *74*
    imagem do, *73*, *74*
      de artroRM, *73*
      artroscópica, *74*
  imagem de, *70*, *72*
    de artroRM, *70*, *72*
      no plano axial, *70*
      no plano coronal, *71*
      no plano sagital oblíquo, *71*
      das variações, *72*
    artroscópica, *72*
LGUS (Ligamento Glenoumeral Superior), *20*, 68
  imagens de, *68*, *69*, *70*
    de artroRM, *68*
      no plano axial, *68*
      no plano coronal, *69*
      no plano sagital, *69*
    artroscópica, *70*
Ligamento(s)
  acromioclavicular
    superior, *ver LCAS*
    inferior, *ver LCAI*

coracoacromial, *ver LCA*
coracoclavicular, *ver LCC*
coracoumeral, *ver LCU*
escapular transverso
  superior, *ver LEST*
  inferior, *ver LEIT*
glenoumerais, **66**, *67*
  superior, *ver LGUS*
  médio, *ver LGUM*
  inferior, *ver LGUI*
superficiais, 78
umeral transverso, *ver LUT*
Líquido
  na BSAD, *99*, *173*
  secundário à ruptura do manguito rotador, *99*
  na bursa subcoracóide, *173*
  secundário à bursite, 13, *98*, *99*, *173*
LUT (Ligamento Umeral Transverso), 81
Luxação
  do TCLB, *179-181*, *186*, *187*
    com relação ao TSUB, *179*, *180*
    alteração do eixo na, *181*
    intra-articular, *186*
    extra-articular, *187*

■ M

Manguito rotador, *21*, **25**, 54
  atrofia muscular do, 169
    classificação, **170**
  capsulite adesiva após cirurgia de reparo do, *250*
  footprint, 62
    conceito do, 62
  funções do, **54**
  imagens do, *56*, *57*, *59*, *60*, *62*, *63*
    de artroRM, *56*, *57*, *59*, *60*, *62*
      no plano axial, *56*
      no plano sagital, *57*
      no plano coronal, *58*
    artroscópicas *61*, *63*
  inserção dos, **54**
  operado, 174
  origem dos, **54**
  ruptura do, *99*, 134, 139, 149, 151, 153-168, *232*, *234*
    líquido na BSAD secundário à, *99*
    parciais, 134
      tipos das, 134, *135*
      classificação das, 134, 139
      mensuração das, *140*
      porcentual acometido, *140*
      do TSUB, 149
      tipo PASTA, 144
    completa, 151
      definição, 151
      tipos das, 153

classificação das, 153-168
sinais indiretos de, 172
lesão e, *232*, *234*
  labral e, 232
  SLAP e, *234*
superfície bursal do, *64*
  imagem artroscópica da, *64*
tendões do, **54**, *59-63*
Marcação
  do plano, 7, 8, 9, 10
    axial, 7
    coronal oblíquo, 8
    sagital oblíquo, 9
    ABER, 10
Meio
  de contraste, 4, *102*
    administração intra-articular do, 4
Migração
  cefálica, *174*
    da cabeça umeral, *174*
Músculo (s)
  bíceps braquial, *48*
  manguito rotador, *54*

■ N

Neuropatia
  compressiva por cisto, 235

■ O

Ombro
  anatomia seccional normal do, 115-131
  articulações do, 43
  artroRM do, **2**
    principais ponderações na, **2**
    características das, **2**
  artroscopia do, 15-26
    considerações, 15
      gerais, 15
      técnicas, 15
    posicionamento do paciente na, 15
      cadeira de praia, *16*
      decúbito lateral, *16*, *17*
    portais, 17
      principais, *18*
      posterior, 19
      anterior, 22
      lateral, 24
  bursas do, 97
    principais, 97
  recessos articulares do, 97
Oreo Cookie sign, 224
Osso
  acromial, 37
    exemplo de, *38*
    tipos de, *39*
Osteólise
  pós-traumática da clavícula, 14

P

Palpação
  direta, *ver PD*
Parsonage-Turner
  síndrome de, 169
PASTA *(Partial Articular Supraspinatus Tendon Avulsion)*
  lesão tipo, 144
    representação, *144*
    imagem da, *144, 145*
      de artroRM, *144, 145*
      artroscópica, *145*
PC (Processo Coracóide), *18*, 39
  imagem do, *40*
    de artroRM, *40*
    artroscópica, *40*
PD (Palpação Direta)
  para guiar a punção articular, **4**
    vantagens, **4**
    desvantagens, **4**
Perda
  óssea, 209
    avaliação da, 209
      na lesão de Bankart, 209
Perthes
  lesão de, 210, *211, 213*
    no plano ABER, *211, 212*
    destacada, *212*
Polia
  do TCLB, 110, 177-192
    imagens da, *111*
      de artroRM, *111*
      artroscópica, *112*
    lesão da, 177-192
      classificação das, **182**
POLPSA *(Posterior Labrocapsular Periosteal Sleeve Avulsion)*
  lesão, 217
Ponderação(ões)
  adicionais, 13
  na artroRM no ombro, *2*, 13
    características das principais, *2*
Portal(ais)
  na artroscopia do ombro, 17
    principais, *18*
    posterior, 19
    anterior, 22
    lateral, 24
Posicionamento
  do braço, 17
    no aparelho de tração, 17
  do paciente, 5, *10*, 15
    na mesa de exame, *5*
    em posição neutra, *10*
    em rotação externa, *10*
    em abdução e rotação externa, *10*
  na artroscopia do ombro, 15
    cadeira de praia, *16*
    decúbito lateral, *16, 17*
Processo
  coracóide, *ver PC*
Punção articular, **4**
  guiar a, **4**
    FL para, **4**
    PD para, **4**
    RM para, **4**
    TC para, **4**
    US para, **4**

R

Razão escapular, 169
Recesso(s)
  articulares, 97-104
    anatomia dos, 97-104
  axilar, *21*, 245
    espessamento do, 245
    edema na topografia do, 246
  subescapular, *23, 93*, 99, *100, 101*
    imagem do, *93*
      de artroRM, *93*
    superior, *100, 101*
  sublabral, 89, *94*, *221, 225*
    imagem do, *90, 94*
      de artroRM, *90, 94*
      artroscópica, *91*
    e lesão SLAP, *221*
      diferenciação entre, *221*
Ressonância
  magnética, *ver RM*
Retração tendínea
  estimativa da, *158*
  graus de, *159*
  rupturas completas do manguito rotador com, 153, *160*
  rupturas completas do manguito rotador sem, 153
RHAGL *(Reverse Humeral Avulsion of the Glenohumeral Ligament)*
  lesão, 212
RM (Ressonância Magnética)
  achados na, 243
    relacionados à capsulite adesiva, 243
  artrografia por, *ver artroRM*
  convencional, **2**
    pacientes que se beneficiam mais da, **2**
  versus artroRM na capsulite adesiva, 248
Rotador(es)
  intervalo dos, 107
    imagem do, *107-109*
      de artroRM, *107, 108*
      artroscópica, *109*
  manguito, *21, 25*, 54, 99
    tendões do, **54**, *59-63*
      origem dos, **54**
      inserção dos, **54**
      funções dos, **54**
      representação dos, *59, 60, 62*
      imagens dos, *59, 60, 62, 63*
        de artroRM, *59, 60, 62*
        artroscópica, *61, 63*
    ruptura do, 99
      líquido na BSAD secundário à, 99
    superfície bursal do, 64
      imagem artroscópica da, *64*
Ruptura(s)
  do manguito rotador, 99, 134-174, 232, *234*
    líquido na BSAD secundário à, 99
    parciais, 134
      tipos das, 134
      classificação das, 134, 139
      imagem de, *136-138, 141, 142*
        de artroRM, *136, 138, 141, 142*
        de RM, *136, 137*
        artroscópicas, *143*
      mensuração das, *140*
      porcentual acometido pela, *140*
      do TSUB, 149
    completa, 151, *167*
      definição, 151
      tipos das, 153
      classificação das, 153-168
      não identificada na RM, *167*
      em crescente, *162, 163*
      em U, *163, 164*
      em L invertido, *164, 165*
      maciça, *166*
      sinais indiretos, 172
      lesão labral e, 232, *234*
    do TCLB, *192*
    do TSUB, 149
    intratendínea, *136*
    labral, *197*
      exemplos de, *197*

S

Sinal
  da tangente, 169
  do gêiser, 174
Síndrome
  de Parsonage-Turner, 169
  do impacto subacromial, 15, 32
Sinóvia
  espessada, 248
SLAC *(Superior Labrum Anterior Cuff)*
  lesão, 232

SLAP *(Superior Labrum from Anterior to Posterior)*
  lesão, 219, 220, 221
    tipos de, **219**, 220, 225-232
      diferenciação entre, 221
        e recesso sublabral, 221
        e forame sublabral, 221
      morfologia habitual da, 222
      configurações habituais da, 223
      presença concomitante de variantes anatômicas e, 224
      ruptura do manguito rotador e, 234
Subluxação
  do TCLB, 179, 180, **182**, 183
    tipos de, 179, 180, **182**, 183
      com relação ao TSUB, 179, 180
      estruturas envolvidas, **182**, 183
Sulco
  sublabral, 89
Superfície
  bursal do manguito rotador, 64, 136
    imagem artroscópica da, 64
  inferior do acrômio, 37
    imagem artroscópica da, 37

■ T

Tangente
  sinal da, 169
TC (Tomografia Computadorizada)
  para guiar a punção articular, 4
    vantagens, 4
    desvantagens, 4
TCCB (Tendão da Cabeça Curta do Bíceps), 47
TCLB (Tendão da Cabeça Longa do Bíceps), 20, 21, 23, 29, 30, 47, 178
  alterações do, 189
    tendinose, 189
    lesões, 190, 191, 192
      intra-substancial, 190
      longitudinais, 190, 191
      completa, 192
      extra-articular, 191
  bífido, 53
  deslocamento intratendíneo do, 184, 185
  estabilizadores do, 177
  imagens do, 51, 52
    de artroRM, 51
    artroscópicas, 52
  lesão do *labrum* superior com extensão ao, 188
  luxação do, 179-181, 186, 187
    medial, 181
    alteração do eixo na, 181
    intra-articular, 186
    extra-articular, 187
  manobra de tração do, 52
  no plano ABER, 51
  polia do, 110, 177-192
    imagens da, 111
      de artroRM, 111
      artroscópica, 112
    lesão da, 177-192
    instabilidade do, 177-192
    lesões associadas à, 182, 184, 188
      tendínea, 184
      da polia, 184
      labral, 188
  porções do, 49, 50
    intra-articular, 49, 50
    extra-articular, 49, 50
  subluxação do, 179, 180
  tipos de origem do, 52, 53
Tendão(ões)
  da cabeça do bíceps
    curta, *ver TCCB*
    longa, *ver TCLB*
  do infra-espinhoso, *ver TIE*
  do manguito rotador, 54, 59-63
    origem dos, 54
    inserção dos, 54
    funções dos, 54
  do redondo menor, *ver TRMe*
  do subescapular, *ver TSUB*
  do supra-espinhoso, *ver TSE*
Tendinopatia
  TCLB, 187
Tendinose
  do TCLB, 189
    imagens da, 189, 190
      de RM, 189
      artroscópica, 190
TIE (Tendão do Infra-Espinhoso), 8, 21, 30, 54
  ruptura do, 146
Tomografia
  computadorizada, *ver TC*
Tração
  aparelho de, 17
TRMe (Tendão do Redondo Menor), 54
TSE (Tendão Supra-Espinhoso), 25, 54
  ruptura do, 141-143, 147, 148, 153, 155, 156, 160
    parcial, 141-143, 147
    completa, 152, 153
      focal, 155, 156
    com retração, 160
  superfície do, 136
TSUB (Tendão do Subescapular), 8, 20
  luxação/subluxação do TCLB com relação ao, 179, 180
  ruptura do, 148, 149, 160
    coexistência de, 148
    parcial, 149, 150
      longitudinal, 149
    completa, 160
    delaminação, 149, 150
Tuberosidade
  maior, 28, **177**, 178
  menor, 28, **177**, 178, 183

■ U

Ultra-Sonografia (US)
  para guiar a punção articular, 4
    vantagens, 4
    desvantagens, 4
Úmero
  colo do, 28, 29
    anatômico, 28, 29
    cirúrgico, 28, 29
  porção proximal do, 28

■ Z

Zona
  crítica do manguito rotador, 134